“十二五”职业教育国家规划教材
经全国职业教育教材审定委员会审定
高等职业教育护理专业教材

（供助产、护理专业用）

护理心理学

Nursing Psychology

主　编　王凤荣

副主编　贺　斌　汤雅婷　周　惠

编　者　（按姓氏拼音排序）

白秀云（宁夏师范学院医学院）
贺　斌（漯河医学高等专科学校）
侯雪艳（沈阳医学院）
姜　伟（辽源职业技术学院）
李艳玲（广州医学院从化学院）
汤雅婷（肇庆医学高等专科学校）
田云霞（宁夏师范学院医学院）
王凤荣（黑龙江农垦职业学院护理分院）
于　琪（沈阳医学院）
周　惠（攀枝花学院医学院）

北京大学医学出版社

HULI XINLIXUE

图书在版编目（CIP）数据

护理心理学 / 王凤荣主编．—北京：
北京大学医学出版社，2013.1（2024.7 重印）
ISBN 978-7-5659-0502-5

Ⅰ．①护… Ⅱ．①王… Ⅲ．①护理学—医学心理学
Ⅳ．① R471

中国版本图书馆 CIP 数据核字（2012）第 299391 号

护理心理学

主　　编：王凤荣
出版发行：北京大学医学出版社
地　　址：（100191）北京市海淀区学院路 38 号　北京大学医学部院内
电　　话：发行部 010-82802230；图书邮购 010-82802495
网　　址：http://www.pumpress.com.cn
E-mail：booksale@bjmu.edu.cn
印　　刷：北京溢漾印刷有限公司
经　　销：新华书店
责任编辑：许　立　**责任校对**：金彤文　**责任印制**：罗德刚
开　　本：787 mm × 1092 mm　1/16　**印张**：12.75　**字数**：324 千字
版　　次：2013 年 1 月第 1 版　2024 年 7 月第 7 次印刷
书　　号：ISBN 978-7-5659-0502-5
定　　价：23.50 元

高等职业教育护理专业教材编审委员会

序

护理工作是医疗卫生工作的一个重要组成部分，护理事业健康发展关系到人民群众的健康和生命安全。随着医学模式的转变，对护理工作和护理人员的要求越来越高。近年来国家陆续发布了《国家中长期教育改革和发展规划纲要（2010—2020年）》、《关于全面提高高等职业教育教学质量的若干意见》以及新的《全国护士执业资格考试大纲》等文件，对高等职业教育护理专业教学提出了更高要求，教材建设也相应地面临新的考验。护理高等职业教育在为我国培养护理人才、提高人民健康水平中，发挥着极其重要的作用，如何发展护理高等职业教育已成为护理教育领域关注的首要问题。因此，只有不断更新观念，深化改革，抓住机遇，才能迎接新的挑战，使护理高等职业教育不断发展。

《教育部关于加强高职高专教育人才培养工作的意见》中指出：大力发展高等职业教育，培养和造就适应生产建设、管理、服务和技术第一线的高等技术应用型人才，客观上要求必须高度重视高等职业教育的教材改革和建设。本套教材正是为了适应新时期医学护理教育发展趋势，满足高等职业护理教育工作者和广大护理专业学生的需要而编写的。教材结合高等职业教育护理人才培养目标，内容与时俱进，充分体现护理特色，强调基础知识与基本技能并重，突出适用性、科学性、新颖性，体现"整体护理"和以"人"为中心的护理理念，引导学生自主学习。教材注重专业核心能力培养，与执业护士资格考试和护理实践紧密结合，紧跟临床护理的发展方向，加入"考点"、"案例"、"知识链接"等，具有很好的实用性。本套教材涵盖基础课教材七部：《人体解剖学》、《组织学与胚胎学》、《生物化学》、《生理学》、《病理学与病理生理学》、《护理药理学》、《病原生物学与免疫学》；专业课教材十六部：《基础护理学》、《健康评估》、《内科护理学》、《外科护理学》、《妇产科护理学》、《儿科护理学》、《急救护理学》、《精神科护理学》、《护理心理学》、《护理学导论》、《护理管理学》、《中医护理学》、《护理礼仪与人际沟通》、《老年护理学》、《社区护理学》、《护理伦理学》。教材形式包括主教材、配套教材、多媒体课件。教材编写淡化学科意识，强化专业理念，注重体现医学人文教育理念，以促进学生素质的全面提高。在客观上，本套教材反映了当今护理学领域的新理论、新技术和新进展，拓展了护理教育的视野。

本套教材以专业培养目标为导向，以职业技能教育为根本，满足学科需要、教学需要、社会需要，既可以作为医学院校高等职业教育护理专业的教材，也可以作为临床医护人员了解和掌握护理问题的参考书。教材的编写得到全国多所医学院校领导及广大教育工作者大力支持和帮助，百余位奋斗在教学、科研和临床一线的学者专家，群策群力，同心同德，汇集各自的智慧和心血，阐述护理专业知识，介绍学科最新进展，汇编成本套教材，在此表示由衷感谢。

由于水平所限，整套教材编写存在提法不当和不足之处，诚挚期待医学教育界同仁和广大读者予以批评指正。

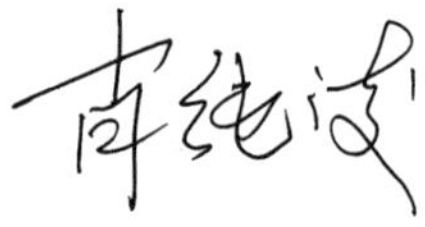

前 言

本教材以专业培养目标为导向，以职业技能教育为根本，着力体现最新教学改革要求，根据相关教学大纲和执业考试大纲的要求编写而成。遵循了教材的五性（思想性、科学性、实用性、启发性、创新性）和三基本（基础理论、基本知识、基本技能）的原则，满足了三个需要（学科需要、教学需要、社会需要），体现了高职高专教育特色。

全书包括七部分内容。第一部分为绪论，介绍心理学、护理心理学相关知识。第二部分为心理学基础知识。第三部分为心理发展及心理保健。第四部分为心理应激与心身健康。第五部分为由心理评估、心理咨询和心理治疗组成的心理学基本技能。第六部分为临床心理护理，也是全书的重点。第七部分为护理人员心理素质及培养。

本教材编写有以下几个特点。一是以培养学生综合素质及职业技能为主线，体现“工学结合”的教学模式，并紧密连接护士执业考试。二是内容系统、丰富而不乏针对性和适用性。在遵循基础知识“必须、够用”原则的同时，注重心理学知识与护理学专业实践的融合，丰富了临床心理护理内容，注重有针对性的心理护理具体方法的阐述，突出了内容的实践性和可操作性。三是结构新颖完整。每章章首有学习目标，章末有小结，学生学习有针对性，易于抓住重点；每节都有生动的案例作为引导，既有利于案例教学又可培养学生的综合分析及解决实际问题的能力，并激发学生学习的兴趣；书中设有知识链接，拓宽学生的知识面、提高学习兴趣；结合护士执业考试，设有考点，使学生对知识掌握更具有针对性。另外本教材还附有配套教材，内设重点难点、习题及参考答案、实训指导及考核标准、常用量表附录等内容。同时还配备有与教材匹配的课件资源。

本书在编写过程中，参考了有关学者的教材、著作和学术论文，也得到了各位编者所在学校及北京大学医学出版社提供的各类支持，在此一并致谢。

护理心理学是一门比较年轻的学科，许多内容还正在发展和研究之中，同时也受编者水平和时间的限制，其中难免存在缺点和不足，恳请各位同仁和广大师生提出宝贵意见，并给予批评指正。

王凤荣

目录

第一章 绪 论

学习目标

1. 熟记心理学、护理心理学的概念。
2. 描述心理现象；解释心理的实质。
3. 说出生物—心理—社会医学模式内涵及工作特点。
4. 说出护理心理学的研究对象、内容及方法。
5. 归纳学习护理心理学的意义，建立现代护理观。

第一节 心理学概述

案例

印度狼孩的故事

1920年10月，印度人辛格在丛林中发现两只狼哺育的女孩。大的约8岁，小的1岁半左右。当她们被领进孤儿院时，一切生活习惯都同野兽一样，不会用双脚站立，只能用四肢走路；不肯洗澡，不穿衣服，随地便溺；白天卷伏在一起睡觉，晚上出来活动；不会说话，不愿与他人接近；不会用手拿东西，吃东西狼吞虎咽，喝水用舌头舔；天热时，即张着嘴，伸出舌头，和狗似的喘气。

辛格夫妇耐心抚养和教育她们，分别取名卡玛拉和阿玛拉。小的阿玛拉比姐姐进步快，两个月后，当她渴时，开始会说bhoo（水，孟加拉语），并且较早对别的孩子的活动表现出兴趣，但进院不到一年，便死了。卡玛拉活到17岁，但她直到死还没真正学会说话，智力只相当于三四岁的孩子。

思考：1. 狼孩为什么没有正常人的心理现象？

2. 17岁的卡玛拉，为什么智力只相当于三四岁的孩子？

一、心理学的概念

心理学（psychology）是研究心理现象及其规律的科学。它既研究可观察到的外显的行为，也研究不可直接观察到的内部心理活动。着重研究知、情、意三个彼此联系的心理过程和决定心理过程特色的人格心理差异。

心理学是一门既古老又年轻的科学。在历史上，中外早就有有关心理学的思想火花的闪现，到19世纪后半叶，德国心理学家冯特于1879年在莱比锡大学创建了世界上第一个心理实验室，被认为是科学心理学诞生的标志。故心理学有一个漫长的过去，却只有一个短期的历史。

考点： 心理学的概念

二、心理现象

心理现象是心理活动的表现形式，人的心理现象就是心理活动。是人与客观事物相互作用时，人脑对客观事物的反映过程，是人的生命活动中的一种高级活动。心理现象丰富多彩、复杂多样，个体时刻都会有各种心理现象产生。为了便于研究、了解和掌握，一般把心理现象分为心理过程和人格（个性）统一而不可分割的两个方面。

- 心理现象
  - 心理过程
    - 认识过程（知）：感觉、知觉、记忆、想象、思维 、注意
    - 情绪情感过程（情）：情绪和情感
    - 意志过程（意）：意志
  - 人格（个性）
    - 人格心理特征：能力、气质、性格
    - 人格倾向性：需要、动机、兴趣、理想、信念、世界观等
    - 自我意识：自我认知、自我体验、自我调控

心理过程是人的心理活动发生、发展的动态过程，是心理现象中的共同性部分，人格是个体心理过程中表现出来的各自不同的特点，是心理现象的差异性部分，二者相互联系，相互制约。一方面，人格是通过心理过程而形成和得以表现；另一方面，已形成的人格又可制约心理过程的进行。在实际生活中，人们所表现出来的各种心理现象都是密切联系、相互影响的，具有高度的整合性。

考点： 心理现象

三、心理的实质

科学研究表明：心理是脑的功能，是人脑对客观现实的主观能动反映。

（一）心理是脑的功能，脑是心理的器官

1．脑的进化是心理发展的基础

（1）动物的心理发展：从生物演化的历史来看，心理是物质发展到高级阶段的产物。所有物质，都具有普遍的特性，即反应性。反应是物质相互作用留下痕迹的过程。无生命的物质仅具有物理的、化学的反应形式，如水滴石穿。随着生物的进一步演化，出现了有生命的物质，生物体最早出现的反应形式是感应性，即对某些直接影响机体生命的刺激所产生的应答性反应，如海葵遇刺激后全身收缩，这类生物的神经系统是由神经细胞连接成的网状结构，不具有脑。动物进一步进化，反应逐渐复杂化，出现了新的反应形式，即感受性。它不仅对有生物学意义的刺激进行反应，而且对那些具有生物意义的信号也做出应答性反应，建立条件反射，如昆虫等低等动物。他们的神经系统特点是在头部出现了神经节。对刺激信号发生反应标志着心理现象的出现。动物进一步进化到了脊椎动物出现管状神经系统，有了中枢和外周神经系统的区分，出现了知觉，如两栖类、鸟类等动物。猿猴的脑已出现大脑皮质，出现了思维的萌芽，能够简单地使用工具。到人类，产生了语言和意识，人类的大脑与动物的大脑已有了本质的区别。由此可见，动物神经系统的产生和发展是心理活动产生和发展的物质基础。

（2）脑重指数与心理发展：研究表明，人的大脑重量在自然界中只排第三位（第一位是鲸鱼，第二位是大象）但脑重与体重的比例——脑重指数却远远高于其他动物。

（3）脑皮质与心理发展：人类的大脑皮质，尤其是新皮质发展最快，已成为大脑皮质的主要部分，而在低等哺乳动物还只是刚刚出现。人类枕区和边缘区比猿猴缩小了，颞区、下顶区和额区的面积则显著增大，而这些区域正是控制心理活动的部位。

2．脑的发育是个体心理发展的基础　据大脑研究的资料，儿童的脑重随年龄增长而不断增加，出生时约为成人脑重的25%（成人脑重平均约1500g）；2.5 ～ 3岁约为成人脑重的75%；6 ～ 7岁约为成人脑重的90%；12岁达成人水平。与此相应，儿童的心理发展水平也随之提高，即从感觉阶段发展到表象阶段，从形象思维发展到抽象思维等。

3．人脑中有各种心理活动的中枢　如枕叶是视觉中枢，左脑的额叶是语言、运动中枢，颞叶是听觉中枢，下丘脑是情绪活动中枢等。人脑的一定部位受到损伤会引起相应的心理功能的丧失。

知识链接

爱因斯坦的大脑

据国外媒体报道，科学家爱因斯坦1955年逝世后，专家曾将他的大脑保存下来，并切成240片进行研究。科学家们发现爱因斯坦大脑结构有特异性并进行了相应的解释。①大脑顶叶比平常人宽15%左右。这些顶叶通常与空间意识、视觉意识以及数学能力有关；②在一些较为宽大的顶叶上有许多突起的山脊状和凹槽结构。这种极为罕见的结构可能就是爱因斯坦在研究物理学过程中能够进行形象化思维的主要因素；③在大脑的运动皮质中有一个球形突起物。这种球形突起物被认为与音乐天赋有关。众所周知，自童年时起，爱因斯坦就非常喜爱拉小提琴。还有，爱因斯坦的大脑比同年龄人的大脑更为健康，退化的迹象较少。有趣的是，爱因斯坦的大脑反而比平常人要小一些，只有1230 g，低于现代人大脑重量的平均数。

（摘编自互联网：http://www. Sina. com. cn 新浪科技）

（二）心理是人脑对客观现实的主观能动的反映

1．心理的内容来自客观现实　客观现实是心理活动的源泉。客观现实包括自然环境和社会环境，其中生产劳动、人际关系、社会生活、言语交往、文化传统、风俗习惯等都是对人的心理活动起决定作用的源泉。心理反应的内容和材料来自客观现实，心理是人脑与客观现实相互作用的结果。

2．心理的反映具有主观能动性　心理并不是对事物机械的反映，而是有很大的主观性，是客观内容和主观形式的辩证统一。另外，人们在反映客观现实的同时，还能积极主动地改造客观现实。

知识链接

心理发展的关键期

20世纪30年代，奥地利习性学家劳伦茨发现，小雁、小鹅、小鸭等在出生后数小时就能跟随自己的母亲。但是，如果刚出生时就把它们与母亲分开，不久，这些小动物就再也不会跟随自己的母亲了。这说明动物某些行为的形成有一个关键时机，错过了这个时机，有关行为就再也不能形成。小动物的其他行为也有的类似情况。劳伦茨将这种现象叫做“印刻”，印刻发生的时期就叫做关键期。过去认为，印刻行为只能在关键期内形成。但是，近年来许多学者的研究表明，关键期虽然非常重要，但是某些行为即使错过关键期，只要经过一定的再学习，仍然是可以形成的。因此，所谓关键期实际上是学习的最敏感、最容易的时期。确切地说，关键期应该称为敏感期。

1～3岁是口头语言发展的关键期，3～6、7岁是智力发展和个性形成的关键期，书面语言发展关键在4～5岁，数概念获得关键期在5～5岁半，词汇能力发展的关键期在5～6岁等。如果这些能力在关键期得不到发展，就会使智力发展受到阻碍。

考点： 心理的实质

四、心理学的研究领域

心理学作为一门科学，应从它的根本性质和最大范围内概括它的研究对象，以得到它在科学分类上的位置，并依此建立它的理论框架和概念体系。

根据心理学研究所涉及的对象与性质可分为自然科学研究与社会科学研究；依所涉及的领域可分为基础科学研究与应用科学研究。

心理学的学科分支有100多个，但主要的研究和对人类发展有重大意义的有7个方面。

（一）普通心理学

普通心理学是研究正常成年人心理现象一般规律的科学，是心理学中最基本、最重要的基础性研究。

（二）生理心理学

主要研究人的心理现象的生理机制，着重从人体的生理和神经生理、神经解剖、神经生物化学等方面来探讨心理活动的生理机能。

（三）发展心理学

研究心理的种系发展（比较心理学）和个体从受精卵开始到出生、成熟、衰老的生命全过程中心理发展的规律（毕生发展心理学）。

（四）教育心理学

研究在教育过程中教与学的心理活动规律，揭示教育过程和人的心理发展之间的内在关系。

（五）社会心理学

研究社会心理与社会行为的科学。它不仅研究诸如社会情绪、阶级和民族心理、宗教心理等大团体的社会心理现象和诸如团体内的人际关系、团体气氛等小团体的心理现象，还研究人格的社会心理问题。

（六）工程心理学

研究人与机器之间的配置和机能协调，实现人、机器、环境系统的最好配置，使人能在安全有效的条件下从事工作，是心理学与现代技术科学结合的产物。

（七）医学心理学

研究心理因素在疾病的发生、诊断、治疗及预防中的作用，是心理学与医学结合的产物。

第二节　心理学与医学

案例

刘大爷的病情

刘大爷，76 岁，离休干部，患冠心病 8 年。7 天前因大儿子进拘留所，当即突发心肌梗死入院，经抢救脱离危险，近日病情稳定。今早传来消息：其儿当时是误判被拘留，今天被释放。老人异常高兴，当即晕倒，再没抢救回来。

思考：1. 解释患者的病情受哪些因素的影响？

2. 此案例反映了什么样的医学观念。

一、医学心理学的概念

（一）医学

医学是研究人类生命活动规律（基础医学），疾病的发生、诊断、治疗与护理（临床医学），疾病的预防和劳动力保护（预防医学），疾病的康复（康复医学）和增进健康延长寿命（健康医学）的科学。医学和心理学在学科性质上既属自然科学，也属社会科学。

（二）医学心理学

医学与心理学相结合形成的学科，研究心理社会因素与健康和疾病关系，研究和解决人类在健康或患病以及二者相互转化过程中的一切心理问题。

二、医学模式

医学模式又称医学观念，是人们从总体上认识健康和疾病以及相互转化的哲学观点或在一定时期内人们对疾病和健康的总体认识。

早期的医学仅从生物学角度片面地看待健康和疾病及其相互间转化，即生物医学模式。到了 20 世纪后半期，伴随心理学的迅猛发展，人们对心理社会因素影响人类健康的认识日益深入，1977 年美国恩格尔（Engel，GL）教授提出生物—心理—社会医学模式，该模式认为人是生物、心理、社会三方面相互作用的整体，应从生物、心理、社会三方面看待健康和疾病及其相互间的转化。

知识链接

生物－心理－社会医学模式工作特点

以人的健康为中心；服务对象是所有人；服务区域是医院—社区—家庭；以护理程序为核心的整体护理（评估、诊断、计划、实施、评价）；医护人员是多功能的；医护工作的着眼点是人的整体。

考点： 生物—心理—社会医学模式的主要思想

三、医学心理学研究的相关领域

医学心理学依其研究的范畴不同分化出许多分支学科和相关学科，如临床心理学、变态心理学、健康心理学、护理心理学、缺陷心理学、心身医学、行为医学、心理卫生、康复心理学等。

第三节　心理学与护理学

案例

不想做心理护理的小刘

实习护士小刘，刚到医院实习的第二天，护士长安排她了解三病房二号床张大爷对明天手术的想法，并进行心理护理。小刘想：张大爷及家属已经同意手术，并且在手术单上签了字，还能有什么想法？我也不知道该怎么进行心理护理，再说也没要求进行记录，这项工作可以不做。

思考：1. 小刘这种想法是否正确？为什么？

2. 你认为学习护理心理学有什么现实意义？

一、护理心理学的概念

护理心理学（nursing psychology）是护理学与心理学相结合而形成的一门交叉学科。是研究护理对象和护理人员的心理活动规律、特点，运用心理学理论、方法和技术，解决护理实践中的心理问题，从而实现最佳护理的一门学科。它既是医学心理学的一个分支，又是护理学的重要组成部分。

考点： 护理心理学概念

二、护理心理学的研究对象和内容

（一）研究对象

护理心理学研究的对象包括护理对象和护理人员两大群体，其中护理对象包括患有各种疾病的患者、健康受到威胁的亚健康状态的人和健康人。

（二）研究内容

1．研究心身交互作用对心身健康的影响　护理心理学一方面研究心理活动对躯体生理活动的影响，揭示心理因素与健康及疾病的关系，另一方面要研究患病之后患者的心理活动状态对疾病的影响。护理人员只有认识并掌握其中的规律，才能自觉地采取适当的措施进行心理护理。

2．研究患者的心理活动特点　研究患者的一般心理活动规律和特殊的心理表现，并依此有的放矢地实施心理护理，是护理心理学的一项重要的研究内容。

3．研究评估与干预患者心理活动的理论与技术　研究对患者心理活动的评估与干预技术的理论和方法，包括心理评估、心理治疗、心理咨询和心理护理。应用心理评估能有效地帮助护士了解患者存在的各种心理问题和心理护理效果，应用各种干预技术干预患者的心理问题，实施有效的心理护理。并为护理科研提供依据。

4．研究对健康的维护与促进　研究健康人群的心理保健，维护人的心理健康，预防心理疾病及心身疾病的发生，提高人的生活质量的方法和技术，如心理保健、心理健康教育、心理调适、心理应激与应对等。

5．研究护理人员的职业心理素质　护士是一项崇高的职业，护理工作的对象是有思想、有情感、并且具有特殊心理反应的、受疾病折磨的人，要做好护理工作，要求护理人员必须具备良好的职业心理素质，如敏锐的观察力、准确的记忆力、积极而稳定的情绪等。所以，护理人员的职业心理素质也是护理心理学研究的内容之一。

考点：护理心理学研究的对象及内容

三、护理心理学研究的方法

护理心理学是心理学的一个分支，其研究方法主要借鉴心理学的研究方法，同时由于它是一门应用学科，其研究方法也有许多临床特点。根据研究所使用的手段可将护理心理学的研究方法分为观察法、调查法、测验法、实验法。

（一）观察法

指研究者通过感官或借助一定的科学仪器，在一定时间内，有目的、有计划地考察和描述客观对象，以分析其心理活动的方法。它是科学研究中最原始、应用最广泛的一种方法，依据预先设置的情境，观察法一般可以分为如下两种：

1．自然观察法　在自然情景中对个体行为作直接或间接的观察记录和分析，从而解释某种行为变化的规律。如护士通过生活护理、治疗护理、巡视病房等对患者心理活动和行为方式进行的观察。此法简便易行，所获得的材料较真实。但获取特定资料需要较长时间，结果可能具有一定的偶然性。

2．控制观察法　在预先设计的情景中对个体行为进行直接或间接的观察研究。如将被试者带到统一布置好的情绪氛围环境中，观察、记录、分析他们进入情境后的心理、生理和行为活动特点。此法获取资料快，容易横向比较分析。但受设计情景的影响，不易反映真实情况。

值得注意的是，无论是自然情境中还是控制情境中，在观察时不宜让观察者发现自己被别人观察而影响观察效果。尽量减少由于观察能力有限对观察资料的质量的影响而造成的观察偏差。

（二）调查法

指通过访谈、问卷等方式收集被调查者的心理活动资料，进行分析研究的方法。

1．访谈法　又称晤谈法，是通过与被调查者会晤交谈，了解其心理活动，同时观察其访谈时的行为反应，以补充和验证所获得的资料，记录和分析得到的研究结果。访谈法通常采用面对面的个体访谈方式，访谈效果取决于问题的性质、研究者的访谈技巧和本身的知识水平。此法普遍用于患者和健康人群。

2．问卷法　是调查者运用统一设计的调查问卷，由被调查者在问卷上进行回答并对其内容进行分析研究的方法。适用于短时间内书面收集大范围人群的相关资料。问卷调查的质量取决于研究者事先对问题的性质、内容、目的和要求的明确程度，也取决于问卷内容设计的技巧和被调查者的合作程度。

调查法简单易行，不受时空的限制，不需要任何复杂的设备，在短期内便可获得大量自我报告资料。但缺点是，调查结果的可靠性受被调查者的影响大，不合作的态度会降低研究效果。若是访谈法，研究者需要投入较多的时间和人力。问卷编制的质量和适用范围也会影响结果。

（三）测验法

测验法即心理测验法，是运用标准化的心理测验资料，对心理活动进行测验和评定的方法。标准化的心理测验资料是经过信度、效度检验的。临床心理护理研究中常运用行为评定量表、症状评定量表、人格评定量表对患者心理行为进行测评和对实施心理护理手段后的效果进行评定。

（四）实验法

实验法是有目的、有计划地严格控制或创设条件，主动引起或改变被试心理活动，从而进行分析的方法。实验法是科学研究中最严谨的方法，包括自然实验法和实验室实验法。

1．自然实验法　又可称为实地实验法或现场实验法。是在正常生活、学习和工作的自然情境中进行的，对被试的某些变量进行操作，观察其有关的反应，分析和研究其中的规律。此法自然、方便，研究范围广，结果比较符合实际，易于推广。但存在实验条件控制较难，无关干扰因素较多等缺点。是护理心理学中被广泛使用的一种研究方法。

2．实验室实验法　是使用实验室条件，严格控制各种无关变量，借助各种仪器和设备，精确观察和记录刺激变量与反应变量，分析和研究其中的规律。此法省时、省力、结果准确，但也存在容易受实验情境影响，人为的实验情境脱离实际情境，其结果很难在日常生活中推广等缺点。这种方法在护理心理学研究中使用较少。

知识链接

模拟监狱实验

为了研究人及环境因素对个体的影响程度，心理学家津巴多（P. Zimbado）设计了一个模拟监狱的实验，参与者是男性志愿者。他们中的一半是随机指派为“看守”，另一半指派为“犯人”。实验者发给“看守”制服和哨子，并训练他们推行一套“监狱”的规则。而“犯人”则要穿上品质低劣的囚衣，并被关在牢房内。

实验者仅花了一天的时间就完全进入了实验。看守们开始变得十分粗鲁，充满敌意，还想出对付犯人的酷刑和体罚的方法。犯人垮了下来，或无动于衷或积极的反抗。用津巴多的话来说，在那里“角色扮演与自我认同产生了混淆”。原设计为期两周的实验，不得不提前停止。因为大多数人的确变成了“犯人”和“看守”。

这个颇受争议的模拟实验表明，一个简单假设的角色可以很快进入个人的社会现实中，他们从中获得自我认同，无法从他们扮演的角色中分清自己的真实身份。

考点：护理心理学研究的方法

四、护理心理学的发展

（一）国外护理心理学的发展概况

1．强调心身统一，心理学融入护理实践　国外心理护理主张：把疾病与患者视为一个整体；把“生物学的患者”与“社会、心理学的患者”视为一个整体；把患者与社会及其生存的整个外环境视为一个整体；把患者从入院到出院视为一个连续的整体。

生物—心理—社会医学模式的提出，进一步强化了“以患者为中心”的整体护理思想，护理实践中融入了大量心理学内容，集中表现在：护理工作转向护士紧紧围绕患者的需求，运用护理程序系统地护理患者，从生理、心理、社会及文化等各方面对患者实施整体护理；护理工作除了执行医嘱和各项护理技术操作之外，还要注重心理、社会和文化因素对患者病情转归和健康的影响，从而帮助患者最大限度地达到生理与心理、社会的平衡和适应；同时护士的角色不仅仅是患者的照顾者，而更多的是患者的教育者、咨询者、协调者和患者健康的管理者；患者有机会参与对其治疗和护理方案的决策等。

2．护理人才培养重视心理学教育　一些发达国家和地区，在逐步普及高等护理教育的同时，根据现代护理人才的培养目标，对专业教育的课程设置及人才的知识结构进行了大幅度调整，重建护理人才知识结构，特别强调护士应具有丰富的包括心理学在内的人文学科知识，在课程设置中显著增加了心理学课程的比重。如美国四年制本科护理教育的课程计划中，平均每年有近百学时的心理学课程内容，包括普通心理学、生理心理学、发展心理学、社会心理学、临床心理学、变态心理学等。教学中特别强调护患关系及治疗性沟通对患者身心康复的重要性及护士的沟通技能训练。又如日本的护士入学后首先接受“人间的爱”的教育，使她们懂得爱的内涵及如何去爱别人。然后要学习许多人文科学知识，包括心理学及社会学等课程。

3．应用心理疗法开展临床心理护理　将心理疗法应用于临床心理护理实践，成为国外护理心理学研究的一个重要特点。应用于临床心理护理的心理疗法有松弛训练法、音乐疗法、认知—行为疗法、森田疗法等。在应用心理疗法进行心理护理的过程中，国外比较强调实用与效果的评价，不少研究采用心理量表进行对照测验，评估实际效果。

4．开展量性和质性研究　运用量性研究揭示患者和护士自身的心理特点、心理干预策略和心理护理效果，是国外护理心理学的主要研究方法。另外，质性研究也越来越广泛地应用于护理心理理论与实践研究中，其研究方法是以观察、访谈的方式收集患者资料。分析方式以归纳法为主，强调研究过程中护士自身体验。这些研究的开展提高了护理心理学的科学性和实践价值，对学科发展起到了极大的推进作用。

（二）国内护理心理学的发展概况

1．学科建设日趋成熟和完善　自 1981 年我国学者刘素珍撰文提出“应当建立和研究护理心理学”以来，我国的护理心理学研究逐步深入，其科学性以及在临床护理工作中的重要性得到人们的普遍认可和接受，并引起护理学术界及卫生行政管理部门的高度重视。1991 年人民卫生出版社出版的高等医学院校教材《医学心理学》，将护理心理学划归为医学心理学的一个分支学科。1996 年经专家学者讨论正式命名为《护理心理学》并被列为“九五”国家重点教材，由此护理心理学成为一门独立学科。护理心理学作为一门具有心理学本质属性、应用于护理实践领域的新兴独立学科，随着人类健康事业的发展，在进一步确立学科发展目标、构建独特理论体系、探索临床应用模式的过程中逐步走向成熟。

在 20 世纪 80 年代初期，责任制护理的引入，对我国护理教育的发展产生了深刻影响。各层次护理教育中逐步增加了护理心理学内容，并由最初的知识讲座很快过渡为系统讲授的必修课程。同时，国内举办各种不同类型有关护理心理学的研讨会和学习班；各护理期刊开设心理护理栏目，刊登具有指导意义的学术文章；《护理心理学》教材及学术专著陆续出版。经过多年教学、临床实践和专题研究，一支心理学理论基础扎实、临床实践经验丰富、科研学术水平较高的专业人才队伍业已初步形成。1995 年 11 月，中国心理协会护理心理学专业委员会在北京成立，护理心理学从此有了最高层次的学术机构，也标志着我国护理心理学的学科建设步入了新的历史发展时期。

2．科研活动广泛开展　生物—心理—社会医学模式的确立，临床护理已由单纯的躯体护理走向身心整体护理，护理心理学的地位和作用日益突出。临床护理人员开展护理心理学科研活动的积极性日益提高，许多护士通过继续教育途径，较系统地学习和掌握了临床心理护理新技能；一些高学历、高年资的护理骨干，积极开展临床心理护理的应用研究，探索患者心理活动共性规律和个性特征的各类研究设计取代了既往千篇一律的经验总结，前瞻性研究逐渐增多；对心理护理诊断、心理护理程序、心理评估体系以及护士人才选拔和培养的研究也得到了进一步重视和加强。

3．临床常用心理评定量表的应用　临床常用心理评定量表的应用，成为当前护理心理学研究的热点。通过心理卫生评定量表对群体或个体的心理和社会现象进行观察，并对观察的结果以数量化的方式进行评价和解释，是心理卫生工作者客观、准确地评价被测群体或个体心理特征和行为特点的手段之一。心理评定量表在心理护理评估中的广泛应用，使临床心理护理和理论研究更加快速和简便，研究结论更具科学性。用客观量化替代主观评价并借此作为制定干预对策的依据，关注干预质量与效果，已成为我国临床心理护理的一个发展方向。

4．临床心理护理突出个性心理特征　随着护理心理学理论及心理护理方法研究的不断深入，近年来逐步开展了临床心理护理的个案研究，特别是认识到了突出个性心理特征在心理护理中的重要性。由于患者的气质、性格、文化水平、社会角色和社会经历不同，对疾病的承受能力、反应方式以及在病房里的表现各不一样，病后的心理活动又有较大的差异，所以护士在把握了一般心理活动规律后，对千差万别的个体实施有针对性的个性化的心理护理至关重要。

五、学习护理心理学的意义

（一）适应医学模式的转变

随着医学模式由“生物医学模式”向“生物—心理—社会医学模式”的转变，护理模式也随之由“以疾病为中心”的旧模式向“以患者为中心”的整体护理模式转变。心理护理是整体护理的核心部分，整体护理是从生物、心理和社会整体认识健康和疾病问题。现代护理对护士的素质、知识、能力提出了更高的要求，学习护理心理学正是满足现代护理对护士的要求。

（二）提高整体护理水平和质量

整体护理要求以人为核心，对患者从生理、心理、社会三方面进行整体护理。护士通过学习护理心理学，掌握行为医学知识能够帮助护理人员理解患者的特殊行为方式；并不断优化自己的心理素质，提高整体护理水平和质量。

（三）丰富和推动护理实践

临床护理心理学方法、临床心理护理评价、心理健康教育和心理保健策略等为护理实践提供了有效的技术素材。如心理评估技术在患者心理的估计和诊断步骤中均为不可缺少的定量与定性技术；而心理护理方法、技术和心理健康指导则是心理干预和护理健康教育广泛应用的重要措施。

（四）评估和干预心理问题

在生物—心理—社会医学模式和整体护理观的影响下，心理问题已成为现代护理中的重要内容和对象。北美护理诊断协会（NANDA）2002 年通过的 167 个护理诊断中有一半以上与心理社会方面的功能有关，大约 1/3 的护理诊断是纯粹的心理问题。学习护理心理学不仅能更好把握患者的心理活动特点，更能用心理护理技能解决患者的心理问题。

（五）改善护患关系

护患关系是临床护理的核心问题，也是各种护理活动的基础。护患关系好，患者顺从性高。护士充分了解、分析患者的心理需要，满足患者的各种合理的需求，对无法满足或不合理的需求进行合理的解释是奠定良好护患关系的基础。学习护理心理学是改善护患关系的有力保证。

（六）促进健康教育

生物—心理—社会医学模式和现代整体护理观下的护士角色是多功能的，护士的工作场所也从医院延伸到家庭和社区，对疾病的预防日趋得到重视，健康教育格外重要。现代疾病的发生多与个人行为习惯、生活方式、认知态度、人格因素及生活环境有关。如高盐、高脂、高热量饮食、运动减少及 A 型行为等因素导致诸如高血压、心脑血管病等现代疾病多发。掌握护理心理学知识能够指导患者学会自我调适、改变不良生活行为方式，从而预防疾病，达到促进健康的目的。

（七）有助于完善护士的职业形象

学习护理心理学理论，一方面是为了了解患者的心理需要，另一方面也是完善护士职业形象的需要。护理工作要求护士应具有高度的职业责任心，良好的职业心理素质，丰富的专业理论知识，娴熟的专业技能。只有认清护士应具备的职业心理素质，并运用护理心理学理论知识，有目的地培养自己良好的心理素质，才能建立良好的护患关系，形成良好的职业形象。

考点：学习护理心理学的意义

小结	心理学是一门研究心理现象及其规律的科学。心理现象包括心理过程和个性两大方面，二者相互联系，相互作用。心理是脑的机能、脑是心理的器官；心理是人脑对客观现实的主观能动的反映。 生物—心理—社会医学模式认为：人是生物、心理、社会三方面相互作用的整体，应从生物、心理、社会三方面看待健康和疾病及其相互间的转化。 护理心理学是研究护理对象和护理人员的心理活动规律、特点，运用心理学理论、方法和技术，解决护理实践中的心理问题从而实现最佳护理的一门学科。其研究对象为护理对象及护理人员；研究的内容为：研究心身交互作用对心身健康的影响，研究患者的心理活动特点，研究评估与干预病人心理活动的理论与技术，研究对健康的维护与促进，研究护理人员的职业心理素质；研究方法有：观察法、调查法、测验法和实验法。护士应建立以生物—心理—社会医学模式为指导，以护理程序为核心，对护理对象从生物、心理、社会三方面进行整体护理，为人类提供健康保健护理服务的现代护理观。学习护理心理学意义在于：适应医学模式的转变，提高整体护理水平和质量，丰富和推动护理实践，评估和干预心理问题，改善护患关系，促进健康教育，有助于完善护士的职业形象。

（王凤荣）

第二章　心理学基础知识

学习目标

1. 熟记感觉、思维、情绪与情感、人格、气质、性格、自我意识的概念。
2. 描述感觉的意义及特性；说出知觉的特性。
3. 知道记忆的过程、品质及遗忘的规律。
4. 说出思维的基本特征和基本品质；举例说明解决问题的影响因素。
5. 说出注意的品质。
6. 描述情绪的状态与功能；解释情绪与健康的关系；掌握情绪调节的方法。
7. 说出意志的品质。
8. 描述人格的特征；归纳人格形成的影响因素。
9. 归纳能力形成与发展的影响因素；熟记气质的类型与意义；描述性格的特征与意义。
10. 描述马斯洛的需要层次理论；知道动机冲突的分类。
11. 说出自我意识的结构。

第一节　心理过程

案例

参加高考的小刘

小刘，女，19岁，自幼家境贫寒，吃苦耐劳的她在高三上学期遭遇不幸，一场车祸使她小腿骨折。在医院中她坚持学习，术后疼痛，她就要求医生多用止痛剂，甚至要求打封闭缓解疼痛，减轻对学习的影响。2011年6月7日参加高考，在下午的数学考场上，她迅速地审题、思考、答题。当遇到一道立体几何题时，刚一看题目就觉得不会做，她便大脑一片空白，全身出汗，心慌手抖。原来立体几何是她的弱项，就怕考试时遇到这种类型的题目。此时，小刘告诉自己：别慌，镇静。她放下笔，微闭双目，做均匀缓慢呼吸，回想复习时做此类题成功的例子。她又告诉自己：别怕，老师说了，高考大部分题都是基础知识，说不定能做出来呢。接下来，她再仔细审题，真的不难，很快理清思路解完此题。之后她顺利地答完了数学试卷。结果高考成绩很理想。

思考：1. 本文描述了小刘哪些心理现象？

2. 小刘在考场上出现了什么样的情绪反应？她是如何调节的？

3. 是什么使她能在医院带病坚持学习？

心理过程是指在客观事物的作用下，在一定的时间内人脑反映客观现实的过程。包括认知过程、情绪与情感过程、意志过程三部分。

一、认知过程

案例

双目失明的老张

老张自幼双目失明，由于残疾，终生未娶。32岁那年的一个夏日，他去临村路过一片树林时，闻到一股特殊的气味，他沿着气味的方向走去，一会儿这种气味他闻不到了，却听到了极其微弱的婴儿的哭声，他沿着哭声摸到一个包在襁褓里的婴儿。婴儿很小，是个女孩，全身很凉，奄奄一息，襁褓内有一个包着各种香草的荷包。老张等了一阵也没人前来，就将婴儿抱回了家，并且把她抚养长大，成了孩子的养父。人们每次问孩子："漂亮衣服是谁做的？"孩子都说是爸爸做的。人们在诧异之中解开了老张做衣之谜——他用舌尖穿针引线。

思考：1. 此案例的描述中体现了哪些心理现象？

2. 此案例的描述中体现了感觉特性的哪几个方面？

（一）感觉

1．感觉的概念及意义　一个物体有它的光线、声音、温度、气味等属性，我们的眼睛看到了光线，耳朵听到了声音，鼻子闻到了气味，舌头尝到了滋味，皮肤摸到了物体的温度和光滑程度等。每个感觉器官对物体一种属性的反映就是一种感觉。感觉是人脑对直接作用于感觉器官的客观事物个别属性的反映。

感觉在人们的生活和工作中有重要的意义。一方面，感觉提供了内外环境的信息。人们根据感觉提供的信息来调节自己的行为；另一方面，感觉保证了机体与环境的信息平衡。没有由感觉提供的外界信息，人就不能正常地生存。再次，感觉是一切较高级、较复杂的心理现象的基础，是人的全部心理现象的基础。

知识链接

感觉剥夺实验

1954年，赫伦和斯科特首次报告了感觉剥夺的实验结果。在实验中要求被试安静地躺在实验室的一张舒适的床上，室内非常安静，听不到一点声音；一片漆黑，看不见任何东西；两只手戴上手套，并用纸卡卡住。吃喝都由主试事先安排好了，用不着被试移动手脚。总之，来自外界的刺激几乎被"剥夺"了。实验开始时，被试还能安静地睡着，但稍后，被试开始失眠，不耐烦，急切地寻找刺激，被试变得焦躁不安，老想活动，变得很不舒服。试验中被试每天都可以得到20美元，但即使这样，也很难让他们在实验室中坚持2到3天以上。这个实验说明，来自外界的刺激对维持人的正常生存是十分重要的。

考点：感觉的概念及意义

2．感觉的种类　按照刺激来源于身体的外部还是内部，可以把感觉分为外部感觉和内部感觉。外部感觉包括视觉、听觉、嗅觉、味觉和皮肤感觉（皮肤感觉又包括触觉、温觉、冷觉和痛觉）。内部感觉包括运动觉、平衡觉和机体觉（机体觉又叫内脏感觉，它包括饿、胀、渴、窒息、恶心、便意、性和疼痛等）。下面简要介绍几种外部感觉。

（1）视觉：视觉是人类最重要的感觉。个体觉察到的信息的 80% 来自视觉。

（2）听觉：听觉是人类仅次于视觉的一种重要的感觉。人类语言信息和其他与声音有关的信息主要就是通过听觉获得的。

（3）嗅觉：不同的气味对人体可以产生不同的作用。有一些芳香物质可以使人精神振奋，减轻疲劳，提高工作效率；天竺葵花的香味具有镇静作用，能使患者安然入睡。

（4）味觉：最基本的味觉有酸、甜、苦、咸四种，平时尝到的各种味道都是这四种味觉混合的结果。舌面的不同部位对这四种基本味觉刺激的感受性是不同的：舌尖对甜、舌边前部对咸、舌边后部对酸、舌根对苦最敏感。

知识链接

痛 觉

皮肤感觉和内脏感觉中都有痛觉，各种感觉器官中也都有痛觉，痛觉遍布全身的所有组织中。皮肤痛和内脏痛之间的区别在于内脏痛的性质不清，定位不准，而且具有放射的现象。内脏的痛经常难于说清楚是胀的痛还是拧的痛。皮肤感觉中的痛的性质很清楚，是扎的痛、拧的痛还是烧的痛能说得清楚，定位也很准确。

尽管外部和内部的痛有这些区别，但痛觉对机体具有保护的作用却是共同的。痛觉的产生告诉我们身体的某个部位受到了伤害，发生了病变，给我们一个信号，让我们加以保护。所以，痛觉具有生物学的意义。正是因为这个原因，痛觉最难以适应。有人没有痛觉，这是很危险的。

3．感受性和感觉阈限　感受性是感觉器官对适宜刺激的感觉能力，也可以说是感觉的敏锐程度。感受性是用感觉阈限的大小来度量的。感觉阈限是指能引起感觉的最小刺激量，二者呈反比例关系。每个人感觉器官的感觉能力不尽相同，如同一个声音有人听得到有人听不到，这就是感受性的差别。

4．感觉的特性

（1）感觉适应：由于刺激对感受器的持续作用使感受性发生变化的现象，叫感觉的适应。各种感觉都能发生适应的现象。“入芝兰之室，久而不闻其香；入鲍鱼之肆，久而不闻其臭”就是嗅觉的适应，嗅觉的适应最快也最广泛。视觉、温度觉也都有适应现象，如明适应和暗适应等。

（2）感觉后象：在刺激停止作用后，感觉印象仍暂留一段时间的现象，叫感觉后象。有时看亮着的白炽灯，灯灭后留下的视觉形象仍然是亮着的灯，这是正后象。正后象在性质上与原感觉的性质相同。如果看到灯灭了，眼睛里却留下了一个黑色灯泡的形象，就是负后象。负后象的性质则与原感觉的性质相反。

（3）感觉对比：同一刺激因背景不同而产生的感觉差异的现象称为感觉对比。感觉对比分为同时对比和继时对比两类。两种感觉同时发生所形成的对比叫同时对比。例如，同样的两个小方块，一个放在灰色背景上，一个放在黑色背景上，结果在灰色背景上的小方块看起

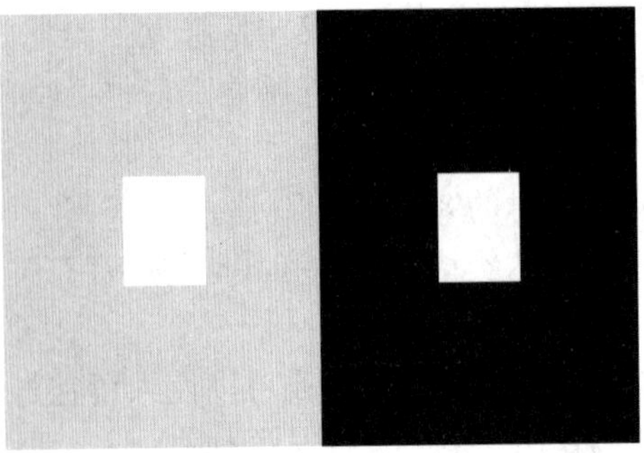

图 2-1　同时对比

来比黑色背景上的小方块要暗得多（图 2-1）。两种感觉先后发生所形成的对比叫继时对比。如吃完苦的再吃甜的，甜的显得更甜了；摸过冷的再摸热的觉得热的更热了。

（4）联觉：一个刺激不仅引起一种感觉，同时还引起另一种感觉的现象叫联觉。如红、橙、黄色可引起温暖感、接近感、沉重感；而绿、蓝、紫色则可引起凉爽感、深远感和轻快感。

（5）感受性的发展与补偿：人的感受性有巨大的潜力，通过实践的训练可以得到充分的发展，如调味师发展了高度完善的味觉和嗅觉。某感觉系统的功能丧失后而由其他感觉系统的功能来弥补称为感觉的补偿。如盲人的听觉和触觉、聋哑人的视觉都非常灵敏。

考点：感觉的特性

（二）知觉

1．知觉的概念　对同一事物的各种感觉的结合，就形成了对这一事物的整体的认识，也就是形成了对这一事物的知觉。知觉是人脑对直接作用于感觉器官的客观事物整体属性的反映。

知觉是一种比感觉复杂得多的心理活动。感觉只反映事物的个别属性，知觉却认识了事物的整体；一般来说，感觉仅依赖于个别感觉器官的活动，而知觉则依赖于多种感觉器官的协同活动；感觉的产生主要由刺激物的性质决定，而知觉在很大程度上依赖于个体的知识经验，知识经验越丰富对物体的知觉越完善，越全面。如显微镜下的血样，只有专业人员才能分辨出红细胞、白细胞和血小板等。

2．知觉的特性

图 2-2　点子图

（1）知觉的整体性：人们习惯于把知觉对象的不同属性、不同部分作为一个统一的整体来反映，这就是知觉的整体性。如下面的点子图，我们总是习惯于把它知觉为一个三角形和一个长方形。这是人的多种感觉的共同作用而产生的整体认识（图 2-2）。

（2）知觉的选择性：人在知觉客观世界时，总是要根据自己的需要，有选择地把一部分事物知觉为对象，而把其他事物知觉为背景，知觉的这种特性叫做知觉的选择性。知觉的对象与背景互相依赖，而且互相转化（图 2-3）。

影响知觉选择的因素，从客观方面来看，有刺激物的变化、对比、位置、运动、大小、强度、反复出现等；从主观方面来看，有经验、情绪、动机、兴趣、需要等。

（3）知觉的恒常性：当知觉的条件在一定范围内变化时，知觉的映象仍然相对地保持不变，这就是知觉的恒常性。大小、颜色、明度、形状等视知觉的恒常性最为明显。如一个人离我们近点、远点，他在视网膜上的像大了、小了，我们都会把他知觉为同样的高矮。影响知觉恒常性的因素主要是经验、知识和对比。

（4）知觉的理解性：人在知觉过程中，总是以过去的知识经验为依据，力求对知觉对象做出某种解释，并用词把它提示出来，使它具有一定的意义，知觉的这一特性称为知觉的理

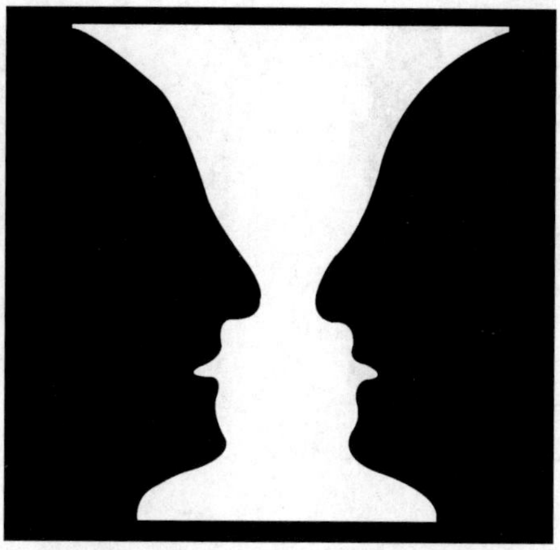

图 2-3　知觉的选择性

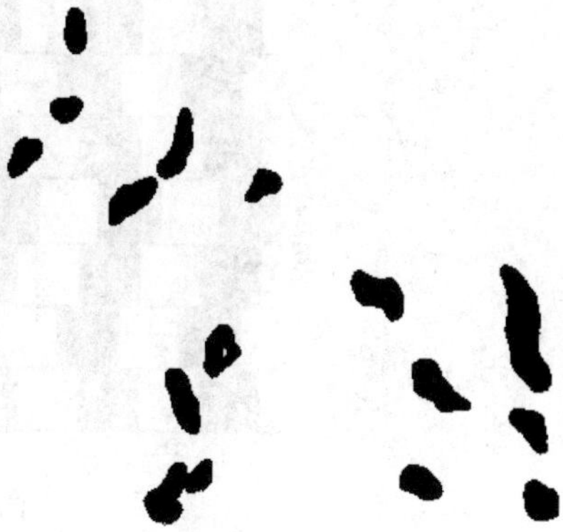

图 2-4　斑点图

解性。言语在知觉的理解中起了一定的指导作用。如图 2-4 中，我们看到的是一些黑色斑点，可能一下子分辨不出是什么，但如果有人说出这是一条“狗”时，马上这些斑点便显示成一条“狗”的轮廓，这就是知觉的理解性。

考点：知觉的特性

3．知觉的分类　根据事物都有空间、时间和运动的特性，可将知觉分为空间知觉、时间知觉、运动知觉。

（1）空间知觉：空间知觉是指对物体距离、形状、大小、方位等空间特性的知觉。包括大小知觉、形状知觉、距离知觉和方位知觉。

（2）时间知觉：是对物质现象的延续性和顺序性的反映。人们对时间的知觉可以以钟表等计时器提供的信息为依据；也可以根据昼夜交替、四季或人体生理心理活动周期性的变化来估计。

（3）运动知觉：是对物体在空间中的位移产生的知觉。例如，鸟在天上飞，鱼在水里游等。通过运动知觉，人们可以分辨物体的运动和静止，以及运动速度的快慢。物体位移的速度太快或太慢人们都不能知觉到运动。例如，人们看不到分针和时针的运动，也看不到光的运动轨迹。

4．错觉　错觉是在特定条件下产生的对客观事物歪曲的知觉，这种歪曲往往带有固定的倾向。生活中常见的错觉有大小错觉、形状错觉、方向错觉、形重错觉、倾斜错觉、运动错觉、时间错觉等（图 2-5）。

错觉产生的原因多种多样。有用眼肌运动来解释线段长短错觉的；有用对比的原因来解释面积大小错觉的；也有用知识经验的影响，即心理定势的作用来解释形重错觉的等。无法用某一种原因来解释所有的错觉。

（三）记忆

1．记忆的概念　记忆是过去的经验在头脑中的反映。人们感知过的事物、思考过的问题、体验过的情绪以及进行过的动作操作等都可以成为个体的经验，在一定条件下，都可以从大脑中提取出来，这个过程就是记忆。从信息加工的观点看，记忆就是人脑对输入的信息进行编码、存储和提取的过程。

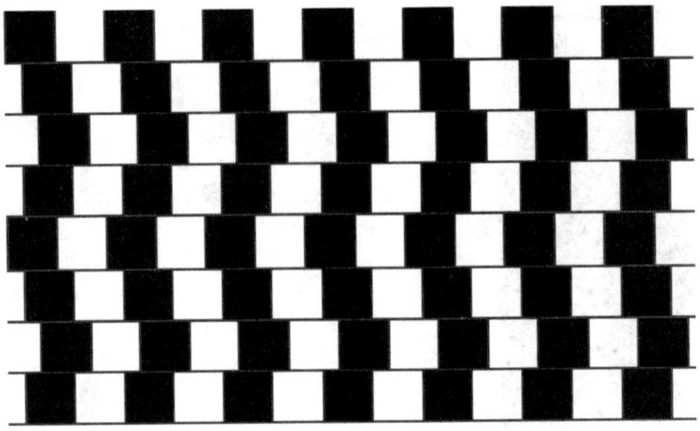

图 2-5　咖啡墙错觉

2．记忆的种类

记忆按其内容可分为五种：

（1）形象记忆：是对感知过的事物形象的记忆。如对事物的大小、形状、颜色、声音、气味、软硬、冷热等的记忆。

（2）情景记忆：又称情节记忆，是对亲身经历过的，有时间、地点、人物和情节的事件的记忆。如想起自己参加过的抗震救灾的场景。

（3）情绪记忆：是对自己体验过的情绪和情感的记忆。如童年时与小伙伴的友情，过了许多年都还记得。

（4）逻辑记忆：是对概念、公式、判断、推理等抽象内容的记忆。是用语词概括的各种有组织的知识的记忆，是人类所独有的。

（5）动作记忆：是对身体的运动状态和动作技能的记忆。如对骑车、游泳等运动的记忆。一般来讲，获得动作记忆的速度十分缓慢，一旦获得则不易遗忘。

记忆按信息加工的方式或保持时间的长短可分为三种：

（1）瞬时记忆：又叫感觉记忆或感觉登记，是个体的感觉器官感应到刺激时所引起的短暂的记忆。它直接以信息材料所具有的物理特性编码，具有鲜明的形象性。一般把视觉的瞬时记忆称为图像记忆，把听觉的瞬时记忆称为声像记忆。瞬时记忆的容量很大，但存储时间极短，为 0.25 ~ 2 秒，只有少量信息因受到注意被及时加工而进入短时记忆，其余则被遗忘。

（2）短时记忆：短时记忆是保持在 1 分钟以内的记忆。它是信息处理的中间站，来自瞬时记忆的信息可以在短时记忆得到加工而进入长时记忆。短时记忆的容量有限，大约为 7 ± 2 即 5 ~ 9 个组块（chunk），组合大的组块对于增强短时记忆效率有重大意义。短时记忆的信息如得不到复述，将会迅速遗忘。

（3）长时记忆：长时记忆是指存储时间在 1 分钟以上到许多年甚至终生的记忆。长时记忆的容量没有限度，大部分信息来源于对短时记忆内容的加工和重复，也可因印象深刻而一次获得。长时记忆构成了个体关于外界和自身的全部知识经验。良好的编码能够改善信息在长时记忆中的保持和提取。

3．记忆的过程　记忆包括“记”和“忆”两个方面，可分为识记、保持、再认或回忆三个基本环节。识记和保持属于“记”，再认或回忆属于“忆”。记忆是一个复杂的心理过程，这个过程的三个环节之间是密切联系不可分割的，缺少任何一个环节记忆都不可能实现。

（1）识记：识记是个体获取知识经验，记住事物的过程。是记忆活动的开端，是其他环节的前提和基础。从信息加工理论的观点来看，识记是信息输入和编码的过程。

根据识记的目的性和意志努力程度，可将识记分为无意识记和有意识记。无意识记又叫不随意识记，是指没有预定目的，也不需要意志努力，自然而然地记住某些事物的识记。有意识记，又叫随意识记，是指有预定目的，经过一定意志努力的识记。例如，记住药品剂量、外文单词等。

根据识记材料的性质、对识记材料的理解程度以及识记时所采用的方法，我们又可把识记分为机械识记和意义识记。机械识记是在对识记材料没有理解的情况下，依靠机械地重复而进行的识记。意义识记是通过对识记材料的理解而进行的识记。一般来说，意义识记比机械识记迅速、持久。我们最好把机械识记和意义识记结合起来，以互相补充。

（2）保持：保持是对识记的内容进行积累、加工和巩固的过程。保持是记忆过程的中间环节，没有保持也就不可能有再认或回忆，它是一个动态的过程。从信息加工理论的观点看，保持是人脑对信息存储的过程。

（3）再认或回忆：这是记忆过程的最后一个环节，从信息加工理论的观点看，再认或回忆都是人脑对长时记忆中信息的提取过程，只是程度不同而已。经历过的事物不在面前时能在头脑中重现叫做回忆；经历过的事物不能回忆，但它再度出现时能够确认叫做再认。

考点：记忆的过程

4．遗忘

（1）遗忘的概念：识记的内容不能再认或回忆，或者再认或回忆有误都称为遗忘。遗忘有各种情况，能再认不能回忆称为不完全遗忘；不能再认也不能回忆称为完全遗忘；一时不能再认或回忆称为暂时性遗忘；永久不能再认或回忆称为永久性遗忘。

（2）遗忘的规律：德国心理学家艾宾浩斯对遗忘规律做了首创性系统研究。他发现，遗忘的进程是先快后慢（图2-6）。识记后最初一段时间遗忘快，随着时间推移和记忆材料的数量减少，遗忘便渐渐缓慢，最后稳定在一定水平上。因此及时复习，趁热打铁，是防止遗忘的有效手段。

遗忘进程不仅受时间因素的影响，还受识记材料的性质与数量、学习的程度、识记材料的系列位置、识记者的态度等因素的影响。

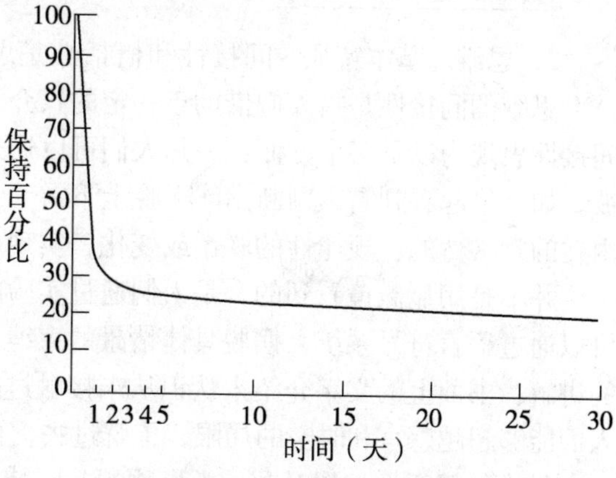

图 2-6 艾宾浩斯遗忘曲线

考点：遗忘的规律

5．记忆的品质

（1）记忆的敏捷性：是指一个人在识记事物时的速度方面的特征。能够在较短的时间内记住较多的东西，就是记忆敏捷性良好的表现。记忆的敏捷性存在着明显的个体差异。如背诵一首唐诗，有人只需要重复5次，而有人却需要26次才能记住。记忆的这一品质，与人的大脑皮层中条件反射形成的速度有关：条件反射形成得快，记忆就敏捷；反之，则迟钝。但各人的特点又不尽相同，有的人记得快，忘得也快；而有的人记得慢，忘得也慢。

（2）记忆的持久性：是指记忆内容在记忆系统中保持时间长短方面的特征。能够把知识经验长时间地保留在头脑中，甚至终身不忘，这就是记忆持久性良好的表现。记忆的这一品质，取决于条件反射的牢固性。记忆的持久性也存在很大的个体差异，有的人记住的事物很快就忘了，有的人则久久不忘。为了提高记忆的持久性，必须对识记的材料加深理解，并且还要进行及时和经常的复习。

（3）记忆的正确性：是指对记忆内容的识记、保持和提取时是否精确的特征。它是指记忆提取的内容与事物的本来面目相一致的程度。人们的记忆在正确性方面是大不相同的。例如：几个人都看了某本书，看后即问他们记住了什么内容，他们的回答不可能是一样的。记忆的正确与否与条件反射形成的暂时神经联系是否准确、牢固有关。

（4）记忆的备用性：是指对保持内容在提取应用时所反映出来的特征。备用性是良好记忆品质中最重要的一种。如参加考试，记忆备用性好的学生，能够迅速、正确地从自己记忆的仓库中提取相应的知识，顺利答完试题；而备用性不好的学生常常会发懵或答非所问，影响考试成绩。记忆的这一品质，与大脑皮层神经过程灵活性有关。要提高记忆的备用性，最重要的就是要把掌握的知识在理解的基础上进一步系统化。

考点：记忆的品质

（四）思维

1．思维的概念　思维是人脑对客观事物间接的、概括的反映。思维是认识的高级形式，是人脑对一类事物共同的、本质的属性和事物之间的内在联系的认识，并主要表现在概念形成和问题解决的活动中。思维是心理发展的最高阶段。

考点：思维的概念

2．思维的基本特征　间接性和概括性是思维的基本特征。

思维的间接性是指人们借助于一定的媒介和知识经验来获得对客观事物的认识。思维的间接性表现为以下三个方面：一是人们可以通过一事物认识他事物，实现认识过程的由此及彼。如，早起看到雪，判断出昨天晚上下雪了。二是人们还可以通过事物的外部现象认识其内在的、必然的、规律性的联系或变化，实现对事物认识的由表及里。例如，原子核内部的结构并不是用显微镜看到的，是人们通过实验的证明来认识原子核的内部结构的。三是人们可以通过语言符号系统，摆脱具体情景的束缚，间接地认识事物。例如，我们可以通过别人的讲解、书面上的文字介绍来认识从未接触过的事物和现象。因此，正是思维的间接性才使人们能够超越感官和时空的局限，了解过去，预见事物的发展。

思维的概括性是指对同一类事物的共同特征、本质特征和事物间的规律性联系和关系的认识。思维的概括性是借助概念（词）来实现的。人们用一些概念把性质相同的东西一齐网罗在内，这不仅扩大了认识范围，也使人的认识活动摆脱了具体事物的局限性和对事物的直接依赖关系。例如，人们把品种不尽相同但都能结出桃子的树木称之为“桃树”；把提供可食用果实的木本植物统称为“果树”等。概括的反映来自人类对事物和现象多次感知，从而概括出事物之间的联系和关系，反映事物的共同的本质特性。一切科学的概念、原理、定律和法则等都是思维概括的结果，都是人类对客观事物概括的反映。

考点：思维的基本特征

3．思维的分类

根据思维的形态，可把思维分为动作思维、形象思维和抽象思维。

（1）动作思维：是以实际动作或操作为支柱的思维过程。在个体心理发展中，是1～3岁儿童的主要思维方式。成人有时也要依赖实际操作来解决问题，但这种直观动作思维要比幼儿的直观动作思维水平高。

（2）形象思维：是以直观形象和表象为支柱的思维过程。在个体心理发展中，是3～6岁儿童的主要思维方式。如：成人比较头脑中出现的若干条通往目的地的道路来选择最优路径，建筑师的设计，艺术家的创作等都离不开形象思维。

（3）抽象思维：是指运用抽象的概念和理论知识来解决问题的思维。小学高年级学生的抽象思维得到了迅速发展，初中生这种思维已开始占主导地位。运用公式、定理解题，进行某种判断、推理等都要运用这种思维。

按照探索问题答案的方向的不同，可把思维分为辐合思维和发散思维。

（1）辐合思维：或叫求同思维，是把问题所提供的各种信息集中起来得出一个最佳答案的思维。如公司从某项目的多种提案中筛选出最佳方案的思维。

（2）发散思维：又叫求异思维，是沿着不同的途径寻求多样性答案的展开性思维，是更具创造性的思维。如，“一题多解”，“一物多用”等。

按照思维是否具有创造性，可把思维分为再造性思维和创造性思维。

（1）再造性思维：是用已知的方法常规性地解决问题的思维。如，学生按例题的思路去解练习题和作业题；学生利用学过的公式解决同一类型的问题等。

（2）创造性思维：是用独创的方法去解决问题的思维。如，在一次国际评酒会上，茅台酒的销售商在采用一般宣传方法未使茅台酒受到青睐时，独出心裁地将酒瓶摔碎，才使茅台酒获得金奖。那些被称作有发明天才的人，都是擅长创造性思维的人。

4．思维与问题解决

（1）问题解决的定义：由一定情景引起的，按照一定的目标，应用各种认知活动、技能等，经过一系列的思维操作，使问题得以解决的过程就是问题解决。

（2）影响问题解决的因素：包括迁移、原型启发、定势、动机与情绪、个性特征等。

1）迁移：是指已有的知识经验对解决新问题的影响。迁移有两类，即正迁移和负迁移。正迁移是指一种学习对另一种学习起积极的促进作用。例如，会骑自行车有助于学习骑摩托车，练过体操的人容易学习舞蹈。负迁移是指一种学习对另一种学习起干扰或抑制的作用。如会骑自行车的人骑三轮车，骑两个轮的交通工具的经验反而会影响掌握骑三轮车的技术。

2）原型启发：是指从现实生活的事例中受到启发而找到解决问题的途径或方法。对解决问题具有启发作用的事物叫原型。任何事物或现象都可以作为原型。原型启发在创造性地解决问题中起着很大的作用。例如人们通过对蝙蝠超声波定位的研究，制造了雷达；通过对狗鼻子构造的分析，设计出灵敏的电子嗅觉器。

3）定势：是人们在从事某种活动前的心理准备对后面所从事的活动的影响。定势是一种心理准备状态，它有时有助于问题的解决，有时则妨碍问题的解决。例如，三国时期，诸葛亮曾经巧妙地运用了司马懿的思维定势，上演了一出精彩绝伦的“空城计”。定势既可由人的知识经验引起，也可由刚刚发生的事情引起。

4）动机和情绪：人在解决问题的过程中，总会伴随一定的动机和情绪，它们在问题解决中有积极和消极两方面的影响。心理学的研究表明，只有中等强度的动机和适度的情绪紧张状态，才有利于问题的解决，过强或过弱的动机和情绪水平均不利于问题的解决。因为太强的动机和情绪，会使人处于高度的紧张状态，因而容易忽视解决问题的重要线索。而动机和情绪太弱，则缺乏动力，个体容易被无关因素所吸引。

5）个性特征：气质、性格等差异也影响着问题解决的效率。独立性、自信心、严谨、敏捷性、灵活性以及兴趣等个人特点，均对解决问题产生一定的影响，富有理想、意志坚强、情绪稳定、刻苦勤奋等优良品质也都会提高问题解决的效率。此外，智力水平、认知策略等也是影响问题解决的个性特点。

考点：影响问题解决的因素

5．思维的基本品质　思维品质实质是人的思维的个性特征。反映了每个个体智力或思维水平的差异，包括思维的深刻性、广阔性、灵活性、独创性、批判性和敏捷性。

（1）思维的深刻性：是指人思维深度方面的思维品质。思维的深刻性就是一个人在思维过程中善于透过现象看本质，能够把握事物规律的能力。具有思维深刻性的大思想家、科学家往往都有着“落一叶而知秋”的敏锐洞察力。与思维的深刻性相反的是思维的肤浅性。思维肤浅的人，看问题往往只是停留在直观水平上，容易为事物的表象所迷惑。

（2）思维的广阔性：是指人思维的广度方面的思维品质。思维的广阔性就是一个人在思维活动过程中，能够抓住问题的全面而又不忽视重要细节的能力。思维具有广阔性的人，考虑问题时不仅思路开阔，而且周到缜密。与思维广阔性相反的是思维的狭隘性。思维狭隘的人常常一叶障目，并且容易粗枝大叶。

（3）思维的灵活性：是指人思维活动灵活程度方面的思维品质。思维的灵活性就是一个人在思维活动过程中，善于随机应变，相机而行的思维能力。思维具有灵活性的人，应变能力强，不拘泥于固有的思维模式。与思维灵活性相反的是思维的固执性。思维固执的人思想僵化，墨守成规，不易适应迅速变化的环境。

（4）思维的独创性：是指人思维活动的创新性方面的思维品质。思维的独创性就是一个人独立进行思考，善于发现、分析问题，创造性地解决问题的能力。这是人最可贵、最重要的思维品质。思维具有独创性的人，往往见解独到，富于开拓，乐于创新。科学的发展，社会的进步，都离不开思维的独创性品质。与思维独创性相反的是思维的依赖性和受暗示性，表现为遇事盲从附和，解决问题时人云亦云。

（5）思维的批判性：是指人根据客观标准进行思维并解决问题的思维品质。思维的批判性就是一个人根据客观指标和实践观点来检查评价自己和他人的思维活动及结果的能力。有了思维的批判性，人类才能够对思维本身加以自我认识。思维具有批判性的人，有明确的是非观念，能客观地评价他人与自己的思维成果。与思维批判性相反的是思维的随意性。思维具有随意性的人，考虑问题往往主观自负，自以为是，得出结论随心所欲。

（6）思维的敏捷性：是指人思维活动快慢方面的思维品质。思维的敏捷性就是一个人思维的速度快，具有当机立断和及时解决问题的能力。思维具有敏捷性的人思路流畅，有较强的直觉判断能力，对复杂的问题能很快理清思路，迅速作出决断。与思维敏捷性相反的是思维的迟钝，它表现为思路堵塞，优柔寡断，面对新情况时容易束手无策，一筹莫展。

考点：思维的基本品质

（五）想象

1．想象的概念　想象是人对头脑中已有表象进行加工改造，创造出新形象的心理过程。例如，我们没有去过草原，但当我们读到《敕勒歌》中的诗句“天苍苍，野茫茫，风吹草低见牛羊”时，头脑中就会浮现出一幅草原牧区的景象。

想象以表象为素材，它创造出来的新形象往往是原型的升华，如文学作品中塑造的形象。有时想象出来的形象现实生活中没有，如《西游记》中孙悟空、猪八戒的形象；有时想象出来的事物不仅现实生活中没有，将来也不会有，如麒麟。

2．想象的种类　按是否有意识、有目的可把想象分为无意想象和有意想象。

（1）无意想象：又称不随意想象，是没有预定的目的，在某种刺激作用下不由自主产生的想象。如把天空变幻莫测的浮云想成是活动的羊群、嘶鸣的奔马。

梦是无意想象的极端情况，是人们在睡眠状态下，一种不由自主的奇异的想象。因为做梦是没有目的的，是不受意识支配的，比清醒状态下的无意想象更加随心所欲。其内容或不合逻辑，或脱离实际，或荒诞离奇，甚至在现实生活中是不可能发生的。

知识链接

梦的基本事实

1. 几乎所有人都做梦吗？

答案似乎是肯定的。有些人尽管做过梦，但醒来时就不记得了。对脑电图的研究记录表明，每个人在睡眠中都会有快速动眼阶段，这一阶段通常和梦境相联系。那些通常认为自己不做梦的人，如果在快速动眼睡眠阶段叫醒他，通常都会报告正在做梦。

2. 梦的持续时间有多长？

很多人认为，梦只是一瞬间的事。事实上在你做梦时，你觉得有多长它就有多长。梦的持续时间和你感觉的时间是一致的。

3. 身外之事能否成为梦的一部分？

能。当志愿者处于快速动眼睡眠时，如果将水洒到他的身上。在醒来后他会报告说梦到了水。

4. 梦能预示未来吗？

也许能，不过没有证据支持这一观点。

5. 梦是潜意识愿望的表达吗？

很多人认为是这样的，但是现在还没有令人信服的科学依据支持这一观点。

（2）有意想象：又称随意想象，是指有预定目的、自觉地进行的想象。在有意想象中，根据创造性水平和新颖程度不同，可把有意想象分为再造想象、创造想象和幻想。

1）再造想象：是指根据语言的描述或图表模型的示意，在头脑中形成相应形象的过程。如小说中描述的人物和情境，对读者而言，他头脑中产生人物形象的过程是再造想象的过程，而对于作家来说他进行的是创造想象。

2）创造想象：是不依据现成的描述和图示，独立地创造出新形象的过程。如，科学家在头脑中形成新假设，建筑师在头脑中酝酿建筑结构的过程。创造想象是人创造活动的必要组成部分。

3）幻想：是与人的愿望相联系并指向未来的想象。例如，人们幻想在海底建立海底城市等。它是创造想象的一种特殊形式。根据与现实的关系及实现的可能性的大小，幻想又可分为理想和空想。符合事物发展的客观规律并能够实现的幻想是理想。违背事物发展的客观规律，不能够实现的幻想是空想。

（六）注意

1．注意的概念　注意是心理活动或意识活动对一定对象的指向和集中。指向性和集中性是注意的基本特征。所谓指向性，是指由于感觉器官容量的限制，人不可能在某一时刻同时注意到所有的事物，接收到所有的信息，只能选择一定的对象做出反映，这样才能保证知觉的精确性。就像满天星斗，我们要想看清楚，就只能朝向个别方位或某个星座。人的内在心理活动和机体状态也可以成为注意的对象，感觉到机体的病痛，意识到自身情绪的变化和意志坚持的程度，都是注意指向内部对象的体现。所谓集中性是指心理活动停留在被选择对象上的强度或紧张度。它使心理活动离开一切无关的事物抑制多余的活动，保证注意的清晰、完善和深刻。比如，当我们集中注意去读一本书的时候，对旁边的人声、鸟语或音乐声就无暇顾及，或者有意不去关注它们。

注意总是和心理过程紧密联系着，如“注意看”、“注意听”、“注意思考”等。离开了心理过程也就不存在注意的现象了，平常我们所说的“注意”，实际上是省略了看、听、想等这些心理过程。所以说，注意不是一个独立的心理过程，它并不反映任何事物，也不反映事物的任何属性，注意只是心理过程的一种状态。

2．注意的功能　注意对人类生活的意义是十分重要的，它对人们的一切活动起着积极的维持和组织作用。注意是一种复杂的心理活动，一般来说有以下三种功能。

（1）选择功能：注意能使心理活动选择有意义的、符合需要的、与当前活动任务相一致的各种刺激。如果心理活动没有注意的选择功能，就不可能将有关的信息检索出来，意识会处于一片混沌状态。

（2）保持功能：注意可以使其对象的映象和内容在意识中保持下来，直到完成活动为止。没有注意的保持功能，头脑中的信息会很快在意识中消失，智力操作就不可能完成。

（3）调节和监督的功能：注意能使人调节和控制自己的心理过程，监督所从事的活动，使其朝着一定的方向和目标进行。

3．注意的种类

（1）无意注意：又称不随意注意，是没有预定目的，不需要意志努力就能维持的注意。就是我们经常说的不经意。例如开会时忽然有人推门进来，大家都不由自主地转过头去看他，这就是无意注意。强度大的、对比鲜明的、突然出现的、变化运动的、新颖的、感兴趣的、有价值的刺激容易引起无意注意。

（2）有意注意：又叫随意注意，是有预定目的，需要付出一定意志努力才能维持的注意。上课认真听讲，下课专心复习，心无旁骛，聚精会神，这都是意志努力的结果，都是有意注意。有意注意是在无意注意的基础上发展起来的，是人所特有的一种心理现象，它能保证较高的学习和工作效率。

（3）有意后注意：又叫随意后注意，是一种既有预定目的，又不需要意志努力的注意。刚学骑自行车时，注意力高度集中，这是有意注意。学会以后，每天骑车上班，渐渐地骑车就成了熟练的技能，这时骑自行车就成了有意后注意。有意后注意是在有意注意的基础上发展起来的一种高级状态的注意，这种注意兼有前两种注意的部分特点，它是从事创造性活动的必要条件。

4. 注意的品质

(1) 注意广度：又称注意范围，是指在同一时间内，一个人所能知觉到的对象的数量。注意广度也表明知觉的范围。注意广度越大，知觉的对象就越多，反之，则越少。

(2) 注意稳定性：是指对选择的对象注意能稳定地保持多长时间的特性。一个人在长时间地注意一个对象的过程中，感受性也会发生周期性地增强和减弱的变化现象，叫做注意的起伏。例如，把一只机械表放在刚刚能听到滴答声的地方，集中注意认真听，你会发现，声音听起来时而强、时而弱，表现出周期性的起伏变化。

(3) 注意转移：是指人能根据任务的变化，主动地把注意从一个对象转移到另一个对象上的现象。一个训练有素的飞行员在起飞和降落的 5 ～ 6 分钟内，注意转移多达 200 余次。注意转移的速度和质量，取决于前后两种活动的性质和个体对这两种活动的态度，也受个性特征的影响。

(4) 注意分配：是指在同一时间内把注意指向不同的对象或活动。如边吃饭边看电视。注意分配是有条件的，所从事的活动中必须有一些是非常熟练的。如写字得心应手后，才能边听讲边记笔记。所从事的几种活动应该有内在的联系。如自弹自唱的只能是同一曲调。两种活动不能在同一感觉道，不能用同一种心理操作来完成。如，一手画圆一手画方，画出来的一般既不圆也不方。

考点： 注意的品质

二、情绪与情感过程

案例

钉　子

有一个男孩有着很坏的脾气，于是他的父亲就给了他一袋钉子，并且告诉他，每当他发脾气的时候就钉一根钉子在后院的围篱上。第一天，这个男孩钉下了 37 根钉子。慢慢地他每天钉钉子的数量减少了。他发现控制自己的脾气要比钉下那些钉子来得容易些。终于有一天这个男孩再也不会失去耐性乱发脾气了，他告诉他的父亲这件事，父亲告诉他，现在开始每当他能控制自己的脾气的时候，就拔出一根钉子。一天天过去了，最后男孩告诉他的父亲，他终于把所有钉子都拔出来了。父亲握着他的手来到后院说：你做得很好，我的好孩子。但是看看那些围篱上的洞，这些围篱将永远不能回复成从前的样子。你生气的时候说的话将像这些钉子一样留下疤痕。如果你拿刀子捅别人一刀，不管你说了多少次对不起，那个伤口将永远存在。话语的伤痛就像真实的伤痛一样令人无法承受。

思考：这个案例给我们带来了哪些启示？

(一) 情绪与情感概述

1. 情绪与情感的含义　“人非草木，孰能无情”，人在认识周围世界的同时，会产生喜与悲、乐与苦、爱与恨等主观体验。情绪与情感是人对客观事物是否符合自身需要而产生的态度体验。这一概念包括三层含义。首先，客观事物是产生情绪、情感的来源。它包括发生在主体周围的人或事，也包括主体自身的生理状态等。其次，情绪、情感的产生是以客观事物是否满足主体的需要为中介的。当客观事物满足了自身的需要时，就会产生快乐、满意等积极肯定的情绪、情感；反之，则会产生苦闷、不满、憎恨等消极否定的情绪、情感；当客观事物只能部分满足需要时，就会出现喜忧参半、百感交集、啼笑皆非等多种情绪、情感交织的情况。再次，情绪、情感是一种主观的态度体验，即大脑的一种感受状态。这些主观体验只有个人内心才能真正感受到或意识到，如我知道"我很高兴"，我意识到"我很痛苦"，我感受到"我很内疚"等。

考点：情绪与情感的概念

2．情绪、情感的联系和区别　情绪和情感紧密联系，彼此依存。情感在情绪的基础上形成，通过情绪反应得以表达，离开情绪的情感是不存在的。情绪的变化反映了情感的深度，而且在情绪变化的过程中，常常饱含着情感。情绪、情感的区别表现在以下三个方面。

（1）从需要的角度看差异：情绪更多地与人的物质或生理需要相联系。如由于饮食需要满足与否而感到满意或不满意、在危及生命时所产生的恐惧等。而情感更多地与人的精神或社会需要相联系。如友谊感的产生是由于交往的需要得到了满足，当人们获得成功时会产生成就感。友谊感和成就感就是情感。

（2）从发生早晚的角度看差异：情绪产生早，人出生时就有情绪反应。情绪是人与动物所共有的。情感产生晚，人刚出生时是没有诸如道德感、成就感和美感等情感的，这些情感是随着人的社会化过程而逐渐形成的。情感是人类所特有的高级心理现象。

（3）从反映特点看差异：情绪具有情境性、激动性、暂时性、冲动性与外显性，它往往随着情境的改变或需要的满足而减弱或消失。情感则具有稳定性、深刻性、持久性与内隐性，是对人对事稳定态度的反映。如长辈对下一代深沉的爱体现了情感的多种特性。

3．情绪情感的生理变化和外部表现

（1）生理唤醒：情绪和情感反应会引起一定的生理上的变化，包括心率、血压、呼吸和血管容积上的变化。如激动时血压升高；愤怒时浑身发抖；紧张时心跳加快；害羞时满脸通红等。这些生理反应常常是伴随不同情绪产生的，是通过内分泌腺的作用实现的。

（2）外部行为：在情绪产生时，人们会出现相应的身体姿态和面部表情，就是情绪的外部行为。如悲伤时痛哭流涕；激动时手舞足蹈；高兴时开怀大笑；不好意思时手足无措。它经常成为人们判断和推测情绪的外部指标。但由于人类心理的复杂性，有时人们的外部行为会出现与主观体验不一致的现象。比如在一大群人面前演讲时，尽管内心非常紧张，还要表现得镇定自若。

（二）情绪与情感的种类

1．情绪的基本形式　快乐、愤怒、悲哀和恐惧是人类情绪的基本形式，又叫原始情绪。在这四种基本情绪之上，可以派生出众多的复合情绪，如厌恶、羞耻、悔恨、抑郁、嫉妒、喜欢、同情、敌意、焦虑等。

2．情绪状态　情绪状态是指在某种事件或情境的影响下，在一定时间内所产生的某种情绪。根据情绪发生的强度、紧张度及持续时间的长短，可以将情绪状态分为心境、激情和应激三种。

（1）心境：是一种微弱、持久而又具有弥漫性的情绪体验状态，通常叫做心情。心境并不是关于某一事件的特定体验，而是一定时间内的情绪基调。它成为人们内心世界的背景，每时每刻发生的心理事件都受这一情绪背景的影响。良好的心境可使人精神振奋，效率提高，对未来充满信心，有益健康；不良的心境使人意志消沉，降低效率，悲观失望，有损健康。心境所持续的时间短的只有几小时，长的可到几周、几个月，甚至更长的时间。一种心境的持续时间依赖于引起心境的客观事件和主体的人格特征。心境往往由对人有重要意义的事件引起，但人们并不见得能意识到引起某种心境的原因，而这种原因肯定是存在的。

（2）激情：是一种爆发性的、短暂的、比较猛烈的情绪状态。这种情绪状态具有明显的生理反应和外部行为表现。激情往往由重大的、突如其来的事件或激烈的意向冲突引起。激情既有积极的，也有消极的。在激情状态下，人能做出平时做不出来的事情，发挥出自己意想不到的潜能；但也往往出现“意识狭窄”现象，即认识活动范围缩小，理智分析能力受到抑制，自我控制能力减弱，进而使人的行为失去控制，甚至做出不计后果的鲁莽之事。人应该注意控制自己的激情，学会做自己情绪的主人。

（3）应激：是出乎意料的紧迫与危险情境所引起的高度紧张的情绪状态。应激的最直接表现即精神紧张。当人们遇到某种意外危险或面临某种突然事变时，必须集中自己的智慧和经验，动员自己的全部力量，迅速做出选择，采取有效行动，此时人的身心处于高度紧张状态，即应激状态。

考点：情绪状态

3．社会性情感　人的社会性情感包括很多种，主要的有道德感、理智感和美感。此外还有宗教情感、母爱等。

（1）道德感：是根据一定的道德标准对人的思想、观念和行为做出评价时所产生的主观体验。是一种高级形式的社会情感。包括集体荣誉感、责任感等。

（2）理智感：是在智力活动过程中，认识和评价事物时所产生的情感体验。包括好奇心、求知欲和认知的兴趣等。理智感是在认识过程中产生和发展起来的，它反过来又推动人们去学习知识、认识事物发展规律和探求真理。

（3）美感：是根据一定的审美标准评价自然界、社会生活及文学艺术作品时所产生的情感体验。美感体验的强度受人的审美能力和知识经验的制约。人的审美标准既反映事物的客观属性，又受个人的认知和价值观念的影响。

（三）情绪与心身健康

1．情绪的功能

（1）适应功能：情绪是有机体生存、发展和适应环境的重要手段。婴儿正是通过情绪反应与成人交流，表达自己的各种需要和要求。他们饿时、渴时就哭，吃饱了、舒服了就笑。在日常生活中人们用微笑向对方表示友好，通过察言观色了解对方的情绪状态，以调整自己的行为，维护正常的人际关系。而恐惧情绪则使人回避危险，保证自身安全。可见，情绪可以使我们更好地适应环境的变化。

（2）组织功能：情绪和情感对其他心理活动具有组织的作用。正性情绪和情感对活动起协调和促进作用，充实人的体力和精力，提高工作效率；负性情绪和情感则起破坏、瓦解或阻碍的作用，降低人的体力和活力，影响工作效率。这种作用的大小还与情绪情感的强度有关，中等强度的愉快情绪和兴趣有利于认知操作，痛苦、恐惧等负性情绪则降低操作效果。

（3）信号功能：情绪和情感在人际间具有传递信息、沟通交流的功能。这种功能是通过情绪的外部表现，即表情来实现的。表情包括面部肌肉的运动、身体姿态、声调的变化等，表情既是思想的信号，又是言语交流的重要补充手段。有时有些不便“言传”的场合，人们可以通过表情而“意会”。从信息交流的发生上看，表情的交流比言语交流要早得多。

（4）调节功能：情绪可以调节社会交往和人际关系。情绪、情感是人与人之间交往联系的纽带，是评价和判断人际关系的主要指标。积极的情绪和情感带来良好的行为，有利于人际关系的融洽；消极的情绪和情感影响人与人之间的沟通和对信息的理解，甚至产生曲解，从而导致不良的行为，有碍于人际关系的融洽。在人际交往中，对自我情绪、情感的控制和调节，对他人情绪、情感的觉察和把握，有助于达到良好的人际沟通。情绪、情感在人际关系中具有非凡的力量。

知识链接

情　商

情商是情绪情感智慧的简称，也称情绪智商（EQ）。主要是指人在了解自我、管理自我、自我激励，识别他人的情绪以及处理人际关系等方面的能力。这一概念1990年被提出，但直至1995年，曾执教于哈佛的哈佛大学心理学博士，时任《纽约时报》科学记者的丹尼尔·戈尔曼出版了《情商：为什么情商比智商更重要》一书，才引起全球性的EQ研究与讨论。因此，丹尼尔·戈尔曼被誉为“情商之父”。情商水平的高低对一个人能否取得成功有着重大的影响作用，有时其作用甚至要超过智力水平。人与人之间的情商并无明显的先天差别，更多与后天的培养息息相关。

考点：情绪的功能

2．情绪与心身健康　有心理学家把情绪称为“生命的指挥棒”、“健康的寒暑表”。

（1）情绪对心理健康的影响主要有三个方面：首先，情绪会影响人的个性发展。长期生活在抑郁、焦虑或恐惧状态下的人性情古怪，情绪不稳，敏感多疑，人际交往能力差，易导致社会适应不良。其次，情绪会影响人们的认知与评价。比如人在处于消极情绪状态下，会降低对自我的评价，更易得出“我总是失败”或“我没有能力”等负性结论。最后，不良人格特征者在负性情绪长期作用下易患心理疾病。

（2）情绪对身体健康的影响也主要有三个方面：首先，情绪影响机体的免疫力。现代医学认为，良好的情绪可使机体生理机能处于最佳状态，使免疫抗病系统发挥最大效应，抗拒疾病的袭击。其次，情绪可以治疗或导致疾病。愉快喜悦等正性情绪可以加快伤口愈合，促进疾病痊愈。而在不良情绪的长期作用下，个体易患心身疾病。人在激动时皮肤会潮红发热，在紧张或愤怒时皮肤会苍白冰冷。人的情绪如果波动剧烈，还可导致皮肤过敏等。最后，情绪可以影响或改变内分泌和神经系统功能。经常紧张忙碌、不顺心容易出现神经衰弱、月经不调等神经内分泌系统失调的症状。

考点：情绪与健康的关系

（四）情绪的调节与控制

人不可能永远处在积极的情绪状态下，生活中既然有挫折，有烦恼，就会有消极的情绪。一个心理成熟的人，不是没有消极情绪的人，而是善于调节和控制自己情绪的人。

1．人际调节　与人分享快乐，快乐就会加倍；与人分担忧愁，忧愁就会减半。人际交往有助于我们释放压力，获得心理支持。另外，积极的心态还可以相互影响，当你经常与乐观的、幽默的人交往时，无论是注目倾听，还是交谈，都能分享到他们的欢乐。

2．认知调节　面对同一件事我们之所以会有不同的情绪反应，是我们的观点不同，对事情做出了不同的解释。所以通过改变我们的认知，可以改变我们的情绪。比如说为某件事而烦躁时，可以对该事情重新进行评价，换个角度看问题，就会有截然不同的心态。

3．意识调控　人在愤怒情绪即将暴发而失去理智时，如果马上自我提醒“别气、别急”，“急躁是无能的表现”，“别发火，发火会伤身体”；在焦虑、紧张时自我提醒“别怕、别慌”，则可以降低激情的强度，使之逐渐趋向平衡正常。

4．恰当的宣泄　从心理健康角度而言，宣泄可以消除因挫折而带来的精神压力。当心境不佳时，向信任的人倾诉自己的无助和不快，有助于保持心理平衡。哭泣、运动、书写、K 歌、劲舞、呼喊等都是常见的宣泄方式。

5．环境调节　当心情不好时多亲近大自然，青山绿水令你赏心悦目。登上高山，会顿感心胸开阔；放眼大海，会有超脱之感；走进森林，就会觉得一切都那么清新。优美的景色使人心情轻松愉悦。

6．放松训练　是指在舒适的体位和均匀缓慢呼吸的条件下，微闭双目，从头、手、躯干到脚放松全身肌肉，并体会放松后全身舒适的感觉，从而起到疏解情绪的作用。候诊、课间休息、考前几分钟等都可做放松训练。

7．用表情调节　心理学上有一个很重要的发现，愤怒或快乐的面部表情可以使个体产生相应的情绪体验。也就是说，要有愉快的情绪，先要有愉快的动作。所以当我们烦恼时，用微笑来调节自己的情绪可能是个很好的选择。

8．暂时回避　对于某些引起情绪的问题，如果既不能改变自己的观点，又不能解决问题，就可以先暂时避开问题，待情绪稳定时，再着手解决。有时问题会随着时间的推移而日渐淡化；有时解决方案会在做其他事情时不经意地找到。

考点：情绪调节的方法

案例

开学第一天，学生们就问古希腊大哲学家苏格拉底，“如何才能成为像他一样伟大的哲学家？”。苏格拉底没有直接回答，而是对学生们说：“今天咱们只学一件最简单也是最容易做的事儿。每人把胳膊尽量往前甩，然后再尽量往后甩。”说着，苏格拉底示范做了一遍。“从今天开始，每天做 300 下。大家能做到吗？”

学生们都笑了。这么简单的事，有什么做不到的？过了一个月，苏格拉底问学生们：“每天甩手 300 下，哪些同学坚持了？”有 90% 的同学骄傲地举起了手。

又过了一个月，苏格拉底又问，这回，坚持下来的学生只剩下八成。

一年过后，苏格拉底再一次问大家：“请告诉我，最简单的甩手运动，还有哪几位同学坚持了？”这时，整个教室里，只有一人举起了手。这个学生就是后来成为古希腊另一位大哲学家的柏拉图。他继承了苏格拉底的哲学思想并创建了自己的哲学体系，培养出了堪称西方孔夫子的大哲学家亚里士多德。

思考：这个故事给我们带来了哪些启示？

三、意志过程

（一）意志的概念

意志是有意识地确立目的，调节和支配行动，并通过克服困难和挫折，实现预定目的的心理过程。受意志支配的行动叫意志行动。

（二）意志行动的特征

并非人类的所有行动都属于意志行动。意志行动有以下三方面的特征。

1．意志行动有明确的预定目的　明确的目的性是意志行动的前提。并非所有的人类行为都是有预定目的的，那些本能的活动，下意识的动作，盲目的、偶发的行动都不属于意志行动。意志总是在有目的的行动中表现出来，如学生为掌握知识而努力学习，运动员为获得奥运奖牌而刻苦训练，科学家为攻克难关而废寝忘食等，都属于意志行动的范畴。

2．意志行动以随意动作为基础　随意动作是指可以由人的主观意识控制的，通常是一些已经熟练掌握了的动作，如看电视、吃东西等。意志行动就是以这些随意动作为基础，将其组合成为复杂的行动。运动员自如地运球上篮就是意志行动的展现。随意动作越熟练，掌握的程度越高，意志行动就越容易实现。所以，同样坐在钢琴前练习两小时，一个钢琴家要比一个初学弹琴的孩子更容易做到。

3．意志行动与克服困难相联系　克服困难是意志行动的核心特征。在实际生活中，不与克服困难相联系的行动，就不属于意志行动。个体的行动需要克服的困难越大，意志的特征就越鲜明。如没有双手的残疾人练习写字就是意志行动，其意志特征非常鲜明，因而残疾人往往具有多数健全人不具有的坚强意志。

（三）意志品质

1．意志的自觉性　意志的自觉性是指对行动的目的有明确的认识，能自觉地支配自己的行动，使之服从于活动目的的品质。自觉性是意志的首要品质，贯穿于意志行动的始终。具有自觉性品质的人，在对行为的目的深刻认识的基础上独立地判断，独立地采取和执行决定。与自觉性相反的是易受暗示性与独断性。易受暗示的人，行动缺乏主见，易受他人影响，盲从。独断的人则一意孤行，固执己见，盲目自信，武断行事。

2．意志的果断性　意志的果断性是指迅速地、不失时机地采取和执行决定方面的意志品质。遇到机会能当机立断。而当情况发生变化时，又能随机应变。有深入的思考，善于观察，能够抓得住机会。与果断性相反的意志品质是优柔寡断和草率决定。优柔寡断的人遇事犹豫不决，患得患失，顾虑重重；草率的人则相反，在没有辨明是非之前，不负责任地作出决断，仅凭一时冲动，不考虑后果全局。优柔寡断和草率决定都是意志薄弱的表现。

3．意志的坚韧性　意志的坚韧性是指坚持不懈地克服困难，永不退缩的品质，这种品质又叫毅力、坚持性或顽强性。这是最能体现人的意志的一种品质。所谓“锲而不舍，金石可镂”，就是意志坚韧性的表现。与坚韧性相反的意志品质是见异思迁和顽固执拗。有些人做事虎头蛇尾，知难而退，容易动摇，这是缺乏坚韧性的表现。还有些人表面看起来有坚韧性，但情况发生了变化还要墨守成规，一味钻牛角尖，这是执拗，是与坚韧性相违背的。

4．意志的自制性　意志的自制性是指善于管理和控制自己情绪和行动的能力，又叫自制力或意志力。自制性强的人，不受无关因素的干扰，能控制自己的情绪，坚持完成意志行动，同时能制止自身不利于达到目的的行动。与自制性相反的意志品质是任性和怯懦。任性的人自我约束力差，做事仅凭兴趣，不能有效地调节和控制自己的情绪和行为。怯懦的人胆小怕事，遇到困难或情况突变时惊慌失措，畏缩不前。

知识链接

逆　商

逆商是逆境商数（AQ）的简称。主要是指人们面对逆境时的反应方式，即面对挫折、摆脱困境和超越困难的能力。逆商概念由美国职业培训师保罗·斯托茨提出，是除了智商、情商外，近年来又流行一个新概念。IQ、EQ、AQ 并称 3Q，成为人们获得成功必备的不二法宝。有专家甚至断言，100% 的成功 =20% 的 IQ+80% 的 EQ 和 AQ。在智商、情商都跟别人相差不大的情况下，逆商对一个人的事业成功起着决定性的作用。高 AQ 是可以培养的，并且最好是从小培养，所以现在许多教育机构都在提倡挫折教育。

考点： 意志品质

第二节　人　格

案例

有个 10 岁的男孩，不小心把自家的花瓶打碎了。他母亲走过来，不问青红皂白将他一顿猛打。这个男孩长大后，畏首畏尾一事无成。母亲晚年叹息说：为什么人家养的孩子都有出息呢？有个 10 岁的男孩，不小心把自家的花瓶打碎了。他母亲走过来，哈哈大笑，说“只要我儿子高兴，打碎一个小小的花瓶算得了什么呢？”这个男孩后来败光了万贯家业。有个 10 岁的男孩，不小心把自家的花瓶打碎了。他母亲走过来对男孩说：为何不从打碎的花瓶中得到启示呢？男孩开始关注和思考打碎了的东西。有一天终于发现无论是大碎片与中碎片，还是中碎片与小碎片的重量比都是 16∶1，后来他把这一发现应用于恢复陨石和文物全貌，他就是科学家雅各布·博尔。有个 8 岁的男孩，不小心把姑妈家的花瓶打碎了。母亲知道儿子撒谎后，鼓励他做一个诚实的敢于负责的孩子，这个孩子后来成为了革命导师——列宁。

思考：通过对这则故事的思考我们得到哪些启示?

一、概述

（一）人格的概念和特征

1．人格的概念　在现实生活中，有人冲动莽撞，有人则谨慎细致；有人泼辣开朗，有人则性情温柔；有人主观武断，有人则谦让依赖……所有这些心理差异都是人格差异的表现。

人格是指一个人整个的精神面貌。是构成一个人的思想、情感和行为的特有统和模式，这个独特模式包含了一个人区别于他人的稳定而统一的心理品质。

2．人格的特征

(1) 独特性：每一个人由于遗传素质、所处的环境和教育等因素都不尽相同，因而各人都有自己独特的心理特点，“人心不同，各如其面”，这句俗语为人格的独特性作了最好的诠释。另一方面，生活在同一社会群体中的人，也会有一些相同的人格特征。人格特征的独特性和共同性的关系就是个性与共性的关系。

(2) 整体性：人格是由多种成分构成的有机整体，具有内在的一致性，受自我意识的调控。人格的整体性是心理健康的重要指标。当一个人人格结构的各方面彼此协调一致时，就会呈现出健康的人格特征；否则，就会产生心理冲突，出现适应困难，甚至“人格分裂”。

(3) 稳定性：人的某种人格特点一旦形成，就相对稳定下来了。“江山易改，禀性难移”即指人格具有稳定性。那些在行为中偶然表现出来的，属于一时性的心理特性不能称其为人格特征。例如，性格内向的人因为喝了些酒比较兴奋，一时话多了点，并不表明这个人具有活泼外向的人格特点。当然，人格的稳定性并不是说它在人的一生中是一成不变的，随着生理的成熟和环境的变化，人格特征也会发生或多或少的变化。

(4) 功能性：外界环境的刺激是通过人格的中介才起作用的。同样面对挫折，性格坚强的人百折不挠，怯懦的人则一蹶不振。可见，人格对个人的行为具有调节的功能，一个人的行为总会打上他人格的烙印。所以，人格能决定一个人的生活方式，甚至能决定一个人的成败。

(5) 自然性和社会性的统一：心理是脑的机能，一个人人格的形成是以其神经系统的成熟为基础的。人格又是在一定的社会环境中形成的，一个人的人格必然会反映出他生活在其中的社会文化的特点及他受到的教育的影响，这说明了人格的社会制约性。所以，人格是人的自然性和社会性的统一。

考点：人格的概念与特征

(二) 人格的结构

人格的概念和个性的概念既有密切的联系，又有一定的区别。这种区别反映了心理学家对人格概念理解上的差异。前苏联心理学界常用个性这个概念，它强调个体之间的差异，认为个性是一个人不同于他人的心理特点的综合。西方心理学界常用人格这个概念，把人格看做是个性中除能力以外的其他部分。本书在分析人格构成的时候，基本上把人格等同于个性。

人格是一个复杂的结构系统，它由人格心理特征、人格倾向性和自我意识三部分组成。

1．人格心理特征　是指个体在心理活动中表现出来的比较稳定的心理特点。包括能力、气质和性格。

2．人格倾向性　它是决定人对客观事物的态度和行为的基本动力。是人格中最活跃的因素。主要包括需要、动机、兴趣、理想、信念和世界观等。

3．自我意识　是指个体对自己作为客体存在的各方面的意识。包括自我认识、自我体验和自我调控三种心理成分。

(三) 人格形成的影响因素

人格是在个体生物遗传的基础上，在一定社会环境的影响下，通过实践活动逐渐形成和发展起来的。

1．生物因素　生物因素是人格形成和发展的自然基础。包括遗传、神经系统的特性、体态容貌等。

遗传因素影响人格。遗传因素对人格各部分的作用不尽相同，通常对气质和智力的影响大些，而对理想、信念、世界观的影响小些。神经系统的特性、高级神经活动类型、内分泌系统激素水平的不同，形成了各不相同的人格特点。体态容貌也影响人格的形成和发展。有些人因容貌出众而自负，有些人因先天不足而自卑。生物因素只为人格的形成和发展提供了一种可能性，不能决定人格的发展。

2．环境因素　环境因素决定了人格的后天发展，包括家庭、学校和社会文化环境等。

首先是家庭影响，包括教养方式、言行榜样、家庭经济条件和社会地位以及家庭氛围的影响。家庭是“人类性格的加工厂”，它塑造了人们不同的人格特质。其中家庭教养方式的影响尤为重要。父母按照自己的意愿和方式教育孩子，使他们逐渐形成某些人格特质。民主型教养方式能使孩子形成活泼、快乐、直爽、自立、彬彬有礼、善于交往、富于合作、思想活跃等积极的人格品质。

其次是学校的影响，包括教师的管教方式、师生关系、班集体氛围以及教学内容等。学校教育对人格的形成和发展有着深刻的影响，其中管教方式的影响尤为深刻。民主的管教方式有助于形成情绪稳定、积极、友好的人格特征。

再次，社会文化环境也是影响人格形成和发展的重要因素。如电视、电影和文艺读物等潜移默化的影响也是十分明显的。

3．实践活动　个人从事的实践活动，是影响人格形成和发展的又一大要素。如登山活动锻炼人的顽强性，救护活动锻炼人的机敏性。人反复地从事某项实践活动，扮演与这一活动相适应的角色，久而久之，便形成和发展了这一活动所必需的人格特点。

4．自我教育　人在接受环境影响的同时，个人的主观能动性也起着积极的作用。一个人从环境接受什么，拒绝什么，希望成为什么样的人，不希望成为什么样的人，是有一定的自主权的，是可以进行选择的。从某种意义上说，人格也是自己塑造的。

考点: 人格形成的影响因素

二、人格心理特征

（一）能力

1．能力的概念　能力是顺利、有效地完成某种活动所必须具备的心理条件，是一种心理特征。能力与活动紧密联系。一方面，人的能力在活动中形成、发展和表现出来；另一方面，完成某种活动又必须以一定的能力为前提。

2．能力的分类

（1）按照能力发展的高低程度可把能力分为能力、才能和天才：顺利完成某种活动所需要的心理条件是能力；多种能力的有机结合称为才能；一个人不仅具有才能，而且能力所需要的各种心理条件达到了完美的结合，又对人类作出了杰出的贡献称为天才。天才往往结合着多种高度发展的能力。

（2）按能力的结构可把能力分为一般能力和特殊能力：一般能力是指完成各种活动都必须具有的最基本的心理条件。如观察力、记忆力、抽象概括力、想象力、创造力等。智力是一般能力的综合。抽象概括力是智力的核心。特殊能力是指从事某种专业活动或某种特殊领域的活动所表现出来的那种能力，如画家的色彩鉴别力、形象记忆力等。

(3) 按能力所涉及的领域可把能力分为认知能力、操作能力和社会交往能力：认知能力是获取知识的能力；操作能力是支配自己的肢体完成某种活动的能力，如体育运动、实验操作等能力；社交能力是在社会交往活动中表现出来的能力，如判别决策的能力、协调人际关系的能力等。

(4) 按创造程度可把能力分为模仿能力、再造能力和创造能力：模仿能力是指仿效他人的言谈举止而做出与之相似的行为的能力；再造能力是指遵循现成的模式或程序掌握知识技能的能力；创造能力是指不依据现成的模式或程序，独立地掌握知识和技能，发现新的规律，创造新的方法的能力。

3．能力与智力的关系　能力和智力是有区别的，智力属于认识活动的范畴，而能力则属于实践活动的范畴。它们又有着密切的联系，发展智力有助于能力的提高，培养能力也有助于智力的发展。智力为能力的发展奠定了基础，提供了可能，但高智力不等于一定能发展出高能力，高智力低能力即所谓的高分低能的情况是存在的，而低智力也无法发展出高能力。

知识链接

流体能力和晶体能力

根据能力在人的一生中的不同发展趋势以及能力和先天禀赋与社会文化因素的关系，可把能力分为流体能力和晶体能力。流体能力（流体智力）指在信息加工和问题解决过程中所表现出来的能力。如对关系的认识，类比、演绎推理能力，形成抽象概念的能力等。它较少地依赖于文化和知识的内容，而决定于个人的禀赋。流体能力的发展 20 岁达到顶峰，30 岁以后开始下降。流体能力属于人类的基本能力，其个体差异受教育文化的影响较少。晶体能力（晶体智力）指获得语言、数学等知识的能力，它决定于后天的学习，与社会文化有密切的关系。晶体能力在人的一生中一直在发展，只是到 25 岁以后，发展的速度渐趋平缓。晶体能力的发展依赖于流体能力。

4．能力的形成和发展　能力的形成和发展是许多因素共同作用的结果，这些因素在不同时期起着不同的作用。

(1) 遗传因素：主要指的是一个人的素质或叫天赋，即一个人生来具有的解剖生理特点，包括感觉器官、运动器官以及神经系统的构造和机能特点。身体素质只是为能力的发展提供了自然基础和前提，身体素质不等于能力本身。能力是不可能直接通过生物学的方式遗传给后代的。

斯坦福大学的特曼教授对智力超常者 40 年的追踪研究表明，天资优秀的儿童其身心发展优于一般儿童。而且，他们的子女的智商也比一般人高，在他们的 1571 名子女中，平均智商为 130，最高者竟达 200。这说明了遗传的某种作用。

(2) 环境和教育的因素：遗传决定了能力发展可能的范围或限度，环境则决定了在遗传决定的范围内能力发展的具体程度。研究表明，遗传潜势不同的人，在不同的环境中，其能力发展会有所不同。遗传潜势较好的人，能力发展可塑的范围大，环境的影响也大。例如，在环境差的条件下，他们的智商发展可能只有 110 ～ 120；而在良好的环境条件下，他们的智商可能发展到140左右。遗传潜势差的人，他的遗传条件限制了其智力发展的可能，环境能够起到的作用也比较小。

环境包括儿童正常发育的条件、家庭、学校以及他所处的社会环境等。

儿童正常发育的基本条件是营养。儿童身体的各个器官和神经系统都处在不断成长的过程中，产前和出生后如果缺乏营养，必将影响身体器官和脑的发育，也必将影响智力的正常发展。疾病和药物也是影响儿童发育的重要因素。如果母亲怀孕期间患病和服用药物，也会对胎儿造成不同程度的损害。

环境因素还包括环境的刺激，如母亲对孩子科学的哺育和爱抚，家人和其他人，特别是母亲与孩子的交往，适宜的玩具和丰富变化的环境等都对儿童智力的发展有重要的影响。

学校教育是对儿童进行的有计划、有组织的影响，这种影响不仅是让儿童掌握知识和技能，而且还发展了儿童的能力，培养他们的健全的人格。外界的条件是通过儿童自身的活动才发生作用的，因此，儿童的人格，他的意志品质，他对知识的兴趣，以及他的主观努力，都会影响到他的能力的发展。

发达的社会经济条件，丰富的社会文化生活是能力发展的肥沃土壤，和谐的家庭氛围是能力发展的基石，而教育则是能力发展的关键。

考点：能力的形成和发展

（二）气质

1．气质的概念　气质是表现在心理活动的强度、速度、稳定性与指向性等方面动力性质的心理特征。即我们日常生活中所说的脾气、秉性或性情。人的气质差异是先天形成的，受神经系统活动过程的特性所制约。有的人生来好动，有的人生来好静；有的人脾气温和，有的人性情暴躁；有的人动作麻利，有的人行动缓慢等，以上的区别就是气质的区别。

考点：气质的概念

2．气质的类型　古代西方“医学之父”希波克拉底根据临床实践的经验，把人以哪种体液为主划分为黄胆汁、血液、黏液和黑胆汁四种体液类型。500年之后被正式命名为四种气质类型，即黄胆汁被称为胆汁质，血液被称为多血质，黏液被称为黏液质，黑胆汁被称为抑郁质。

巴甫洛夫通过对动物进行的条件反射实验的研究，提出了高级神经活动学说。他的学生又运用条件反射的方法在人身上做了大量印证性实验，证明这一学说也适用于人。并且发现人只存在四种最基本的高级神经活动类型，即兴奋型、活泼型、安静型和抑制型。这四种高级神经活动类型恰好与希波克拉底的四种气质类型一一对应，可以说高级神经活动类型学说为气质类型学说奠定了生理基础，提供了科学依据（表2-1）。

真正属于典型气质类型的人并不太多，大多数人是中间型或倾向于某种气质类型，或不典型的某种气质类型。

考点：气质类型

3．气质的意义　气质主要表现为心理活动的动力和方式，而不涉及其方向和内容。因此就一个人活动的社会价值和成就来说，气质无好坏之分。任何气质都有其积极方面和消极方面，任何气质类型的人都可以在事业上获得成功。

表 2-1 气质类型、高级神经活动类型、特性及行为特征

气质类型	高级神经活动类型与特征	行为特征
胆汁质	兴奋型 强、不平衡、灵活 感受性低而耐受性高	反应敏捷，精力旺盛，动作迅速有力，外倾明显，态度直率，热情，但由于心境变化剧烈，又容易意志消沉，性情急躁，易冲动，不易自制，情绪体验强烈且外露
多血质	活泼型 强、平衡、灵活 感受性低而耐受性高	喜交际，善言语，活泼好动，外倾，情绪稳定，适应性强，可塑性强，敏捷而不持久，热情易消退，注意易转移，兴趣易变化，情绪体验不深刻且外露
黏液质	安静型 强、平衡、不灵活 感受性低而耐受性高	安静沉着，注意集中，自制力强，内倾，情绪稳定，善于忍耐，可塑性差，做事有条不紊但容易循规蹈矩，因循守旧，情绪反应慢且持久而不外露
抑郁质	抑制型 弱、不灵活 感受性高而耐受性低	做事认真仔细，善观察小事细节，内倾明显，敏感怯懦，易伤感，孤僻，多愁善感，不善与人交往，反应迟缓，行为刻板，情绪体验深刻、持久且不易外露

气质类型能影响工作的效率，在特定的条件下，选择气质特征合适的人员从事某项工作，可提高工作效率，减少失误。这对于职业选择和工作调配等具有一定的意义。

不同的气质类型对人的心身健康有不同的影响。情绪不稳定、易伤感、过分性急、冲动等特征不利于心理健康，有些可成为心身疾病的易感素质。

考点：气质的意义

（三）性格

1．性格的概念　性格是一个人在对现实的稳定的态度和习惯化了的行为方式中表现出来的人格特征。性格是一种与社会相关最为密切的人格特征，性格主要体现在对自己、对别人、对事物的态度和所采取的言行上。它受社会文化的影响，有明显的社会道德评价的意义，直接反映了一个人的道德风貌。

考点：性格的概念

2．性格的特征　性格是一个复杂而完整的系统，它包含着各个侧面，具有各种不同的特征。从性格的组成结构来分析，又可以把性格分为态度特征、意志特征、情绪特征和理智特征四个组成成分。

（1）性格的态度特征：是指个体在处理社会各方面的关系时表现出来的一般特征，即他对社会、对集体、对工作、对学习、对劳动、对他人以及对待自己的态度的性格特征。性格的态度特征，好的表现是热爱集体、关心社会、乐于助人、严于律己、认真负责、谦虚谨慎等；不好的表现是为人冷漠、拈轻怕重、懒惰挥霍、敷衍了事、因循守旧、狂妄自大等。

（2）性格的意志特征：是指一个人在自觉调节自己行为的方式和水平上表现出来的心理特征。按照意志的品质，良好的意志特征是独立、果断、坚忍不拔、有毅力、自制力强；不良的意志特征是冲动、优柔寡断、放任自流、固执己见、怯懦、虎头蛇尾等。

（3）性格的情绪特征：是指一个人在情绪活动中经常表现出来的强度、稳定性、持久性以及主导心境方面的特征。良好的情绪特征是善于控制自己的情绪，情绪稳定，常常处于积极乐观的心境状态；不良的情绪特征是情绪波动明显，而且对身体、工作或学习的影响较大，易受外界影响，心境容易消极悲观。

（4）性格的理智特征：是指个体在认知活动中表现出来的心理特征。在感知方面，有主动观察型与被动观察型之分。在想象方面，有主动想象和被动想象之分。在记忆方面，有善于形象记忆与善于抽象记忆之分。在思维方面，也有独立思考与依赖他人之分；有深刻与肤浅之分等。

以上性格结构的四个方面不是孤立存在的，它们相互联系，相互影响，构成一个统一体。要了解一个人，就应对性格的各个方面作全面分析，其中性格的态度特征和意志特征在性格结构中占主导地位。

考点：性格的特征

3．性格的意义

性格的差异是个体之间人格差异的核心；性格的可塑性较大，性格是在后天社会环境中逐渐形成的，更多地体现了人格的社会属性，环境对性格的塑造作用较为明显；性格在社会评价上有好坏善恶之分，体现了一个人的道德风貌，受人的世界观、人生观和价值观的影响，如有的人大公无私，有的人自私自利。

考点：性格的意义

三、人格倾向性

（一）需要

1．需要的概念　人对其自身与外部生活条件有各种各样的要求，如对空气、食物、水、阳光等自然条件的依赖，对交往、劳动、学习、运动等社会条件的需求。这种需求反映在个人的头脑中就形成了需要。需要是有机体内部的一种不平衡状态，表现为有机体对内外环境条件的欲求。

需要激发人去行动，并使人朝着一定的方向去追求，以求得到自身的满足。当原有的需要获得满足后，人和周围现实的关系就发生了变化，又会产生新的需要，需要是永远也不会彻底满足的。正因为如此，需要才能成为推动有机体活动的动力和源泉。

2．需要的分类

（1）按照起源不同把需要分为生理需要和社会需要：生理需要是为保存和维持有机体生命和种族延续所必需的需要，如对饮食、睡眠等的需要。社会需要是反映社会要求而产生的需要，如求知、交往等的需要。社会需要是人所独有的，生理需要是人与动物共有的。

（2）按照对象不同把需要分为物质需要和精神需要：物质需要是指人对物质对象的需求，包括对衣、食、住有关物品的需要。精神需要是对各种社会精神产品的需要，如对知识、文化艺术等的需要。

3．需要层次理论　美国著名的人本主义心理学家马斯洛提出了需要层次理论，他认为人的需要由低级到高级可以分为五个层次（图 2-7）。

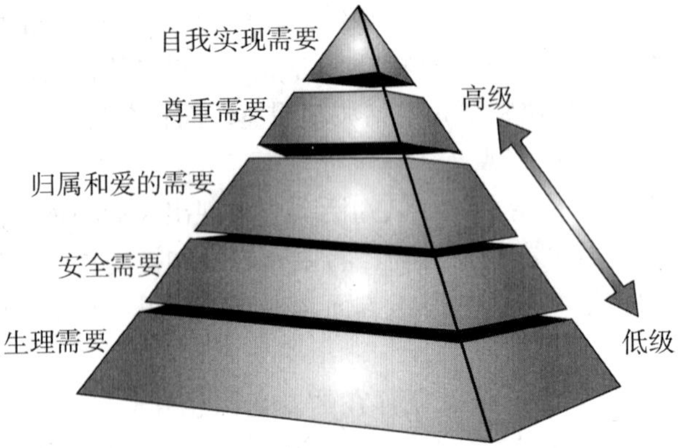

图 2-7　马斯洛的需要层次理论

（1）生理需要：是维持人类自身生存和种系发展的需要，是人类最原始、最基本的需要，在一切需要中它是最优先的。如食物、水、阳光、空气、性的需要。

（2）安全需要：是人对生命财产的安全、秩序、稳定，以及免遭痛苦、威胁或疾病等的需要，它是在生理需要满足的基础上产生的。这种需要得不到满足，人就会感到焦虑和恐惧。安全的需要表现为人人都希望摆脱失业的威胁，解除对年老、生病、职业危害、意外事故等的担心，以及希望摆脱严厉的监督和避免不公正的待遇等等。

（3）归属和爱的需要：是在生理和安全需要满足的基础上产生的更细致、更难以捉摸的需要，主要包括社交的需要、归属的需要以及对友谊、情感和爱的需要。人们通常都希望得到别人的理解和支持，希望同伴、同事之间关系融洽，保持友谊与忠诚，希望得到信任和爱情等。另外，人们在归属感的支配下，希望自己隶属于某个集团或群体，希望自己成为其中的一员并得到关心和照顾，从而使自己不至于感到孤独。

（4）尊重的需要：是希望有稳定的地位，得到他人高度评价，受到他人尊重并尊重他人的需要。这种需要得到满足会使人体验到自己的力量和价值，增强他的自信。这种需要得不到满足会使人感到沮丧和自卑。尊重的需要很少能够得到完全的满足，但基本上的满足就可产生推动力。

（5）自我实现的需要：是指人希望最大限度发挥自己的潜能，不断完善自己，完成与自己能力相称的一切事情，实现自己理想的需要，也是人类最高层次的需要。自我实现的目标往往因人而异，而且达成自我实现的途径和方式也各不相同。

马斯洛认为，层次越低的需要出现得越早，层次越高的需要出现得越晚。只有当较低层次的需要相对满足之后，较高层次的需要才能出现。当所有较低层次的需要都得到持续不断地满足时，人才受到自我实现需要的支配。能够自我实现的人只能是少数。

人的需要是复杂的，会有这样的人，在其温饱尚未解决的情况下，却一味地追求个人价值的实现。对于这种特别的情况，就要具体问题具体分析，而不要盲目照搬该理论。

考点：马斯洛的需要层次理论

（二）动机

1．动机的概念　动机是指激发和维持个体活动，使活动朝向一定目标，以满足个体某种需要的内部动力。动机不能进行直接的观察，但可根据个体的外部行为表现加以推断。

动机和行为之间有着复杂的关系，同一行为可以由不同的动机引起；不同的活动也可由相同的或相似的动机引起。

2．动机的种类

（1）按照需要产生的根源把动机划分为生理性动机和社会性动机：由有机体的生理需要产生的动机称为生理性动机，这种动机又叫驱力或内驱力，如吃饭、穿衣、休息、性欲等的动机。以人类的社会文化需要为基础而产生的动机属于社会性动机，如交往的需要引起交往动机。兴趣、爱好等都是人的社会性动机。

（2）按照是否能意识到自己活动的动机把动机分为有意识动机和无意识动机：能意识到自己活动目的的动机称为有意识动机；没有意识到或没有清楚地意识到的动机称为无意识动机。心理学上的许多体系假设心理结构中存在一个无意识的部分，虽在当时不可觉察，但却对行为有明显影响。定势往往是一种无意识动机。

（3）根据动机的引发原因把动机分为内在动机和外在动机：由个体内在需要引起的动机称为内在动机。在外部环境影响下产生的动机称为外在动机。由于认识到学习的重要意义而努力学习的动机是内在动机。

3．动机冲突

（1）双趋式冲突：两种对个体都具有吸引力的需要目标同时出现，但不能同时兼顾时所表现的动机冲突叫双趋式冲突。如“鱼与熊掌不可兼得”。

（2）双避式冲突：必须在希望回避的两种事物间回避一种时所表现的矛盾冲突就是双避式冲突。如“前怕狼，后怕虎”或“前有悬崖，后有追兵”的情形。

（3）趋避式冲突：是指个体对于某一目标同时具有趋近和逃避的矛盾心态所表现的动机冲突。如想吃糖又怕胖；大学生既想担任学生干部使自己得到实际锻炼，又怕占时太多，影响学习。

（4）双（多）重趋避式冲突：有两（多）个目标，每个目标对自己既有利又有弊，反复权衡拿不定主意时的矛盾心情就是双（多）重趋避式冲突。如两种工作的选择：一种收入高但很辛苦，另一种收入低但很轻松；肿瘤患者治疗方案的选择：手术疗效快但风险大，保守治疗疗效不显著但风险小。

考点：动机冲突

（三）兴趣

1．兴趣的概念　兴趣是力求认识、探究某种事物及爱好某项活动的心理倾向。它以需要为基础，是推动人认识事物，探求真理的重要动机。当兴趣发展到从事某种确定活动的倾向时，就成了爱好。培养良好的兴趣和爱好是推动人努力学习、积极工作的有效途径。

2．兴趣的分类

（1）根据兴趣的内容可分为物质兴趣和精神兴趣：物质兴趣主要指人们对舒适的物质生活的兴趣和追求；精神兴趣主要指人们对精神生活的兴趣和追求。

（2）根据兴趣产生的方式可分为直接兴趣和间接兴趣：直接兴趣是指对活动过程的兴趣；间接兴趣主要指对活动所产生的结果的兴趣。

（3）根据兴趣有无效能可分为积极兴趣和消极兴趣：积极兴趣是指那些有利于个体成长和发展的兴趣；消极兴趣是指那些不利于个体成长和发展的兴趣。

3．兴趣的品质

（1）兴趣的倾向性，即对什么发生兴趣。

（2）兴趣的广度，即兴趣范围的宽广程度。

（3）兴趣的稳定性，即兴趣持续时间的长短。

（4）兴趣的效能，即兴趣所产生的推动人的活动的力量。

（四）理想、信念、世界观

理想、信念、世界观是人的精神生活的最高层面，是人个性倾向的高级成分。

1．理想　理想是一个人对未来有可能实现的奋斗目标的向往和追求。它是以一定信念为基础的。

根据理想的内容，可将理想划分为社会理想和个人理想。社会理想是对美好的社会制度的追求和向往。个人理想是对个人未来的设想和希望，它包括生活理想、职业理想和自我理想。社会理想和个人理想是密切联系的。其中社会理想是理想的核心。

2．信念　信念是指一个人坚信某种观点的正确性，并支配自己行动的个性倾向。信念使人的行为具有明确的目的性，是一个人的精神支柱，信念一旦形成，就难以改变。信念与人的理想紧密联系，在信念的基础上才会进一步形成世界观。

3．世界观　世界观是一个人对整个世界的根本看法。包括自然观、社会观、人生观、价值观。一个人的世界观是否正确，将直接影响他的人生观和价值观。世界观是在需要、动机、兴趣、理想与信念的基础上通过人的活动形成的。它一旦形成，就对其他个性倾向性及一切心理活动具有调节作用，因此，它是个性倾向性的最高层次，在个体的心理活动中处于最高层面。

四、自我意识

（一）自我意识的概念

自我意识是人对自己以及对自己与他人的关系的认识。包括对自己的生理状况、心理倾向、个性心理特征和心理过程，以及自己与周围人们相处的关系，自己在集体中的位置与作用等的认识与评价。

自我意识在个体发展中有十分重要的作用。首先，自我意识大大地提高了人的认识功能，使人的认识活动更加自觉、合理和有效。其次，自我意识使人的感情世界更加丰富，逐渐产生了孤独、羞涩、苦闷、彷徨等新的情感。再次，自我意识大大地促进了人的意志的发展，是人的自觉性、自控力的前提，对自我教育有推动作用。最后，自我意识是道德的必要前提。一个人的自我意识里，包含了道德、信念以及责任、义务、使命、荣誉等价值观念的内容。

正是由于人具有自我意识，才能使人对自己的心理和行为进行控制和调节，使自己形成完整的个性。自我意识是人类特有的反映形式，是人的心理区别于动物心理的一大特征。

考点：自我意识的概念

（二）自我意识的结构

自我意识也叫自我认知或自我，是一种多维度、多层次的复杂心理现象，它由自我认识、自我体验和自我调控三种心理成分构成，即对应于心理活动的知、情、意三个过程。

1．自我认识　是对自己的洞察和理解。它包括自我感觉、自我概念、自我观察、自我分析和自我评价等。其中的自我评价是自我认识中的核心成分，是对自己能力、人格特征、行为等方面的评估。正确的自我评价是自我调节和人格完善的重要前提，它最能代表一个人自我认识的水平。

2．自我体验　是伴随自我认识而产生的内心体验，是自我意识在情感方面的表现。它包括自我感受、自尊、自卑、自信、自豪、自满、内疚、羞愧、责任感、义务感、优越感等。自我体验往往与自我评价有关，良好的自我体验有助于自我调控的发展。

3．自我调控　是自我意识的意志成分。是个人对自己的行为、活动和态度的调控。它包括自我检查、自我监督、自我调节、自我控制、自我激励等成分，表现为自立、自主、自制、自强、自律等。

自我认识、自我体验和自我调控这三种心理成分相互联系，相互制约，统一于个体的自我意识之中。因此，自我意识也叫自我调控系统。

考点：自我意识的结构

小结	感觉是人脑对直接作用于感觉器官的客观事物个别属性的反映。其特性有感觉适应、感觉后象、感觉对比、联觉、感受性的发展与补偿。知觉的特性包括知觉的整体性、选择性、恒常性和理解性。记忆包括识记、保持、再认或回忆三个基本过程。遗忘的进程是先快后慢。记忆的品质包括记忆的敏捷性、持久性、正确性和备用性。思维是人脑对客观事物间接的、概括的反映。间接性和概括性是思维的基本特征。影响问题解决的因素有迁移、原型启发、定势、动机与情绪、个性特征等。思维的基本品质包括思维的深刻性、广阔性、灵活性、独创性、批判性和敏捷性。注意的品质包括注意广度、注意稳定性、注意转移和注意分配。 人对客观事物是否符合自身需要而产生的态度体验叫做情绪与情感。情绪状态分为心境、激情和应激三种。情绪有适应功能、组织功能、信号功能和调节功能。在心理健康方面，情绪会影响人的个性发展；影响人的认知与评价；不良人格特征者在负性情绪长期作用下易患心理疾病。在躯体健康方面，情绪会影响机体的免疫力；可治病或致病；影响或改变内分泌和神经系统的功能。调节情绪的方法包括人际调节、认知调节、意识调控、恰当的宣泄、环境调节、放松训练、用表情调节和暂时回避等。 意志的品质包括意志的自觉性、果断性、坚韧性和自制性。 人格是指一个人整个的精神面貌。是构成一个人的思想、情感和行为的特有统和模式，这个独特模式包含了一个人区别于他人的稳定而统一的心理品质。人格的特征有独特性、整体性、稳定性、功能性、自然性和社会性的统一。人格形成的影响因素有生物因素、环境因素、实践活动和自我教育等。 能力的形成和发展受遗传、环境和教育因素的影响。气质是表现在心理活动的强度、速度、稳定性与指向性等方面动力性质的心理特征。气质类型分为胆汁质、多血质、黏液质和抑郁质四种。气质无好坏之分，不决

小结	定一个人的价值和成就；气质类型能影响工作效率；气质类型能影响人的心身健康。性格是一个人在对现实的稳定的态度和习惯化了的行为方式中表现出来的人格特征。性格的特征包括态度特征、意志特征、情绪特征和理智特征四个成分。性格的差异是个体之间人格差异的核心；性格的可塑性较大；性格在社会评价上有好坏善恶之分。 马斯洛的需要层次理论认为人的需要可以分为五个层次：即生理需要、安全的需要、归属和爱的需要、尊重的需要和自我实现的需要。动机冲突分为双趋式冲突、双避式冲突、趋避式冲突和双（多）重趋避式冲突四种。 自我意识是人对自己以及对自己与他人的关系的认识。自我意识由自我认识、自我体验和自我调控三种心理成分构成。

（于　琪）

第三章　心理发展与心理保健

学习目标	1. 说出发展、心理发展、心理保健的概念。 2. 描述心理发展的特征。 3. 说明心理保健的意义和原则。 4. 熟知个体不同发展阶段的心理特征及保健。

第一节　心理发展

案例

小神童的故事

有位小神童4岁进图书馆，10岁上高中，13岁被保送北大。在爸爸引以为自豪的同时，班主任和任课老师们都表示一些担忧，小神童除了数学方面表现出特殊的优势，语文、英语都是班上最差的，同学都说他的性格很孤僻，与人交流沟通也存在问题，看来神童也不是什么都神啊！

思考：1. 你如何看待神童现象？

2. 神童现象体现了哪些心理发展的特征和规律？

一、发展

发展是指一种连续不断地由低级到高级、从量变到质变的运动变化过程。个体从出生到死亡，身心都处于这种变化的过程当中。个体的发展一般是指生理和心理两个方面。生理发展指机体正常发育和体质的增强。心理发展是指认知、情绪情感、意志和人格不断成长、成熟和完善的过程。发展不仅指向前推进的过程，也指衰退衰减的变化。

二、心理发展

（一）心理发展（Psychological development）的概念

广义的心理发展是指个体从出生到成人再到老年的心理发生、发展和变化的过程。狭义的心理发展是指个体从出生到成年所发生的积极心理变化。个体的心理发展，同时包含着两种相反的心理变化过程，即前进上升的变化和衰退下降的变化。在不同的年龄阶段上，可能两种之间某种变化占优势，如在成年期以前，前进上升的变化占优势，而到了老年，则衰退下降的变化占优势。发展既有量的变化，更有质的变化。既指向前推进的过程，也指衰退消亡的变化。

考点：心理发展的概念

（二）心理发展的特征

1．心理发展的阶段性　在个体身心发展的过程中，不同的年龄阶段表现出一些不同的特征，体现了个体发展的阶段性。每个阶段都有其特定的、典型的和本质的特征。以个体思维发展为例，儿童期的思维特点具有较大的具体性和形象性，抽象思维能力较弱。青春期的抽象思维已有很大发展，青年初期的抽象思维已占主要地位，能进行理论的推理和判断。

2．心理发展的顺序性　个体从出生到成人，其身心发展是一个由低级到高级、由简单到复杂、由幼稚到成熟、由量变到质变的连续不断的发展过程。如从婴儿期、幼儿期、童年期、少年期到中老年期发展变化。这一发展过程呈现出一定的顺序性。如儿童的记忆是从机械记忆发展到理解记忆；注意是从无意注意发展到有意注意；思维是由动作思维、形象思维发展到抽象思维。儿童情绪情感也是先有高兴、恐惧等一般情绪，而后逐渐有道德感和理智感等高级情感。

3．心理发展的个体差异性　发展的个体差异首先表现在身心同一方面发展的速度和水平不同。例如，有的儿童身高增长较早，有的则较晚；有的儿童在 8 岁时抽象思维就已经有了较好的发展，有的抽象思维到 14 岁、15 岁时才有显著的发展。

心理发展的个体差异还表现在发展的优势领域有所不同。有的儿童偏重抽象逻辑思维，数学能力强，有的偏重形象思维，艺术能力强。此外，在人格心理特征方面也存在着个体差异。如人的性格有外倾与内倾之别，性格外倾的儿童好动，善于与人交往，言语流畅；而性格内倾的儿童则喜欢安静、独处，沉默寡言、显得不合群。

4．心理发展的不平衡性　心理发展的不平衡性是指个体一生的心理发展并不是随年龄的增长而匀速前进的，它是按不均衡性的速率向前进展的，即一生的发展历程中有的时候发展速度快，有的时期发展速度缓慢，呈现发展的快速期和非快速期。在心理发展的过程中，出生后的第一年，是个体一生中发展速度最快的时期；第二个高峰期是在青春发育期。伴随青年期的结束，心理发展达到高峰，进入成熟期；中年期处于平稳发展变化阶段；老年期的心理变化走向下降趋势。这样，心理发展就呈现出不平衡性。

知识链接

皮亚杰的认识发展阶段理论

1. 感知运动阶段（0 ~ 2 岁） 这一阶段儿童的认知发展主要是感觉和动作的分化。

2. 前运算阶段（2 ~ 6、7 岁） 这一阶段儿童的思维是单向思维，具有不可逆性，以自我为中心。

3. 具体运算阶段（6、7 岁 ~ 11、12 岁） 这一阶段的儿童认知结构中已经具有了抽象概念，能够进行逻辑推理。这一阶段的标志是守恒观念的形成。儿童的思维是多维思维、具有可逆性、去自我中心、可进行具体逻辑推理。

4. 形式运算阶段（11、12 岁 ~ 15 岁） 本阶段的儿童的思维是以命题形式进行的；能够根据逻辑推理、归纳或演绎的方式来解决问题；其思维发展水平已接近成人的水平。

5．早期心理发展的重要性　在人生发展的各个阶段中，早期是心理发展最快的时期，尤其是在人生的前 4 年。从心理发展看，智力的发展极为迅速，儿童 4 岁以前的智力发展相当于其后 13 年的智力发展速度。语言能力的发展也相当快，到 3 岁左右，因环境和教育的不同而导致的影响已十分明显。此外，4 岁时，自我意识已经建立，最初的人格倾向开始萌芽。总之，在正常情况下，一个人 4 岁以前在生理、心理、行为等各方面的进步之快，变化之多是任何时候都不能比拟的。早期发展的质量和水平，将会影响到成年行为乃至终生。而早期发展的高速度更显示了早期心理发展的重要性。因此，心理学家把儿童早期称为心理发展的关键期。

考点：心理发展的特征

第二节　心理保健

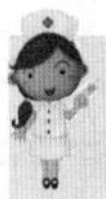

案例

这样的书该不该看？

丽丽是小学五年级的学生，学校最近开了心理健康教育课，丽丽很感兴趣，回家经常拿着心理健康的教材看。妈妈看到了责备她说：“看这书有什么用啊？去看看语文，背背单词，做几道数学题，中考高考都不考这科，看个什么劲，快去快去！”

思考：1. 丽丽该不该看这方面的书呢？

2. 请你给丽丽妈妈讲讲心理保健方面的知识。

一、心理保健的定义

心理保健（Mental health）又叫精神保健、心理卫生，是指根据不同年龄的心理特点和心理发展规律，进行健康教育和训练，促进个体形成健全的人格和正常的心理过程，塑造良好的心理素质和灵活的社会适应能力，提高个体整体心理健康水平。

考点：心理保健的概念

二、心理保健的意义

（一）有助于心理疾病的防治

心理卫生运动的开展，将使人们更好地适应社会，从而减少心理疾病的发生。

（二）有利于人们培养健康的心理

使个体人格完善，有正确的人生观、价值观，从而成为心身健康的社会一员。

（三）有利于推动精神文明建设

心理卫生事业的发展必须以物质文明为基础，而心理卫生事业本身是精神文明建设的重要组成部分。

三、心理保健的原则

（一）保持自我意识良好

自我意识是个体对自身与客观外界关系的认知和体验。自我意识良好的核心是自知和自爱。俗语说“人贵有自知之明”，健全的自我意识是心理保健的基本原则。表现在自我观察、自我认定、自我判断和自我评价中正确地实现自知；在自尊、自信、自制和自强的基础上自爱。

（二）保持社会适应良好

社会适应良好也就是社会适应自如。适应是个体为满足生存的需要而与环境发生的调节作用。人必须学会适应，这就要与客观环境保持良好的接触，从实际出发，对现实环境做客观观察并取得正确的认识，以便做正常、有效地适应。

（三）保持良好的人际关系

人际关系是人们在相互认同、相互体验中形成的一种以情感联系起来的心理关系。在社会交往中，良好的人际关系可以消除孤独感，获得安全感。

（四）要积极参加社会实践

积极参加社会实践，特别是劳动实践，不但可以促进个体的身心发展，而且会让个体认识到自身存在的价值，并为社会做出贡献。和社会现实保持良好的接触，积极参加社会实践，才会促进心身的健康。

考点： 心理保健的原则

第三节　个体不同发展阶段的心理特征及保健

案例

张局长到底怎么了？

张局长是某机关退休干部，自退休两个多月以来，整天唉声叹气、无精打采、睡不好觉、食不知味；唠唠叨叨、天天不出门，和上班时的张局长判若两人，还时不时地发脾气，有时又说自己将不久于人世……

子女们很担心，爸爸到底是得了什么病啊？

思考：1. 张局长出现了哪些不良情绪反应？

2. 针对张局长的情况应如何进行心理保健？

一、优生与胎教

（一）优生

妊娠期是生命发生、发展的重要时期，胎儿能否正常发育，健康的小生命能否诞生，取决于配偶的选择和孕妇在妊娠期的卫生保健。

1．配偶选择　不近亲结婚，不在狭小的区域内寻找配偶；做好婚前健康检查，重视遗传咨询，以避免下一代患遗传性疾病。

2．受孕年龄　选择最佳受孕年龄受孕。最佳受孕年龄为 25 ～ 29 岁，这一阶段胎儿生存率最高，流产率、死胎率、早产率和畸形儿率最低。

3．孕前准备　受孕前做一次健康体检，看是否适宜怀孕。另外，孕前 6 个月要注意调整工作环境，进行营养储备，补充和调整体内的微量元素，有选择地进食。

4．妊娠期心理卫生

（1）营养全面合理：保证足够、合理的营养，可增强孕妇体质，减少疾病发生，防止胎儿先天性畸形。

（2）情绪乐观稳定：研究表明，孕妇的情绪状态对胎儿的发育起很大作用，情绪波动影响内分泌，减少供血，被情绪困扰的孕妇，往往在妊娠期和分娩期易引起合并症。严重焦虑的孕妇经常伴有恶性妊娠呕吐，并常导致早产、流产，产程延长或难产，胎儿出生后也往往会多动、易激惹、好哭闹。

（3）避免烟、酒及各种有害物质：吸烟、嗜酒以及滥用药物可影响胎儿健康和造成“三致”作用（致畸、致癌、致突变）。妊娠早期应避免受X射线辐射，以免引起基因突变，造成染色体异常。

（二）胎教

1．胎教的概念　所谓胎教，就是有目的、有计划地为胎儿的生长发育实施最佳措施。利用胎儿的感觉对其进行多方面的刺激，促进胎儿大脑的正常发育。重视胎教是培养健全儿童的一个重要措施。

2．胎教的方法

（1）音乐胎教：专家认为，优美的音乐能促进孕妇分泌适量有益健康的激素和酶，起到调节血流量及兴奋神经细胞的作用，从而改善胎盘供血状况，增加血液中有益成分。

（2）运动胎教：对胎儿进行抚摸训练，可以促进胎儿触动觉、平衡觉、肢体运动的发展，激起胎儿的活动积极性。做法是孕妇平卧，腹壁放松，双手由上而下、由下而上、从左向右、从右向左慢慢沿腹壁抚摸胎儿，就像爱抚生出后的婴儿一样，每日5～10分钟即可。经此种训练的婴儿站立行走较早，但有早期宫缩者禁用。

（3）言语胎教：各国胎教的研究似乎都从不同的角度证实了一个有趣的事实：即父母在孕期经常与胎儿“聊天”，子女出生后往往言语乃至智力发育都好于一般孩子。有人主张在胎儿期即给胎儿取相应的乳名，父母经常隔着腹壁呼唤，并经常与之对话或唱歌给胎儿听。对话时要把精力集中在孩子身上，带着感情认真地去与孩子进行语言交流，并始终保持安详、稳定的情绪。这样可沟通父母与孩子间的感情信息，形成孕育、养育、教育孩子的最佳氛围。

考点：优生与胎教的方法

二、儿童期心理特征及心理保健

儿童期包括乳儿期、婴儿期、幼儿期和童年期。是身心迅速发展的时期，也是心理发展的关键时期，其心理健康与否，对今后身心发展具有持久和深远的影响。

（一）儿童期心理特征

1．乳儿期（0～1周岁）　此期乳儿神经系统的发育速度直线上升，运动能力已达到可以受意识控制的水平。各种心身发育几乎是一生中最快的时期之一。此期，动作发展从全身性的、笼统散漫的整体动作逐渐分化为局部的、准确的、专门化的动作，已经学会了翻身、坐起、爬行、站立、行走、会双手及手眼协调玩玩具，会表达需要，并有相应的情绪反应。

2．婴儿期（1～3周岁）　婴儿已学会了随意独立行走，可以做一些随意性动作，如用笔画图画、扣纽扣、拿匙吃饭等。能积极理解语言，听懂一些简单的故事，自己能说出一些词，随年龄的增长，能说一些简单的句子，随言语的发展，婴儿的自我意识也开始发展。开始出现一些比较复杂的情感体验。如喜欢与自己亲近的人进行交往，也有了羞耻感、同情心及嫉妒心等。

3．幼儿期（3 ~ 6 周岁） 即学龄前儿童，内抑制迅速发展，能调节自己的行为，但自我控制能力较差。这一阶段感觉迅速发展，3 ~ 4 岁一般可辨认 5 ~ 6 种颜色，思维活动以形象思维为主。在言语中开始使用“我”这个代名词，意味着自我意识的发展。心理学上称“第一反抗期”，表现出独立的愿望，但情绪不稳定，以易变性和冲动性为特征，有时候会莫名其妙地产生恐惧、快乐等多种情绪，甚至无缘无故地发脾气。社会性需要发展很快，社会情感也因而得到发展，他们有同情心，也有了初步的友谊感、道德感和理智感。

4．童年期（6 ~ 12 周岁） 感受性不断提高，知觉的分析与综合水平也开始发展；有意注意迅速发展，并能自觉集中注意力，注意稳定的时间渐渐延长，注意的范围逐渐扩大，注意的转移逐渐灵活协调，逐渐学会较好地分配注意；记忆能力从机械记忆逐渐向理解记忆发展；思维形式由具体形象思维向抽象思维过渡；想象力丰富，富有幻想；人格逐步形成；儿童语言发展迅速，书面语言在这一时期进行着大量的正规训练，这些训练不仅促使口头语言的继续发展，而且促进了儿童思维的发展；情感的表现仍比较外露、易激动，但已开始学着控制自己的情绪。

（二）儿童期常见心理问题

儿童期如果缺少母爱与适宜刺激，对孩子将来的认知、情感和人格的形成将埋下不可弥补的缺憾，易出现皮肤饥饿、分离性焦虑、恐惧等。

儿童期是人格形成的关键时期，如娇惯宠爱过度的孩子往往任性、幼稚、形成以自我中心的性格；权威式教养孩子，易形成缺乏自立性，被动依赖的性格；父母过分冷漠，关心太少的孩子往往形成孤僻、自卑、退缩的性格。在学龄期还易发生斗殴、攻击、偷盗、抽烟、不守纪律和逃学等不良行为。

（三）儿童期心理保健

1．加强亲子间的情感交流 父母要多接近、关心孩子，多与孩子沟通。母爱、拥抱、抚摸儿童会使儿童产生安全感，是促进其心理健康发展的关键。

2．感觉整合训练 如爬行、滑板、秋千、垫上运动、木马等。可促进脑发育、心理正常发展。

3．关键期训练 在口头语言发展的关键期，应多进行听、说的训练；在 3 ~ 7 岁，应注意儿童的社会化训练；4 ~ 5 岁应进行读、写训练；7 岁以前注意智力的开发等。

4．开展丰富多彩的游戏活动 游戏是幼儿期的主要活动，促进幼儿认识、情感、意志的发展，要让孩子多玩自己喜欢的游戏，要鼓励孩子与其他同伴一起参与游戏，成人不必多加干涉。

5．创造温馨和谐的家庭环境 家庭是儿童的主要生活环境，温暖和谐而又民主的家庭氛围，会培养儿童良好的情感和性格，形成美好的道德情操。相反，家庭不和睦，争吵不休，常使孩子无所适从，恐惧不安。离异和单亲家庭对孩子的负面影响尤为突出，易形成退缩、自卑、攻击、违纪等不良行为。

6．注意保护孩子的自我意识 幼儿期在心理发展上有自我中心时期，自我意识增强，父母要因势利导地帮助孩子实现那些自己可以做到的事情，不事事包办代替和过分保护或强行压制。要注意培养孩子独立坚强的人格，采用民主协商式的家庭教育，尊重儿童的独立愿望。

7．培养良好的习惯 如睡眠习惯、进食习惯、卫生习惯等。让儿童自己穿衣服、刷牙等动手做力所能及的事；对于不良习惯要及时矫正，如咬指甲、口吃、偏食等。

8．培养入学适应能力 愉悦的学校生活有益于培养身心健康的学生，因此要提前改变儿童饮食、起居规律，使之渐渐与学校要求一致，要引导儿童热爱学习，向往学校。有些儿童由于不适应学校新的环境而产生“学校恐惧症”，不利于个体的成长发展，所以应提前培养入学适应能力。

9．及时纠正不良行为 如逃学、说谎、偷窃等，正确引导孩子，不伤害孩子自尊心，分析孩子犯错的原因，让孩子因为犯错而感惭愧，近而纠正不良行为。

考点：儿童期的心理特征及心理保健

三、少年期心理特征及心理保健

少年期大致相当于青春期的年龄阶段，在我国少年期一般定在 11、12 岁～15、16 岁；世界卫生组织（WHO）认定的青春期年龄是 12 ～ 18 岁，发达国家较早些，发展中国家则晚一些。

少年期是人类生长发育过程中的一个特殊阶段，既有儿童期的痕迹，又是成人期的萌芽。由于心理变化最为剧烈，人们常用“疾风怒涛”来概括动荡复杂的少年期的特征。

（一）少年期心理特征

1．大脑神经系统迅速发育，脑功能基本健全，生理方面生殖系统发育迅速，心理发展渐趋延缓。

2．随着性生理的发育及性心理的发展，逐渐出现了性意识、性欲望及性冲动。

3．自我意识发生冲突，原来一体的自我意识分化为现实的自我与理想的自我，观察的自我与被观察的自我，同时还出现了自我意识多方面的矛盾。

4．逐渐形成了独特的人格及行为方式。

5．情绪易失衡，少年期情绪活跃，富有感染力，很容易动感情，但情绪发展还欠成熟、稳定，容易冲动失衡。个体的情感已从儿童期幼稚、单纯和较原始的情感，向高级的、复杂的社会性情感发展。他们有了理智感、道德感和美感。

（二）少年期常见心理问题

在少年期有时内心矛盾冲突非常强烈，其理性相对较差，感情、行为冲突较多，对某些事情的误解往往导致行为上的偏差，有时甚至不顾一切地做出伤害自己、损害他人及社会的极端行为。有资料显示，少年期的心理问题发生率约在 20% 左右，主要表现在学习、人际关系、性困惑和早恋、社会适应等方面。尤其在现今网络时代，当他们遇到方方面面挫折、打击时，就很容易地在网络中寻找安慰、寻求刺激，逃避现实生活。所以网络成瘾也严重危害着少年的身心健康，甚至会影响其一生的发展，给家庭带来矛盾和不幸。

（三）少年期心理保健

1．促进自我意识的健全发展 青春期是心理上的“断乳期”，心理学上称为“第二反抗期”，自我意识迅速发展，强烈要求对自己的各种需求和行为进行独立的选择和思考，甚至常常产生对父母师长的对抗情绪。因此，既不能事事过问，样样安排，也不能放任不管，要在尊重他们选择的基础上，加强引导和教育。对于青春期的青少年情绪波动强烈而不稳定，要引导他们注意心理调整。要鼓励他们努力学习和积极参加社会实践，扩大知识面，丰富生活经验，不断完善自我意识。

2．科学地认识和对待性意识　青春期的青少年在第二性征发育和性激素的刺激下，逐渐出现了性心理变化——性意识。在这一阶段，进行合理的、科学的性教育十分重要。如正确认识月经、遗精、性梦等正常生理和心理现象，以防止对月经初潮的困惑、紧张及对梦遗的焦虑和担心。让他们正确认识性生理、性心理的本质，消除性紧张、性迷惑、性心理障碍及可能产生的各种错误的观念，学会将精力放在学习及奋斗目标上，加强法制教育，增强青少年的法制、道德观念，防止性犯罪。

3．激发学习动机、培养学习兴趣　青春期学习问题是青少年的主要压力之一，各种心理问题均可干扰学习活动而影响学习质量，所以要予以针对性地指导，正确认识和对待这些问题，教给他们合理用脑和科学的学习方法，并确定合适的奋斗目标，激发学习动机，培养学习兴趣，发挥学习的潜能，形成良好的学习氛围。

4．关注心理问题　青春期是心理问题发生的高频阶段，因此全社会都应切实重视青春期的心理健康问题，广泛开展心理健康教育，学习情绪疏导的方法，拒绝不良诱惑，如网络、烟草、毒品等。鼓励他们多参加有益的集体活动，培养良好的人际交往能力。

考点：少年期的心理特征及心理保健

四、青年期心理特征及心理保健

青年期一般指 17、18 岁～35 岁。青年期是个体从不成熟的儿童期、少年期走向成熟的中年期的过渡阶段。

（一）青年期心理特征

1．生理、心理功能发展成熟。

2．进入成人社会，承担社会义务。

3．自我意识增强，自我评价走向成熟，个体人生观和价值观比较稳定。

4．性意识的发展和成熟。

5．情感的发展与现实的矛盾。

（二）青年期常见心理问题

1．社会适应问题　青年期的自我意识迅猛增长，成人感和独立感、自尊心与自信越来越强烈，期望个人的见解能得到社会与他人的尊重。然而，他们的社会成熟则显得相对迟缓，社会生活中常常会遇到各种挫折与人际关系的矛盾。为此而感到苦闷、自卑，以至影响了身心健康。

2．情绪情感问题　青年人富有理想、向往真理、积极向上。但往往由于认识上的局限性和尚处于走向成熟阶段，易产生某些误区。如不能满足需要则引起强烈的不满情绪，以致消极颓废甚至萎靡不振，强烈的自尊也会转化为自卑、自弃。青年人虽然懂得一些处事道理，但却不善于处理情感与理智之间的关系，以致不能坚持正确的认识和理智的控制，而成为情感的俘虏，事后又往往追悔莫及，苦恼不已。

3．性的困惑问题　青年时期是发生性及相关心理卫生问题的高峰期。这与青年时期性生理成熟提前与性心理成熟相对延缓的矛盾有关，青年性心理卫生问题较多，主要有对性的好奇与敏感、性欲冲动的困扰、异性交往的问题等，缺乏或不善于与两性交往是青年烦恼的主要原因。

（三）青年期心理保健

1．正确认识自己，树立正确人生观、世界观　青年应正确地评价自我，接纳自我，确立适合自己的目标和追求，从而避免不必要的心理挫折和失败感的产生，学会辩证地思维，学会应用失败去激励自己，吸取教训，振作精神。把握住自己的优点和缺点，扬长避短，不断发展。稳定个人的社会角色。淡薄对权、钱、性等过分追求。

2．处理好恋爱和婚姻问题　青年人谈恋爱时，往往“情人眼里出西施”，因此择偶时应把学识、能力、修养、性格、为人等内在因素放在首位考虑。婚后注意发掘对方的优点，相互尊重，互相体谅，共同承担家庭责任，不断学习解决家庭问题、维护幸福婚姻的策略，这样感情才会得到巩固。

3．促进和完善职业生涯　选择职业时要考虑自己的人格特点、职业兴趣，明确自己的潜力和优势，不要单纯地考虑经济收入和就业机会。每个职业都有诱人的优点，也会有让人不满意的地方，要根据自己的兴趣、能力、社会需求寻找自己能够做又能够做得好的职业。美国著名职业指导专家约翰·霍兰德认为：从事自己感兴趣的职业，不仅潜力可得到最彻底地发挥，而且事业成功的概率也大大增加。

4．提高交往能力，正确处理各种人际矛盾　青年步入社会后，首先要对人真诚并尊重他人，此外，还应诚实、乐于助人、体谅包容、主动表达善意、学会赞美别人等，建立良好的人际关系。同时，要积极参与各种活动，广泛接触社会，在交往中了解别人，也让别人了解自己。处理矛盾时，多站在对方立场替对方考虑，多从对方角度来观察自己的行为是否合理，相互理解相互体谅，以豁达大度的胸怀处理各种人际关系的矛盾。

考点：青年期的心理特征及心理保健

五、中年期心理特征及心理保健

中年期一般指 35 岁 ~ 60 岁。中年期无论在生理上还是心理上都发生了一系列的变化。

（一）中年期心理特征

1．智力发展到最佳状态，能进行逻辑思维和做出理智的判断，具有独立解决问题的能力。

2．情绪趋于稳定，善于疏泄和控制感情。

3．自我意识明确，能根据自己的才能和地位，来决定自己的言行。

4．在人际交往方面逐渐完善，能把握和适应环境，并按正确的批评意见和社会规范来调整自己的行为。

5．有坚韧的意志力，一经确定目标，可坚定不移地创造条件为达到目标而奋斗。

（二）中年期常见心理问题

中年期是人的一生中身心负荷最为沉重的时期，日常的工作压力，家庭事务的烦扰，或事业的成败，抚养后代、照料老人，人际关系的矛盾等，极易困扰中年人的精神生活，而产生焦虑、抑郁等不良情绪。如不能及时调整心身状态，可导致心理疾病或心身疾病的发生。也可由于疾病或家庭关系处理不当而出现退缩行为，缺乏自尊，表现出胆怯和压抑情绪。

（三）中年人心理保健

1．保持和谐的人际关系　要和同事融洽相处，要妥善处理好家庭中各成员的关系，还要多参加有益的社交活动，避免孤独。

2．面对现实，量力而行　中年人必须恰如其分地评估自己的生理和心理承受能力，注意劳逸结合，应特别注意量力而行。工作计划应留有余地，切莫把目标定得太高，以免长期情绪紧张。

3．修身养性，陶冶性情　中年人应有更高的修养，克己奉公、力戒奢欲，表里如一，光明磊落。良好的品行有利于保持心理平衡。琴棋书画可陶冶性情；丰富的业余爱好可充实精神生活；适当的体育锻炼能消除疲劳、健壮体格、有益健康。

4．实现自我，发展自我　中年阶段是自我走向完全成熟的过程，所以应不断地实现自我，发挥自身的潜能，实现人生的价值和意义。

知识链接

更年期的心理保健

更年期是人生必经的一个时期。男、女都有更年期，男性一般为 50 ~ 60 岁，女性一般为 45 ~ 55 岁便进入更年期。女性更年期变化较男性更为显著，因而又有人将其称为绝经期综合征。临床主要表现为月经改变，伴有潮热、出汗、心烦失眠、心慌心悸、大便干燥、情绪不稳定、易激动、腰脊酸痛、头晕耳鸣、精神不振、肢体麻木、生殖功能下降等。

更年期的女性应正确认识更年期是一个过渡时期的生理变化，是人体因卵巢功能衰退后内分泌失调的现象，只要机体适应，待平衡重新建立后，症状就会逐渐消失。所以要加强心理调节，消除恐惧的心理，保持自信和心情愉快。同时应避免过度激烈的运动，适当进行体力锻炼，如散步、慢跑、跳舞等，以促进周身血液循环和各个脏器的功能，延缓衰老，防止肥胖。切忌乱用保健类药品。

考点：中年期的心理特征及心理保健

六、老年期心理特征及心理保健

老年期一般指 60 岁以上，是人生过程的最后阶段。

（一）老年期心理特征

1．老年人组织器官的老年性变化引起了生理机能的衰退，抗病能力下降，易导致各种疾病的发生。

2．脑功能衰退，感知觉下降，记忆力减退，智能与学习能力下降，尤其是判断力和注意力减弱。

3．由于脑功能逐渐衰退，使老年人对微妙的差异变得迟钝，运动能力衰退，大脑及神经系统易发生病理现象，使得人格改变，易出现精神障碍。

4．由于退休和社会职能发生变化，家庭变故（丧偶、丧子女）生活困难等使老年人产生孤僻、自卑、固执、多疑等心理问题。

（二）老年期常见心理问题

老年人机体的老化和疾病会给他们带来不良情绪反应，如出现孤独、抑郁、厌世等情绪；退休和社会职能变化也易产生相应的心理问题，如孤独心理、退休综合征等；生活贫困导致的心理紧张，由于经济问题造成的精神压力等可引起精神障碍，家庭变故和家庭关系的改变，如配偶死亡、子女夭折等重大的精神刺激，往往会引起严重的情绪障碍。

（三）老年期心理保健

1．正视现实，发挥余热　机体衰老是自然规律，社会角色的改变是必然结果。老年人要正视这一现实，不能像年轻时那样要求自己，重新调整自我，适应新的社会角色，安排好退休后的生活，多参加一些适合自己体力和专业的文体活动，如打太极拳、养鱼、种花等，使精神生活充实，发挥余热。

2．重新建立人际关系　思想沟通和情感交流是老年人的心理需求。老年人常有孤独感，遇到烦恼需要有谈心的对象。谈心的对象主要是亲人、老朋友、老同事和近邻等。可谓“人间岁月闲难得，天下之交老更亲”。

3．创造愉快的心境　老年人要善于调节情绪，尽量减少消极悲观情绪，保持乐观心情，遇难事不急躁；遇急事不惊恐；遇悲事不过分伤心；遇喜事不过于兴奋。凡事不多计较，“知足常乐”，使自己生活在轻松、愉快、和谐的氛围之中。

4．发挥社会支持系统的作用　政府、社会、单位、邻里、家庭及亲友等，都应对老人给予关心、安慰、同情和支持，为老人建立起广泛的社会支持系统网，形成尊老、敬老的社会风气，满足老人的物质和文化需要。

考点：老年期的心理特征及心理保健

小结	发展是指一种连续不断地由低级到高级、从量变到质变的运动变化过程。广义的心理发展是指个体从出生到成人再到老年的心理发生、发展和变化的过程。狭义的心理发展是指个体从出生到成年所发生的积极心理变化。 心理保健又叫精神保健、心理卫生，是指根据不同年龄的心理特点和心理发展规律，进行健康教育和训练，促进个体形成健全的人格和正常的心理过程，塑造良好的心理素质和灵活的社会适应能力，提高个体整体心理健康水平。心理发展的特征：心理发展的顺序性、阶段性、个体差异性、发展不平衡性和早期发展的重要性。心理保健的意义在于有助于心理疾病的防治；有利于人们培养健康的心理；有利于推动精神文明建设。心理保健的原则：保持自我意识良好；保持社会适应良好；保持良好的人际关系；要积极参加社会实践。 做好优生与胎教，了解儿童期、少年期、青年期、中年期、老年期不同发展阶段的心理特征及常见的心理问题并进行心理保健。

（姜　伟）

第四章　心理应激与心身健康

学习目标

1. 熟记应激、心理防御机制、健康、心理健康、心身疾病的概念。
2. 描述应激的反应过程及应激对健康的影响。
3. 知道心理防御机制的具体表现形式。
4. 说出心理健康的标准。
5. 解释心身疾病的发病机制。
6. 归纳并掌握原发性高血压、冠心病、消化性溃疡、支气管哮喘、恶性肿瘤、糖尿病、银屑病等常见心身疾病形成的心理社会因素和相应临床干预策略。

第一节　应　激

案例

失去母亲后的小红

2008年5月12日汶川地震，18岁的女高中生小红的母亲在地震中丧生。小红从小与母亲两人相依为命，她早已将母亲视为自己生命的一部分，母亲的突然离去几乎摧垮了她的世界。起初她怎么也不相信母亲离去的事实，进屋仍然喊“妈妈”，饭桌上给妈妈摆上碗筷，晚上给妈妈打洗脚水……后来她终于明白：妈妈再也回不来了。她每天以泪洗面、失眠、无力、头晕、不愿说话、不愿见人、食欲下降，觉得没有妈妈的生活难以维系，内向、敏感的她感到极其无助，曾几次想到自杀，与母亲同去……

亲戚朋友来了，同学老师来了，心理援助队来了，经过一段时间的调整，小红又回到校园。

思考：1. 结合应激反应理论，试分析小红经历了怎样的心理应激反应过程？

2. 从案例中你得到了什么启示？

一、应激的概念

加拿大生理学家塞里（Selye）认为：应激是人或动物有机体对环境刺激的一种生物学反应现象，并且是非特异性的。美国心理学家拉扎勒斯（Lazarus）把应激看做是个体与环境间失衡而产生紧张的一种主观能动的过程。

目前普遍认为，应激是个体“察觉”各种刺激对个体构成威胁时出现的生理、心理整体的反应，其结果可以是适应或适应不良。

应激是心理上的一种紧张状态，在人的生活中不可避免的。应激可以提高警觉水平，准备应付或适应各种情境与事件的挑战，这是积极的一面；如果心理应激过于强烈、持久，甚至超过个人的耐受能力，将不可避免地影响人们的学习与工作，损害心身健康，这是有害的一面。

考点： 应激的概念

二、应激反应过程

应激反应过程可以分为 4 个部分：应激源、中介机制、应激反应和结果（图 4-1）。

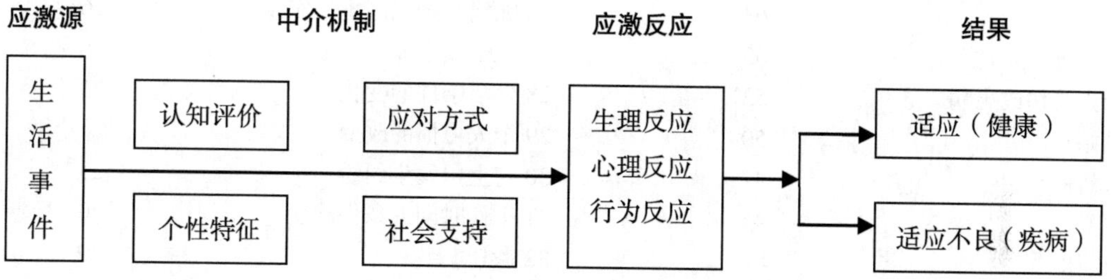

图 4-1　应激反应过程模式图

（一）应激源

应激源是指所有能够引起个体应激反应的各种内外刺激因素，又常被称为生活事件。它经个体认知评价后可以引起心理或生理反应。

1．应激源分类　按应激源的内容将应激源分为四类。

（1）躯体性应激源：指直接作用于躯体的理化、生物、疾病因素。例如高温、低温、湿度、噪声、振动、毒物、感染、外伤、睡眠障碍、性功能障碍等疾病或健康问题。

（2）心理性应激源：主要指导致个体产生焦虑、恐惧和抑郁等情绪反应的，来自大脑的各种紧张信息。如不切实际的预测、凶事预感、个体的强烈需求、过高期望、能力不足，各种心理冲突和挫折等。

（3）社会性应激源：指各种自然灾害和社会动荡。例如，经济变革、战争、动乱、天灾人祸、重大的社会政治、经济的变动、亲代与子代的社会环境变异、社会交往、生活、工作的变化、婚姻的变化等。

（4）文化性应激源：指因语言、风俗、习惯、生活方式、宗教信仰等引起应激的刺激或情境。例如，迁居异国他乡，语言环境改变所面临的各种文化冲突和挑战。

2．应激源的评价　通常按应激源的性质、数量、强度、来源、可预料性和可控性、时间（起始时间、持续时间、频率）对其进行评价。一般来讲，应激源强度越大、持续时间越长、应激反应越强烈，对个体身心健康的影响也越严重。

个体遭遇的应激源大多数是生活中可能面临的各种问题，为了定性与定量地衡量生活事件成为应激源时对人的影响程度，Holmes 和 Rahe（1967）编制了一个评估常见生活事件引发应激程度的量表，称为“社会再适应量表”，并以生活变化单位（life change unit，LCU）来反映可能引起应激的强度。该表将引起应激水平最高的配偶死亡的 LCU 定为 100，其他生活事件均与之参照对比后赋值，最后获得了一份 43 项生活事件的生活变化计量单位排序表

（表 4-1）。根据不同的得分情况，可预测生活事件出现后当事人发生疾病的可能。假如一个人在一年之中的社会再适应量表得分不到 150，在来年可能健康安泰；社会再适应量表得分在 150 ~ 300，有 50% 在来年生病的可能；如社会再适应量表得分超过 300，则有 70% 在来年生病的可能。

表 4-1 社会再适应量表

生活事件	LCU	生活事件	LCU
1 丧偶	100	23 儿女离家	29
2 离婚	73	24 姻亲间纠纷	29
3 夫妻分居	65	25 显著的个人成就	28
4 监禁	63	26 配偶开始或停止工作	26
5 家庭近亲死亡	63	27 入学或毕业	26
6 个人受伤或患病	53	28 生活条件的变化	25
7 结婚	50	29 个人习惯的改变	24
8 被解雇	47	30 与上司发生纠纷	23
9 复婚	45	31 工作时间或条件改变	20
10 退休	45	32 搬迁	20
11 家庭成员健康的变化	44	33 转学	20
12 妊娠	40	34 娱乐活动变化	19
13 性生活问题	39	35 宗教活动变化	19
14 家庭新成员的出现	39	36 社会活动变化	18
15 工作变动	39	37 小量抵押或贷款	17
16 财政状况变化	38	38 睡眠习惯的变化	16
17 亲密朋友亡故	37	39 一起生活的家庭人数变化	15
18 改行	36	40 饮食习惯的变化	15
19 夫妻争吵次数变化	35	41 假期	13
20 中量抵押或借贷	31	42 圣诞节	12
21 丧失抵押品	30	43 轻度违法	11
22 工作职责变化	29		

Holmes 和 Rahe 编制的这个量表是对生活事件在整个人群中影响程度的评估，反映了对整个人群影响的平均水平。

（二）应激的中介机制

它是刺激转变为反应的中间过程，是应激反应过程中最关键的环节。

1．认知评价　是指个体从自己的角度对遇到的应激源的性质、程度和可能的危害情况做出估计。认知评价就是怎样看待应激源的态度及角度问题，是中介机制中重要的成分。由于个体的认知评价体系、认知态度、人生经历不同，对同一类应激源的反应会有很大差异。

2．应对方式　是指个体对付应激使自身适应或摆脱某种情景的手段。合理地运用应对方式有利于缓冲应激反应（详见本章第二节）。

3．社会支持　是指在应激状态下，来自社会各方面的精神和物质上的援助。社会支持是应激过程中个体“可利用的外部资源”，具有减轻应激反应的作用。当人遇到不幸或处于危难时，如果能得到家庭、亲朋、同事、组织、社会的支持、关心和帮助，就能大大减轻应激反应的强度。社会支持可以降低心身疾病的发生，促进疾病的康复，对健康具有保护性作用。

知识链接

社会支持分类

研究者从各自理论和研究目的出发，运用多种方法对社会支持进行了划分。Obb（1979）将社会支持区分为情感性支持、网络支持、信息性支持、物质性支持、工具性支持和抚育性支持6种。House（1981）将社会支持行为划分为情感支持、帮助、信息共享和工具性支持4种。我国学者肖水源经总结文献，将社会支持分为3类：①客观、实际或可见的支持，包括物质的直接帮助和社会网络、团体关系的存在和参与；②主观体验到的或情绪的支持，指个体感到在社会中被尊重、支持、理解的情绪体验和满意程度，与个人的主观感受密切相关；③个人的利用度，指个体遇到生活事件时，能够利用别人的支持和帮助的程度。但有些人在遭遇生活事件时虽可获得支持，却拒绝别人给予的帮助。他还根据这种分类编制了社会支持量表，此量表在国内已得到推广使用。

4．个性特征　个性可以影响个体对生活事件的认知评价，影响人的应对方式。具有良好个性特征的人能较好、较快地适应新环境，而缺乏独立生活能力、胆怯羞涩的人面对新环境却如临大敌，精神高度紧张，甚至产生神经症或躯体疾病。个性与社会支持有联系，一个人在支持别人的同时，也为获得别人对自己的支持打下了基础，个性孤僻、不好交往、万事不求人的人是很难得到和充分利用社会支持的。

（三）应激反应

应激反应是指当个体经认知评价而察觉到应激源的威胁后，通过中介机制而产生的心理与生理变化，包括应激的生理反应、心理反应和行为反应。

1．应激的生理反应

（1）应激生理反应的途径：当应激源的信息被察觉、认知后，应激的生理反应以及最终影响心身健康的途径有神经系统、内分泌系统和免疫系统，三者是一个整体。

1）心理—神经系统：当机体处于应激状态时，中枢神经系统对应激信息进行接收、加工、整合，使交感神经—肾上腺髓质系统的功能明显增强，释放大量儿茶酚胺，引起肾上腺素和去甲肾上腺素分泌增加，致使中枢兴奋性增高，导致躯体和内脏功能的改变，如血压增高、心率加快、呼吸加快、外周血管收缩、瞳孔扩大，皮温下降。

2）心理—神经—内分泌系统：当应激源作用持久或强烈时，冲动传递到下丘脑分泌促肾上腺皮质激素释放因子（CRH），进入血液作用于腺垂体，促进腺垂体释放促肾上腺皮质激素（ACTH），进而促进肾上腺皮质释放糖皮质激素和盐皮质激素，调节糖代谢、蛋白质分解和保钠排钾，为机体应对应激提供必要的能量。

3）心理—神经—免疫系统：一般认为，短暂而不太强烈的应激不影响或略增强免疫功能，但长期较强烈的应激会损害下丘脑，造成皮质激素分泌过多，使内环境严重紊乱，从而导致胸腺和淋巴组织退化或萎缩，造成免疫系统功能的抑制，降低机体对抗感染和疾病的能力。

（2）应激生理反应的表现

1）循环系统：心律失常、心动过速、血压不稳等。

2）神经系统：头痛、头晕、耳鸣、无力、失眠、颤抖等。

3）消化系统：恶心、呕吐、腹胀、腹痛、腹泻、食欲下降或亢进等。

4）呼吸系统：气急、胸闷、胸部压迫感、呼吸困难等。

5）泌尿系统：尿急、尿频等。

6）内分泌系统：甲状腺素升高或降低、血糖升高或降低等。

7）生殖系统：月经紊乱、性欲下降、阳痿、早泄等。

8）皮肤：脸红、出汗、瘙痒、忽冷忽热等。

如果应激状态持续，有可能进一步发展，出现心身疾病（详见本章第四节）。

2．应激的心理反应　生理应激与心理应激是应激时机体以整体方式做出的反应，两者同时存在，相互影响，相互作用，彼此转化。

（1）心理反应的性质及作用：受事件性质、程度和个体动机强度、认知态度等多重的影响，可分为积极的心理反应和消极的心理反应。积极的心理反应是指适度的皮层唤醒水平和情绪唤起、注意力集中、积极的思考和动机的调整。这种反应可以帮助人维持应激期间的心理平衡，准确地评价应激源的性质，作出符合理智的判断与决定，从而使人能恰当地选择对付应激源的策略，有效地发挥应对能力。消极的心理反应是指过度的焦虑、紧张、情绪过度波动、认识能力降低、自我概念模糊等，这种状态妨碍个体正确地评价现实情境、选择应对策略和正常应对能力的发挥。

（2）心理反应的情绪表现

1）焦虑：焦虑是应激反应中最常出现的情绪反应，是人预期将要发生危险或不良后果的事件时所表现的紧张、恐惧和担心的情绪状态。在心理应激条件下，适度的焦虑可提高人的警觉水平，伴随焦虑产生的交感神经系统的被激活可提高人对环境的适应和应对能力，是一种保护性反应。但如果焦虑过度或不适当，就是有害的心理反应。

2）恐惧：恐惧是某种明确的具有危险性的刺激源所引起的情绪反应。恐惧伴有交感神经兴奋，肾上腺髓质分泌增加，全身动员，但没有信心和能力战胜危险，只有回避或逃跑，过度或持久的恐惧会对人产生严重不利影响。

3）抑郁：抑郁是种消极的情绪反应，与丧失和预期丧失有关。灾难性的生活事件如亲人丧亡易产生抑郁反应，失恋、失学、失业、遭受重大挫折和长期病痛，以及不良认知方式等原因也可引起。

4）愤怒：愤怒是个体遇到障碍、挫折，目标难以实现，积累紧张时表现出来的情绪状态。愤怒时交感神经兴奋，肾上腺素能分泌增加，行为多具有攻击性。

3．应激的行为反应

（1）逃避与回避：逃避是指遭遇应激源后采取的远离应激源的行为。回避则是指在未遭遇应激源之前采取措施避免接触应激源。两者的作用和目的均是为了避免受到更大的伤害。

（2）敌对与攻击：其共同的心理基础是愤怒。敌对是内心有攻击的欲望，常表现为不友好、漫骂、憎恨或羞辱别人。攻击是在某些应激刺激下，个体以攻击方式做出反应，攻击对象可以是人或物，可以针对别人也可以针对自己。

（3）退化与依赖：退化是指个体表现出的行为较其应有的行为幼稚，如哭泣、蒙头大睡、小病大养、装病不起等。退化常伴有依赖，依赖是指放弃自己的责任和义务，依靠他人照顾等。

（4）无助与自怜：无助是一种无能为力、无所适从、听天由命、被动挨打的行为状态。通常是在经过反复应对不能奏效，对应激情境无法控制时产生，其心理基础包含了一定的抑郁成分。无助使人不能主动摆脱不利的情境，从而对个体造成伤害性影响，故必须加以引导和矫正。自怜即自己可怜自己，对自己怜悯惋惜。自怜多见于独居、对外界环境缺乏兴趣者，当他们遭遇应激时常独自哀叹、缺乏安全感和自尊心。倾听他们的诉说并提供适当的社会支持可改善自怜行为。

（四）结果

适度的应激对人的健康和功能活动有促进作用，使人产生良好的适应结果，机体内部、机体与环境保持平衡，机体处于健康状态。长期的、超强度的应激则使人难以适应，适应不良，机体内部及机体与环境失衡，最终损害人的健康，甚至产生疾病。

考点：应激反应过程

第二节　应　对

案例

摆脱尴尬

美国外交家富兰克林曾在法国一所大学里聆听了一场十分精彩的法语演讲。演讲结束时全场热烈鼓掌，他也跟着鼓掌。由于他不懂法语，就向别人询问刚才发言的人在讲些什么，别人笑着告诉他，刚才讲的都是赞美他的话。

富兰克林为自己的鼓掌感到尴尬，于是便对在场的人说：“我给大家讲个笑话。”接着，他便把刚才的事说给大家听。全场爆发出一阵大笑，他也笑了。在友好的笑声中，富兰克林摆脱了尴尬。

思考：1. 富兰克林主要运用了哪一种心理防御机制？

2. 解释富兰克林所采用的这种心理防御机制的含义。

一、概述

（一）应对的概念

应对又称应付，是个体对生活事件以及因生活事件而出现的自身不平衡状态所采取的认知和行为措施。

（二）对应对的认识

应对在应激源和应激反应中间起着重要的调节作用，是中介影响因素。应对在应激与健康关系中的作用已越来越引起人们的关注。目前认为，应对是决定生活事件是否影响健康的重要因素。只有在应对无效的情况下，才会产生悲哀、抑郁、孤独等负性心理反应，常通过神经、内分泌和免疫学中介途径，使原有的疾病复发或形成新的疾病。

知识链接

问题关注应对与情绪关注应对

根据拉扎勒斯和Folkman的观点，应对依据目的的不同可以分为问题关注应对与情绪关注应对。问题关注应对以改变导致应激的事件为目的，针对有害的、威胁性的、对个体有挑战性的应激性情境，努力尝试做一些有建设性的事情。情绪关注应对以控制应激性事件引起的情绪反应为目的，努力对体验到的情绪进行调节。

二、应对方式

（一）无意识应对——心理防御机制

1．心理防御机制的概念　是个体为了应对应激状态下的紧张情境，通过潜意识活动，去解脱烦恼、减轻内心不安，以恢复情绪平衡与稳定的各种心理策略。是一种潜意识的心理保护机制。

在现实生活中，心理防御机制是普遍存在的。处于内心矛盾与冲突中的个体，为了避免或减轻因挫折而产生的内心痛苦，保持内心平衡，常有意或无意、自觉或不自觉地用自己较能接受的方式，来解释和处理所遭遇的挫折，使之较易为人所接受，以减轻内心的不安和烦恼，调整心理环境，保持心境安宁，避免精神或躯体疾病的发生。

考点：心理防御机制的概念

2．心理防御机制的具体表现形式

（1）成熟的心理防御机制

1）升华：指将各种不为意识和社会标准认同的冲动及欲望加以改变，使之导向崇高的目标。这是一种最为积极的心理防御机制。

2）压抑：指一个人把不能被社会道德规范或自己意识所接受的冲动、欲望、情感等不知不觉压抑到其潜意识中，使自己意识不到而致内心保持心境的安宁。

3）幽默：指通过幽默的语言或行为来应对紧张、尴尬的局面或间接表达潜意识欲望的防御机制。哲学家苏格拉底不幸娶上一位脾气暴躁的夫人。有一次，当他在家中正与学生研讨问题时，夫人怒气冲冲地走过来，手指着他破口大骂，而后又往他身上泼了一桶水。面对如此尴尬的局面，苏格拉底微微一笑道："我早已料到，打雷之后定要下雨"。此话一讲，气氛很快缓和了。

4）理智化：是指以理智的方式对待紧张的情境，借以将自己超然于情绪烦恼之外。这对经常与患者交往的护士特别重要，一名优秀的护士无论面对如何危急的情况，都应保持理性、沉着和冷静的状态。

5）抵消作用：这是以某种象征性的活动或事情来抵消已经发生了的不愉快的事情，补偿心理上的不适与不安。例如，我们无意中做了对别人不礼貌的举动，赶快说一句："对不起"或"请原谅"，以抵消对不起别人的举动。

（2）不成熟的心理防御机制

1）否认：这是一种比较原始而简单的心理防御机，是指对已经发生但又让人不愉快的事情加以否定，就像根本没有发生一样，以此逃避心理上的不安和痛苦。由于否定作用是在潜意识中进行的，人们不但否认了事实，而且真正相信没有这个事实，这样有时会产生病态妄想。极端地否认作用，也是精神疾病患者常有的表现之一。

2）退化：当人们遇到挫折时，放弃已经习惯的成人方式，而恢复使用早期幼稚的方式去回避令人烦恼的现实，摆脱痛苦或满足自己的欲望，这就是退化现象。如经过死里逃生的车祸或大手术之后，虽然从医学观点看来身体已经复原，可患者往往不愿出院。这是因为患者刚经受过巨大挫折，害怕再负起成人的责任及承担随之而来的恐惧与不安，因而退化成孩子一样，表现出强烈的依赖。

3）曲解：指将客观事实作歪曲性的解释，以符合自己的内心需要。如“别人笑话他无能，他却认为这是别人嫉妒他的才干”，就是典型的例子。

4）幻想：是指个人遇到现实困难时，因无力处理这些问题，便以幻想的方法，使自己脱离现实，在幻想中处理心理上的困扰，让欲望得到满足。如男女青年在失恋后长久找不到合适的对象时，常幻想美丽的公主或白马王子来到了身边。但如果一个成年人经常采用这种方法来应付实际问题，则是人格不成熟甚至是精神疾病的表现。

5）转移：是当针对某一对象的情绪、欲望和态度，不可能被自己理智和社会所接受时，便在潜意识之中，把它转移到另一个可以替代者身上。如有些丈夫在外受气，回家打妻子，妻子打孩子，孩子踢小猫等，因为愤怒被转移，心境也就平静下来。

6）投射：通常是指将自己所不喜欢，或不能接受的性格、态度、意念或欲望，转移到别人身上或外部世界去。有些人自己有某种恶念或不良欲望，便坚信别人也有这些念头，以此保持心境的安宁。如“以小人之心度君子之腹”即可说明这种投射。在心理测验的投射性检查中，患者常可通过投射暴露自己真实的心理状态和欲望。这种检查可帮助医生找出患者心理的症结所在。

7）合理化：是指个体在遭受挫折或无法达成所追求的目标时，为了减轻自己的焦虑，维护自尊，“自圆其说”地寻找一些牵强附会的理由进行自我安慰。“阿Q精神”、“知足者常乐”、“酸葡萄心理”、“甜柠檬心理”等都是比较典型的例子。

8）反向：是指个体表现出来的外在行为与内在动机截然相反的心理防御机制。如爱咬手指的小孩为了怕妈妈看见后挨打，见到妈妈就把两手背在身后，并声明：妈妈，我没有咬手。这举动正说明他有很强的咬手动机。有的人对内心憎恨而伺机报复的对象非常温和、过分热情，正是他在无意中用反向作用去掩饰他的本质。这说明人的某些行为，如果过分的话，正表示他潜意识中可能有刚好相反的欲望。“此地无银三百两”就是一个典型例子。

不成熟的心理防御机制具有两面性。一方面，能在一定程度上起到缓解心理应激的作用，能够暂时地解除痛苦和不安。但另一方面，它有时也能起到一种使人逃避现实的消极作用，并不能解决现实问题。过于滥用，反而会使现实问题复杂化，甚至会使人陷入更大的挫折或冲突的情境之中，严重者还可能发展成为心理障碍。

考点：心理防御机制的表现形式

（二）有意识的应对——认知和行为

当个体面临应激情境，除通过无意识采用心理防御机制这种保护机制外，还有就是有意识地做出的应对。有积极和消极两种表现方式。

1．常见的积极应对方式

（1）投身社会公益事业：如中年丧子的夫妇热诚献身于儿童福利院的工作，经常捐款、捐物，照顾儿童，寻求精神寄托。

（2）发奋学习、努力工作，以优异的成绩来弥补精神上的创伤：如人们常说的“化悲痛为力量”，指的就是这种情况。

（3）积极参加与拓展业余爱好：受挫后外出旅游，通过游览大自然的美丽风光来达到“散心”的目的；通过听音乐、跳舞、打球等文体活动摆脱烦恼，减轻精神压力。

（4）寻求社会支持：如主动向亲朋好友、上级组织、心理工作者、社会工作者倾诉内心的苦衷，使得抑郁愤懑的情绪得以疏泄，获得外界的安慰与支持。

2．常见的消极应对方式

（1）压抑不良的情绪反应：对焦虑、悲伤、抑郁、愤怒等负性情绪，主动克制，喜怒不形于色，如所谓“男儿有泪不轻弹”等。不良情绪无法宣泄，过分地克制，将导致“能量蓄积”，有可能损害心身健康。

（2）搞迷信或参加宗教活动：通过求神拜佛、烧香磕头、驱魔赶鬼等来摆脱现实，祈求福运，免除灾难，缓解精神紧张。

（3）不良性行为：特别是在婚姻、恋爱中受挫或有严重的性创伤体验者，不思进取、浑噩度日，以滥交、嫖娼、卖淫等不良性行为，发泄内心的痛苦与不满。

（4）物质滥用：使用烟、酒、镇静麻醉剂等以消除心中的烦闷与忧愁。这些物质，特别是一些具有较强精神活性的物质，虽然可以一时使人摆脱烦恼，但“借酒消愁，愁更愁”，不但损害身体健康，而且有损心理健康，影响个体对问题的正确认知与判断处理，常会导致新的矛盾和挫折。

（5）直接攻击、报复行为：当矛盾无法解决时，个别人可置道德、法律于不顾，对产生挫折的人或物直接攻击或进行报复，这是一种最危险的应对方式。如恋爱受挫后，对恋爱对象威胁、殴打，甚至毁容、杀人等。

（6）自罚、自伤及自杀企图或行为：通过这种方式使别人让步或用以惩罚他人，有些人则以自杀作为精神上彻底解脱的手段。这是一种最不良的应对方式。

知识链接

国外学者关于应对策略的见解

麦可林（McLean）提出了处理应激的3个步骤：①降低应激源的强度；②维护健康的技巧；③缓冲应激对健康的危害。

弗朗纳瑞（Flannery）提出四种应对策略：①有自信心能控制应激源；②掌握所从事的任务，为长远的利益敢于牺牲眼前利益；③注意饮食营养，定期进行体育锻炼，放松；④利用社会支持。

第三节 心理应激与健康

案例

独来独往、我行我素的美女

王某，女，硕士研究生，公司职员。她工作能力强，模样俊俏，但经常独来独往，总是提防别人伤害自己，时常怀疑别人有特别动机。例如，工作中老是怀疑别人翻弄了她的资料；他人向她请教问题被认为是有意考查她；她要回娘家，婆婆特意给她准备些东西捎去，她却认为婆婆有意撵她走。平时，说话办事根本不考虑别人的喜怒哀乐，因此邻里、同事、婆媳之间经常吵架。最终，唯一信任她的丈夫也与之离婚。

思考：1. 王某的心理健康状况怎样？

2. 从心理健康标准的角度分析王某的问题主要出现在哪里？

一、健康与心理健康

（一）健康

1948年世界卫生组织（WHO）将健康定义为："健康不仅仅是没有疾病，而且是身体上、心理上和社会上的完好状态或完全安宁"。健康是个体在生理、心理和社会三个层面所获得的一种稳定、和谐和完善的状态。它表现在三个方面：①健康是人在生理、心理和社会等方面和谐和完善的状态；②健康必须是保持相对比较长时间的稳定状态；③健康是一种相对的状态。它是可以通过努力而加以改善的。

考点：健康的概念及表现

（二）心理健康

1．心理健康的概念 《简明不列颠百科全书》对心理健康的解释是"个体心理在本身及环境条件许可范围内所能达到的最佳功能状态，不是指绝对的十全十美的状态"。

1946年，第三届国际心理卫生大会给心理健康下的定义："所谓心理健康指在身体、智能以及情感上，在与他人的心理健康不相矛盾的范围内，将个人心境发展成最佳的状态"。

我国学者郭念峰认为，心理健康是指人的心理，即知、情、意活动的内在关系协调，心理的内容与客观世界保持统一，并据此促使人体内、外环境平衡和促使个体与社会环境相适应的状态，并由此不断地发展健全人格，提高生活质量，保持旺盛的精力和愉快情绪。

综上所述，心理健康指具有正常的认识能力、适宜的情绪体验、健全的人格、正确的自我意识及和谐的人际关系，是个体心理在自身及环境条件许可范围所能达到的最佳功能状态，而不是绝对的十全十美的状态。

考点：心理健康的概念

2．心理健康的标准 心理健康的标准是心理健康概念的具体化。国内外学者提出的心理健康标准尽管表述不一，但一般包括以下几个方面。

（1）正常的智力：智力是人一切活动的最基本要素，智力发育不全或阻滞属于心理障碍。智力落后者不能顺利完成社会化过程，他们的心理发展水平必然受到影响。

（2）健康的情绪：心理健康者能经常保持乐观、自信的心境，生活积极向上；善于调节和控制自己的情绪，使自己的情绪相对稳定；情绪反应强度与引起这种情绪的情境相符合，表现为当喜则喜，当悲则悲。

（3）良好的自控力：自控力是指人对自己的情绪、思维等心理活动的控制和调节能力。心理健康者，他的心理活动会十分自如，有合理的情绪反应，恰如其分的情感表达。

（4）完整的人格：完整的人格包括：①人格完整统一，无明显的缺陷和偏差；②具有正确的自我意识，能对自己作出恰当的自我评价，能体验到自我存在的价值，悦纳自己，不极度自恋也不极度自卑；③以积极进取的人生观作为人格的核心，并以此为中心把需要、动机、态度、理想、目标和行为统一起来。

（5）良好的社会交往能力：心理健康者应具有较强的交往能力，能分享、接受和给予爱及友谊，能尊敬、信任、关心和宽容他人，具有强大而有效的社会支持系统。

（6）良好的社会适应能力：心理健康者能正确地认识与接纳自我，能对自我进行自觉控制，正确地对待外界，主动适应现实和改造环境，能积极地应对困难，正确地看待挫折，保持心理的平衡与协调。

（7）心理行为与年龄特征相符：人在发展过程中必然要经历不同的年龄阶段，每个年龄阶段都具有该年龄段的行为与心理特点。心理健康者应具有与该年龄阶段多数人相一致的心理行为特征。

（8）良好的心理康复能力：在遭受精神打击和刺激后，从创伤中恢复到往常水平的能力，称为心理康复能力。人遭受挫折和心理创伤，往往会出现不同程度的情绪波动、行为改变、甚至出现某些躯体症状。但心理健康者恢复得较快，而且不留什么严重痕迹，再次回忆起这次创伤时往往表现得较为平静。

知识链接

心理亚健康

美国心理学家梅尔查斯将亚健康的心理表现归纳为：情绪低落、自卑、放任冲动、角色混乱四大特征。也有心理学家指出，现代人陷入心理亚健康状态的七大信号是：①焦虑感：烦恼不堪，焦躁不安，生气勃勃的外表下充满无奈；②罪恶感：自我冲突，自责、羞怯和内疚；③疲惫感：精疲力竭，颓废不振，厌倦；④烦乱感：感觉失序，一团糟；⑤无聊感：空虚，不知该做什么，不满足，但又不想去尝试；⑥无助感：孤立无援，人际关系如履薄冰；⑦无用感：缺乏自信，觉得自己毫无价值，有一种一无是处的感觉。

考点：心理健康的标准

二、心理应激与健康

（一）心理应激对健康的积极影响

1．适度的心理应激是个体成长和发展的必要条件　个体的成长发展主要取决于遗传与环境两个方面的相互作用。幼年时期的适度心理应激可促使其心理发育；青少年时期的心理应激经历可以提高个体在日后生活中的应对与适应能力。

2．适度的心理应激是维持正常心理和生理功能活动的必要条件　人的生理、心理和社会功能都需要环境刺激的存在。人离不开刺激，适当的刺激和心理应激有助于维持人的生理、心理和社会功能。如紧张的学习和工作使人变得聪明、机灵和熟练，大大增强了个体的生存、适应能力。缺乏刺激的单调状态超过一定时间限度，会出现幻觉、错觉和智力功能障碍。

（二）心理应激对健康的消极影响

强烈或持久的心理应激会损害人的健康。如突发灾难事件就是一种强烈的刺激，是“一种严重的生态学和心理社会学破坏”，它往往会大大超出受累群体的应对能力。遭遇灾难者常常伴有极其痛苦的内心体验，常常有震惊、愤怒、慌乱和无助的情绪表现。强烈或持久的心理应激往往给个体的健康带来如下消极影响。

1．直接引起生理和心理反应，使人出现身体不适与精神痛苦　强烈的心理刺激作用于体弱或应对能力差的人，便可发生如下情况：①急性心理应激状态。临床常见的有急性焦虑反应，表现为烦躁、过敏、厌食、腹部不适等；血管迷走反应，表现为虚弱、头晕、出汗等；过度换气综合征，表现为呼吸困难、窒息感、心悸等，甚至出现情绪性休克；②慢性心理应激状态。强度虽小但长期存在的心理应激常使个体出现头晕、疲惫、乏力、心悸、胸闷伴心率加快、血压升高等症状和体征，还可能出现各种神经症表现，情感性精神障碍和精神分裂样表现，并常常被医生忽略而久治不愈。

2．与其他因素共同作用引发心身疾病　心理应激是心理社会因素损害人的健康的一条重要途径。严重的心理应激引起个体过度的心理和生理反应，造成内环境的紊乱以及各器官、系统的协调失衡，使机体的抗病能力下降，体内受神经系统和内分泌系统支配和调节的器官和系统，在相关因素的共同作用下，发生器质性病变，发生心身疾病。

3．与其他因素共同作用引发精神疾病　心理应激是引发各种精神疾病的主要的原因之一。在有精神疾病家族史和神经系统及个性脆弱易感性的基础上，心理应激是最主要的引发因素，不可忽视。

4．加重已有的精神和躯体疾病　已患有各种疾病的个体，应对应激的能力较低，很容易加重原有的疾病或导致旧病的复发。如病情已得到控制的哮喘儿童在母亲离开后发作；冠心病患者在争执或激烈辩论时发生心肌梗死；高血压患者在工作压力增大时病情加重；癌症患者病情稳定后在应激作用下再次复发。

考点：心理应激对健康的影响

第四节　心身疾病

案例

永远的竞争者

某女，55岁，护士。自幼学习和体育成绩突出。工作和技术比武中处处争强好胜。如果在工作中稍稍比别人差，一定会加班加点地力争在下一次评比中超过别人。一次在运动会比赛中名列第二，便宣称自己在比赛时未尽全力，对方获胜没什么了不起，弄得对方很尴尬。生活中也处处要强，找对象时模样、学历要不比别人差，家庭布置、生活水准也要超过别人一截，在家里经常为打扫卫生而忙到半夜。工作生活风风火火，天天忙忙碌碌，难得清闲。对女儿的要求也非常严格，从小就给女儿灌输要争第一的思想，给女儿报名参加了几个艺术培训班，要女儿长大后全面超过自己。当得知自己患了冠心病后，认为自己是得了“文明病”、“富贵病”，也比别的病高一筹。

思考：1. 试从患者行为特征的角度分析冠心病和个体行为特征有何关系？

2. 针对该女士的病症和行为特点，应制定怎样的临床干预策略？

一、心身疾病的概念

心身疾病有广义和狭义之分。广义的心身疾病为“由心理社会因素引起的，持久的生理功能紊乱及其所致的器质性疾病”。狭义的心身疾病又称心理生理疾病，是指心理社会因素在发生、发展过程中起着重要作用的躯体器质性疾病。心理社会因素引起的机体躯体功能改变，根据应激源的强度和作用持续时间，可分为：①心身反应：是指机体在应激状态下所出现的一系列短暂反应，如心率加快、血压上升、骨骼肌张力增强或减弱等。当应激状态解除后，上述变化也随之消失；②心身障碍：应激源过强或持续时间过长，加上个体素质因素，使反应持续存在，出现了不伴有器质性改变的功能障碍；③心身疾病：应激源过强或作用过久，在个体素质基础上，使反应持续存在，并伴有组织、器官器质性变化。

考点：心身疾病的概念

二、心身疾病的发病机制

心身疾病是多种因素复合作用的结果，其发病机制比较复杂。综合国内外心身疾病的研究，主要有以下重要的理论学说。

（一）心理动力理论

心理动力理论重视潜意识心理冲突在心身疾病发生中的作用，认为个体特异的潜意识特征决定了心理冲突引起特定的心身疾病，未解决的潜意识冲突是导致心身疾病的主要原因。特殊的无意识的矛盾冲突情境，可以引起患者的焦虑及一系列无意识的防御性和退行性的心理反应。如果危险无法摆脱会导致相应的植物神经功能失调，一旦作用在相应的特殊器官和易患素质的个体身上，最终将产生器质性病理变化或心身疾病。例如，潜意识心理冲突在迷走神经功能亢进的基础上，可引起哮喘、溃疡病等，在交感神经亢进的基础上可造成原发性高血压、甲状腺功能亢进等。因而只要查明致病的潜意识心理冲突即可弄清楚发病机制。

（二）学习理论

行为学习理论对于心身疾病发病机理的解释：某些社会环境刺激引发个体习得性心理和生理反应，如情绪紧张、呼吸加快及血压升高等。由于个体素质上的问题，或特殊环境因素的强化，或通过泛化作用，使这些习得性心理和生理反应可被固定下来而演变成为症状和疾病。紧张性头痛、过度换气综合征、高血压等心身疾病早期症状的形成和发展过程，都可以由此作出解释。

心身疾病有一部分属于条件反射性学习，如哮喘儿童可因哮喘发作会获得父母的额外关爱而被强化。

（三）心理生物学理论

心理生物学的研究侧重于说明发病机制，重点说明心理因素通过何种生物学机制作用于何种状态的个体，导致何种疾病的发生。

根据心理生物学研究，从大体角度来看，心理神经中介途径、心理神经内分泌途径和心理神经免疫学途径，是心理社会因素造成心身疾病的三项形态学意义上的心理生理中介机制。由于心理社会因素对不同的人可能产生不同的生物学反应以及不同生物反应过程涉及不同的器官组织，因而不同的疾病可能存在不同的心理生理中介途径。

心理生理学研究也重视不同种类的心理社会因素，如紧张劳动和抑郁情绪，可能产生的不同心身反应过程。这方面也有许多研究证据，因而不同心身疾病的发生也可能与特定的心理社会因素有关。

心理生物学理论还重视心理社会因素在不同遗传素质个体上的致病性差异。高胃蛋白酶原血症的个体在心理因素作用下更可能产生消化性溃疡，从而确认个体素质上的易感性在疾病发生中的作用。

三、心身疾病的范围

心身疾病的范围很广，涉及临床各科。

（一）内科心身疾病

1．心血管系统　原发性高血压、冠心病、阵发性心动过速、心率过缓、期外收缩、神经性循环衰弱症等。

2．消化系统　胃溃疡、十二指肠溃疡、溃疡性结肠炎、过敏性结肠炎、贲门痉挛、习惯性便秘、直肠刺激综合征等。

3．神经系统　偏头痛、肌紧张性头痛、自主神经失调症、心因性知觉异常、慢性疲劳等。

4．内分泌代谢系统　甲状腺功能亢进、阿迪森病、甲状旁腺功能亢进、甲状旁腺功能低下、垂体功能低下、糖尿病、低血糖等。

（二）外科心身疾病

全身性肌肉痛、书写痉挛、外伤性神经症、过敏性膀胱炎、类风湿性关节炎等。

（三）妇科心身疾病

痛经、月经不调、经前期紧张症、功能性子宫出血、功能性不孕症、性欲减退、更年期综合征、心因性闭经等。

（四）儿科心身疾病

心因性发热、站立性调节障碍、继发性脐绞痛、神经性呕吐、夜间遗尿症、日间尿频、夜惊等。

（五）眼科心身疾病

原发性青光眼、中心性视网膜炎、眼肌疲劳、眼肌痉挛等。

（六）口腔科心身疾病

复发性慢性口腔溃疡、特发性舌痛症、口臭、唾液分泌异常、咀嚼肌痉挛等。

（七）耳鼻喉科心身疾病

美尼尔综合征、咽喉部异物感、耳鸣、晕车、口吃等。

（八）皮肤科心身疾病

神经性皮炎、皮肤瘙痒症、圆形脱发、全脱、多汗症、慢性荨麻疹、银屑病、湿疹、白癜风等。

（九）其他与心理因素有关的疾病　癌症、肥胖症等。

知识链接

心身疾病的患病率

目前门诊和住院患者中有1/3的心身疾病患者，人群中心身疾病的患病率达10%～60%，内科更高些，如内分泌科75.4%，心血管科60.3%，呼吸科55.6%，普通内科30.8%，皮肤科的比例达到26.6%（徐俊冕，1993）。部分城市统计表明，我国死亡率最高的前三位疾病都可归为心身疾病，分别为脑血管病、心脏疾病和恶性肿瘤，合计死亡率62.3%（卫生部1999）。

四、心身疾病的治疗原则

心身疾病的治疗包括躯体治疗、心理治疗、精神药物治疗及社会支持。首先应采取有效的躯体治疗，如采用抗酸剂治疗溃疡病，降压药治疗原发性高血压病等。躯体治疗需由有关临床各科医师进行，目的在于解除症状，促进康复，但大多数躯体治疗属于对症性治疗，如需要持久的疗效，减少复发，则应及时请临床心理治疗师会诊，配合心理治疗和精神药物治疗，护士也可进行一般性支持治疗和帮助患者争取到广泛的社会支持。

五、几种常见的心身疾病

（一）冠心病

冠状动脉粥样硬化性心脏病简称冠心病，是危害人类健康的常见病、多发病、高发病，也是被公认为循环系统主要的心身疾病，是成年人死亡的第一原因。

1．心理社会因素

（1）情绪因素：有的学者研究认为，急剧情绪变化或痛苦的反应可引起猝死，国内外文献报告在猝死死因中，多为心肌梗死。

（2）A型行为：冠心病患者的行为特征为A型行为类型。A型行为具有以下特点：争强好胜好争执，敏感而缺乏耐心，雄心勃勃，积极工作，而又急躁易怒，具有时间紧迫感和竞争敌对倾向等特征。B型行为者经常从容不迫，悠闲自得，容易满足，随遇而安，与世无争，无时间紧迫感。研究发现，A型行为者在整个观察期间冠心病总发生率以及各种临床症状包括心肌梗死、心绞痛等的出现率两倍于B型行为者。

（3）社会环境因素：心理社会环境因素在冠心病发病中起着重要作用。竞争日趋激烈、工作和生活节奏加快、情绪紧张、心理压力增大、个体需要与社会环境的矛盾冲突等。流行病学研究表明，冠心病发病率发达国家高于发展中国家，城市高于农村，脑力劳动者高于体力劳动者。近年日本有“劳累致死”的间断报道，认为在社会竞争中，除超负荷工作外，高度精神紧张是导致“猝死”的重要原因。在美国75%的人在心脏病发作前都有过度劳累及精力消耗历史，在紧张工作之际，血浆脂质明显升高。

（4）其他行为因素：行为因素除了A型行为是冠心病的行为危险因素外，还包括吸烟、缺乏运动、过食、肥胖及对社会适应不良等。

2．临床干预策略　在药物等临床治疗的基础上可选用有针对性的心理治疗及护理。首先是进行心理支持。其次是矫正A型行为，通过认知疗法、放松训练来进行，配合气功、生物反馈及音乐治疗等效果更好。再次是矫正不良行为，对吸烟、酗酒、过食、肥胖、缺乏运动等不良行为进行矫正。

考点： 与冠心病有关的心理社会因素及干预策略

（二）原发性高血压

原发性高血压是“最早被确认的心身疾病”。国际上称之为“无敌杀手”。

1．心理社会因素

（1）情绪因素：各类人际关系紧张、社会地位和职业改变、家庭矛盾、经济收入和居住困难等生活事件导致的强烈焦虑、恐惧、愤怒和敌意情绪等，均可引起血压升高。

（2）不良行为因素：原发性高血压发病与高盐饮食、超重、肥胖、缺少运动、大量吸烟、酗酒和生活不规律等因素有关。这些不良行为因素直接或间接受心理和环境因素影响。

（3）人格特征：一般认为原发性高血压患者的人格特征是易焦虑、易激动、行为带有冲动性、主观刻板、求全责备。A 型行为、神经质、过度焦虑、矛盾的压抑以及缺乏应对能力可能都与高血压发病有关。

（4）社会环境因素：社会结构变化、生活事件、社会环境及生活方式的变化，均与高血压的发生有关。一般情况是，城市高于农村、发达国家高于发展中国家、脑力劳动高于体力劳动、男性高于女性。另外有研究表明，精神紧张的应激职业，长期警觉、高标准、严要求的从业人员高血压发病率较高。

2．临床干预策略　药物疗法对原发性高血压有普遍有效，但对消除病因及诱发因素、巩固疗效、改善预后等方面，心理治疗有着不可替代的作用。在药物治疗的同时，积极配合心理治疗如认知疗法、生物反馈疗法、松弛疗法、运动疗法等，效果显著。

考点： 与原发性高血压有关的心理社会因素及干预策略

（三）消化性溃疡

1．心理社会因素

（1）生活事件：严重负性生活事件和重大的社会变革，如家庭矛盾、亲人丧亡、经济压力、失业、自然灾害、社会动乱、战争等造成的心理应激可导致溃疡病的发生或使原有病情加重。

（2）人格特点：邓巴总结的溃疡病患者的人格特点是工作认真负责，有较强的进取心，有强烈的依赖愿望，易怨恨、不满，常常压抑愤怒。采用艾森克人格问卷调查，发现溃疡病患者具有内向及神经质特点。Alp 等发现溃疡患者具有孤独、自负与焦虑、易抑郁等个性特点。

（3）情绪因素：应激状态下发生的焦虑和抑郁反应，是消化性溃疡病的重要原因。溃疡患者常伴有抑郁症状，抗抑郁治疗有效果。肩负责任重大，工作负担过重，存在恐惧、角色模糊等体验者，在多变的环境中，长期的情绪应激易导致胃肠功能障碍。

2．临床干预策略　在药物等临床治疗的基础上，切实有效的心理治疗对治疗溃疡病，预防溃疡病的复发和病情恶化起至关重要的作用。心理治疗包括一般心理支持和行为治疗，通过解释、鼓励、诱导、启发等心理疏导方法，帮助患者树立信心，科学地安排生活和饮食；情绪不稳定的患者给予精神安定剂，有严重抑郁情绪者给予抗抑郁剂。同时还应进行饮食疗法，并避免生活、工作过度紧张。

考点： 与消化性溃疡有关的心理社会因素及干预策略

（四）支气管哮喘

支气管哮喘的原因复杂且因人而异。现在已发现有许多不同的触发因素，除变态反应、感染和生化因素之外，心理社会因素也被认为起着始动作用。

1．心理社会因素

（1）情绪因素：情绪因素与过敏性抗原的联合作用是引发哮喘的重要原因，精神刺激是支气管哮喘发作的重要环节。情绪可以直接导致哮喘的发作，如过度焦虑、愤怒等均可导致哮喘的发作；长时间处于情绪压抑或焦虑状态，会诱发哮喘的发作。有研究发现，哮喘发作的情绪诱因，按其出现频度高低依次为：焦虑、愤怒、抑郁、恐惧、兴奋。

（2）人格特征：早年相关研究发现，支气管哮喘患者的主要人格特征是过度依赖、敏感易激动、易受暗示、希望被别人照顾、自我为中心、情绪不稳定及有神经质倾向。近年研究表明，哮喘患者没有单一的或统一的人格类型。

2．临床干预策略　在临床采取抗炎治疗等措施的基础上，应用心理支持疗法帮助患者及其家人获得与哮喘有关的知识，同时将系统脱敏法、生物反馈法、放松训练法分别或配合使用，其疗效显著。

考点： 与支气管哮喘有关的心理社会因素及干预策略

（五）恶性肿瘤

恶性肿瘤的发病与遗传、饮食、不良的生活方式、心理社会因素等诸多因素有关。研究显示，心理社会因素是癌症形成的重要影响因素之一。同样，恶性肿瘤患者的不良心理行为反应，也会严重影响病情的发展和患者的生存。

1．心理社会因素

（1）人格特征：恶性肿瘤与人格特征有一定的关系。盖伦（Galen）发现性格悲伤、忧郁的妇女比性格开朗乐观、自信者更易患乳腺癌。国外学者研究证实具有“C型性格”特征者恶性肿瘤的患病率较高。这种行为模式的人不善于表达自己的感受和疏泄自己的愤怒、怨恨、攻击、敌意等负性情绪，与他人过分合作，尽量回避各种冲突，原谅一些不该原谅的行为，常自感无所依靠、无能为力而处于情绪低沉、悲观和绝望状态。

（2）负性情绪：恶劣情绪是癌症发生的催化剂。抑郁、愤怒、不安全感等情绪反应，特别是抑郁情绪与癌症的关系最为密切。引起负性情绪的原因多是生活中的不良事件，如工作学习压力大、生活规律改变、家庭或社会人际关系不和、配偶死亡等。

（3）不良生活方式：吸烟、酗酒、不良的饮食习惯等，可使人易患恶性肿瘤。我国居民不良的饮食习惯导致患恶性肿瘤的区域性高发特点是：广东西江地区为鼻咽癌高发区；河南省林县为食管癌高发区；江苏启东和湖北江汉平原为肝癌高发区等。

2．临床干预策略　在临床采用手术、化疗和放疗等综合治疗手段的基础上，对恶性肿瘤患者进行心理干预可帮助患者树立起生活的信心，阻止癌细胞的生长和提高机体的免疫功能，延长患者的生命，提高其生存质量。除解除疼痛、心理支持外，以认知疗法、松弛疗法、音乐疗法等最为常用。

考点： 与恶性肿瘤有关的心理社会因素及干预策略

（六）糖尿病

糖尿病是一组由遗传、环境和免疫等综合原因所致的胰岛素绝对或相对不足而引起的代谢障碍，以具有明显异质性的慢性高血糖及其多种并发症为临床特征。

1．心理社会因素　糖尿病的发病与心理社会因素密切相关，紧张、焦虑和孤独等不良情绪，易紧张和竞争性强等个性特点是糖尿病的促发因素，而生活事件、社会地位、经济状况和文化习俗等社会因素与糖尿病的发病也有一定关系。

2．临床干预策略　心理干预是糖尿病治疗的重要辅助方法，对早期的 2 型糖尿病患者，单用心理干预也能起到稳定糖代谢的作用。在心理干预的各种方法中，以糖尿病教育、血糖察觉训练、认知行为治疗及生物反馈治疗最为常用。

考点：与糖尿病有关的心理社会因素及干预策略

（七）银屑病

银屑病又称牛皮癣。银屑病患者中 10% ～ 17% 有家族史，且环境因素、精神因素、感染及某些药物在银屑病的发生或复发过程中也起着重要作用。

1．心理社会因素　以 MMPI 和 EPQ 临床量表为指标研究银屑病患者的人格特征，发现银屑病患者具有高抑郁和内向性人格特征，他们多表现为内向、固执、交往困难、抑郁、敏感、紧张性高、过于自我控制、缺乏自信、与他人心理距离大、孤独等。另有研究发现，恐惧、焦虑是银屑病患者病前情绪状态的主要反应；抑郁先于皮损症状出现，与银屑病的发作有关；负性生活事件的频数和强度与本病发作呈正相关。

2．临床干预策略　由于患者承受极大的心理压力，故临床心理干预至关重要。除给予患者心理支持、减轻其焦虑及抑郁情绪外，还要调整患者的认知，使其正确认识疾病，解除误解和顾虑。

考点：与银屑病有关的心理社会因素及干预策略

小结	应激是个体“察觉”各种刺激对个体构成威胁时出现的生理、心理整体的反应，其结果可以是适应或适应不良。应激反应过程包括应激源、应激的中介机制、应激反应和应激的结果，其中中介机制是最关键的环节。 应对是个体对生活事件以及因生活事件而出现的自身不平衡状态所采取的认知和行为措施。心理防御机制是个体为了应对应激状态下的紧张情境，通过潜意识活动，去解脱烦恼、减轻内心不安，以恢复情绪平衡与稳定的各种心理策略。常见的成熟的心理防御机制有：升华、压抑、幽默、理智化、抵消作用；不成熟的心理防御机制有：否认、退化、曲解、幻想、转移、投射、合理化、反向等。 健康是个体在生理、心理和社会三个层面所获得的一种稳定、和谐和完善的状态。心理健康指具有正常的认识能力、适宜的情绪体验、健全的人格、正确的自我意识及和谐的人际关系，是个体心理在自身及环境条件许可范围所能达到的最佳功能状态。心理健康的标准有：正常的

小结	智力、健康的情绪、良好的自控力、完善的人格、良好的社会交往能力、良好的社会适应能力、心理行为与年龄特征相符、良好的心理康复能力。 心身疾病是指心理社会因素在发生、发展过程中起着重要作用的躯体器质性疾病。冠心病、原发性高血压、消化性溃疡、支气管哮喘、恶性肿瘤、糖尿病和银屑病等常见心身疾病均有其相应的心理社会因素和干预策略。

（贺　斌）

第五章　心理评估

学习目标	
学习目标	1. 熟记心理评估、心理测验的概念。 2. 阐述心理评估的功能、实施原则及注意事项。 3. 归纳心理评估的主要方法。 4. 熟记标准化心理测验的基本条件。 5. 说出常用的智力测验、人格测验和心理评定量表。

第一节　概　述

案例

刘师傅得了什么病?

刘师傅，61岁，一年前退休，有失落感，不能适应退休后生活。近半年常失眠、头痛，有时血压偏高。曾到各大医院检查，疑有脑血管硬化，体检血压偏高，神经系统未见异常。病人常为之着急、忧愁、焦虑不安，整天沉默不语，暗自叹息。怕自己哪天脑出血成了废人，连累家人。

思考：针对该患者的描述，除了进行各项生理指标评估外，还需要进行哪些方面的评估?

一、心理评估的概念

心理评估（psychological assessment）是应用心理学的理论和方法，对个体某一心理现象进行系统、全面、深入的客观描述。心理评估在心理学、医学、教育学、人力资源管理、军事和司法等部门有着十分广泛的用途。其中为临床医学目的所用时，便称为临床心理评估。

考点：心理评估的概念

二、心理评估的功能

心理评估在各个领域中的应用广泛，主要具有以下功能：

（一）通过评估单独或协助做出心理或医学诊断。

（二）指导制定心理障碍或医学疾病的防治措施，估计心理障碍或医学疾病的预后。

（三）作为判断心理咨询和心理治疗效果的指标。

（四）为司法鉴定提供必要的依据。

（五）预测个体未来成就，并作为人力资源部门选拔人才的方法。

（六）作为医护心理学研究的一种重要手段和方法。

三、心理评估的实施原则及注意事项

（一）实施原则

1．动态性原则　被评估者的心理活动随时受疾病进程和环境等因素的影响而不断变化，心理评估也必须因时而异，对被评估者的心理状态进行动态评估。

2．综合性原则　心理评估的工具（量表）都有局限性，不能将量表评估的结果绝对化，应根据被评估者所表现出的心理问题，结合其他方法和诊察结果进行综合评定。

（二）心理评估的注意事项

1．赢得被评估者认同　如果心理评估得不到被评估者的认可，只是被动作出反应，甚至有抵触情绪，其结果如何是可想而知的。所以测验前要向被评估者明确其意义，避免被评估者对评估产生误解，这样才能保证心理评估的结果真实、可靠。

2．保护被评估者隐私　无论以哪种方法进行评估，都可能涉及被评估者的隐私。评估人员必须严格遵守心理评估的职业道德，尊重被评估者的人格，保护好他们的个人资料。

3．确保施测环境　测验环境的好坏及各种条件是否一致会给测验结果带来一定影响。尽量选择安静清洁的场地，室内布置不应新奇华丽，以免分散被评估者的注意力。

四、心理评估的方法

（一）观察法

观察法是护理心理学的基本方法之一。在心理评估中，离不开对被评估者的观察，它是评估者获得信息的常用手段。

1．观察情景　一般来说，对行为进行观察可以在完全自然环境下，也可以在实验室情境下进行。在自然环境中，不改变或不干扰自然环境，研究者能观察到一些自然情况下发生的行为。而人类的某些行为必须在实验室观察下才能进行。例如，感觉剥夺实验即证明了外界的刺激对维持人的正常生存十分必要。

2．观察目标　在心理评估中，观察内容常常包括被评估者的仪表、体形、人际交往风格、言谈举止、注意力、兴趣、爱好、各种情境下的应对行为等。实际观察中，应根据观察目的、观察方法及观察的不同阶段选择目标行为。对每种准备观察的行为给予明确的定义，以便准确地观察和记录。

3．观察时间　包括确定观察期、观察次数、间隔时间和观察持续时间。一般情况每次观察的时间在 10 ～ 30 分钟。至于具体地确定观察时间、次数、间隔时间等，应根据目标行为出现的时间特点来确定。

4．观察记录　常因观察方法不同而采用不同的记录方法。一般情况下，定式观察有固定的记录程序和方法，只要严格遵循即可；非定式观察常采用描述性的记录方法，不仅要记录观察到的目标行为表现、频率，还要进行推理判断，例如记录“××× 用脚踢了小猫 3 次，显得很生气”。

5．行为观察法的注意事项　当不同的人观察同样的事件时，他们并不总是“看到”同样的事物。由于观察者本人的动机和预期可能会导致观察的错误。为了使行为观察法具有良好的客观性、准确性和科学性，观察者在观察时应注意以下几点事项：

（1）尽可能客观、完整和准确地观察事件或目标行为。

（2）在观察和评估过程中，观察者要经常意识到自己的“角色”，特别是自己的感觉和反应。

（3）观察者要控制自己，不对那些与目标行为关系不大的特殊行为和突发事件发生兴趣。

（4）对于与自己年龄和文化背景相差悬殊的人，观察者在分析结果时应尽量从被观察者角度而不是自己的角度去理解他们的行为。

（二）访谈法

访谈是收集信息、诊断评估和治疗干预的基本手段。作为临床沟通的专门技术，临床访谈与日常交谈有本质的差别。访谈的目标很明确，它的内容和方法都是围绕达到这个目标而组织的。

1．访谈分类　访谈法有三种方式，一种是结构式访谈。访谈者根据事先设计好的有固定格式的提纲进行提问，按相同的方式和顺序向受访者提出相同的问题，受访者从备选答案选择，填写在事先制好的表格里。具有省时、高效等特点，但过于程序化，易将相关信息遗漏、忽略。二是非结构式访谈，又称开放式访谈。访谈的内容和过程比较灵活，不固定问题的格式和顺序，访谈的气氛轻松，访谈者容易掌握受访者的内心体验，但该方法话题较松散、费时，容易在访谈中顾此失彼。三是半结构式访谈。这种方法有主题的限制，但无严格的提问顺序，此方法具有以上两种方法的优点，又能较好地克服不足和缺点，是近来应用较多的一种访谈方法。

2．访谈内容　访谈内容非常广泛，根据访谈目的的不同，访谈的内容应有所侧重，如收集资料性访谈、诊断性访谈和征询意见性访谈等。有些临床工作者为了弥补观察法和访谈法的不足，发展了一种半定式的方法，访谈者可根据自己的需要编制半定式访谈检查表。Gart．Gmarntat 认为，一个有关疾病病史的半定式访谈至少应包括以下几个方面。

（1）有关障碍（问题）的情况：对问题的描述、强度和时间长度、首发情况、以前的处置、发生频率的变化、为解决问题做了什么、诱因及其结果、正规处理等。

（2）家庭背景：经济水平、文化背景、父母职业、父母目前健康状况、情绪和疾病史、家庭关系、生长地（城市 / 农村）、家族结构等。

（3）个人史：按年龄特点有选择性地进行。①学龄前儿童：发展历程、早期疾病情况、家庭气氛、大小便训练、与父母接触的密切程度；②学龄儿童：学校适应情况、同学关系、学业成绩、与父母的关系、爱好 / 活动 / 兴趣、生活变化；③青少年：除了包括上述儿童的情况外，还应调查是否出现有关法律、性、药物依赖行为，以及出现这些行为的时间，还要了解青春发育期的反应；④成年和中年：专业和职业、婚姻、人际关系、疾病和情绪变化史、生活目标的满意度、与父母的关系；⑤老年：疾病史、对能力下降的反应、自我完整性、经济收入的稳定性。

（4）其他：自我概念（喜欢或厌恶）、躯体化症状、幸福和悲伤事件的记忆（最早记忆引起愉快和悲伤的事件）、害怕（值得注意的梦和再现的梦）。

根据如上内容，使用者可以自编一些问题，对被访者的情况进行评估。例如，评估被访者的心理问题，可设计如下提问内容：①你现在有哪些问题和麻烦？②在这些问题中，哪个问题对你影响最大，有什么影响？③这些问题是从什么时候开始出现的，通常在什么情况下发生？④这些问题经常发生吗？⑤这些问题发生后还经常变化吗？⑥发生这些问题时，你通常怎样处理？

在一般问题和疾病史访谈后，根据需要，可对心理（精神）状况进行检查，主要包括感知觉障碍、思维障碍、记忆、注意、智力、定向力、自知力、情绪表现、行为方式及仪表等。

3．访谈技巧和策略

（1）建立良好的信任关系：访谈能否成功很大程度上取决于访谈者与被访者之间建立的良好关系，访谈者要努力营造一个融洽的氛围，使被访谈者感到交谈是安全和被尊重、被理解的。

（2）倾听：良好的倾听技术是一门艺术，在访谈中最为重要。一名优良的倾听者不但在访谈中注意到被访者说了“什么”，而且还通过他们的声音、表情和姿势注意到被访者“如何”说；通过被访者所讲述的内容中能察觉到他们尚未说出来的感觉和问题。在访谈中耐心、专注、诚恳地倾听是决定访谈是否取得成效的关键。

（3）提问：提问时语音轻柔，诱导启发被访者的话题，要使用被访者易于理解的简洁语言，避免使用双关语、专业术语和模棱两可的语言。避免使用引导式提问（当你得知生病后是不是很紧张？）和问句式提问（你紧张吗？），而应使用中性词（当你得知生病后的第一感觉是什么？）。

（4）避免偏离主题：围绕访谈主题展开交谈，避免访谈者和被访谈者之间毫无目的、漫无边际地交谈。如果出现跑题时，应及时巧妙地回到主题，以保证访谈顺利进行。

（5）记录：访谈一般不做笔记，为避免遗忘，可记录关键要点，如有影响便立即停止记录。如果被访者声明不许记录，应尊重被访者意愿。如果是为了教学和研究目的，需要对访谈进行录像或录音，一定要先征得对方的同意方可进行。

（三）心理测验

在心理评估中，心理测验占有十分重要的地位。了解一个人的方式有很多，如观察法、访谈法、了解周围人对他的评价等。但这些都不能取代心理测验的作用。因为心理测验可以对心理现象的某些特定方面进行系统评定，并且心理测验一般遵循标准化、数量化的原则，避免了一些主观因素的影响。虽然心理测验是目前比较客观的一种心理评估形式，但我们切不可夸大其作用，更不可随便滥用心理测验，而应在一定范围内结合其他资料正确发挥测验适当而有效的作用。

考点：心理评估的主要方法

第二节　心理测验

案例

心理测验在临床中的应用

某男，45 岁，因头痛、胸闷、心慌、胃部不适、失眠等症状前来就诊，经过各项仪器检查、实验室检查均未见异常，建议进行 SCL-90 测验。

测验结果　总分：176；阳性项目数 50；阳性症状均分：2.75；阳性项目因子如下：躯体化：2.84；抑郁：3.3；焦虑：3.15；偏执：2.1。

思考：1. 根据测验结果，分析此患者存在哪些症状？

2. 此患者人格中存在什么问题，对疾病产生什么样的影响？

一、心理测验的概念

在标准的情境下，对个人行为样本进行客观分析和描述的一类方法称为心理测验。

考点：心理测验的概念

二、常用心理测验的分类

在临床工作中，目前常用的心理测验不过百余种，通常按其目的和功能可分为能力测验、人格测验、神经心理测验、症状评定和职业咨询测验等。

（一）能力测验

能力测验包括智力测验、发展量表和特殊能力测验等，是心理测验的一个重要门类。常用的智力量表有韦克斯勒幼儿、儿童和成人智力量表；比奈—西蒙智力量表；适用于 3 岁以下的发展量表有格赛尔（Gesell）和贝利（Bayley）量表等。此外，还有以测查人的特种能力的测验，如绘画、音乐、手工等能力测验。

（二）人格测验

人格测验用于评定被试的性格、气质、情绪、动机、兴趣、态度和价值观等人格方面的特点。如卡特尔 16 项人格问卷、艾森克个性问卷等。有的用于测验个体的病理性人格特点，如 MMPI 等。

（三）神经心理测验

神经心理测验用于评估正常人和脑损伤患者脑功能状态的心理测验，在脑功能的诊断及脑损伤的康复与疗效评估方面发挥重要的作用。

（四）症状评定

症状评定是对自己主观感受和他人行为的客观观察进行量化描述的方法。此类量表种类和数目繁多，最早始于精神科临床，以后推广到其他广泛的临床和研究领域。

（五）职业咨询测验

常用的测验有职业兴趣问卷、性向测验和特殊能力测验等，人格和智力测验也常与这些测验联用，使评估结果更为全面。

三、标准化心理测验的基本条件

只有通过一套标准程序建立测验内容，制定评分标准，固定实施方法，而且具备主要的心理测量学技术指标，并达到了国际上公认的水平，才能称为标准化测验。标准化测验主要技术指标包括：

（一）常模

所谓常模是指某种心理测验在某一人群中测查结果的标准量数，即提供一个可比较的标准。某个人在某项测验的结果只有与这一标准比较，才能确定测验结果的实际意义。常模的形式主要有以下几种：均数、标准分、百分位、划界分、比率（或商数）等。

（二）信度

信度又称可靠度，指的是测量的一致性程度。一个好的测量工具必须稳定可靠，即多次测量的结果要保持一致，否则便不可信。信度检验结果用信度系数表示，其数值在 -1 ～ +1 之间。绝对值越接近 1.0，表明误差越小，测验结果越可靠；绝对值越接近 0，表明误差越大，测验结果越不可靠。通常信度检验有以下几种：重测信度、分半信度和正副本相关。

（三）效度

效度指测验结果的有效性、正确性，即某种测验是否测查到所要测查的内容？在何种程度上测查了所要测查的内容？如一个智力测验，若测验结果表明的确测出了被试者的智力，而且测准了被试者智力水平，那么这个测验的效度就好，反之则不好。通常效度检验有以下几种：内容关联效度、效标关联效度和结构关联效度。

考点：标准化心理测验的条件

四、常用心理测验介绍

（一）智力测验

1．智力测验　智力是一般能力的综合。智力测验是评估个体一般能力的方法，它是根据有关智力概念和智力理论经标准化过程编制而成。智力测验在临床上用途很广，不仅在研究智力水平，而且在研究其他病理情况（如神经心理）时都是不可缺少的工具。

2．智商（IQ）是智力测验结果的量化单位，是衡量个体智力发展水平的一种指标。

智商的计算方法有如下两种：

（1）比率智商：比率智商（ratio，IQ）最初由 Terman 提出，计算方法是 $IQ = MA/CA \times 100$。公式中 MA 为智龄，指智力所达到的年龄水平，即在智力测验上取得的成绩；CA 为实龄，指测验时的实际年龄；设定 MA 与 CA 相等时为 100。例如，某儿童智力测验的 MA 为 10，而他的 CA 为 8，那么他的 IQ 为 125，说明该儿童比同龄儿童的平均能力高。比率智商有其一定的局限性，它不能应用于实龄为 16 岁以上的成人。这是因为人们的实际年龄与年俱增，而智力年龄并不是与年俱增，特别是到了一定年龄以后会产生稳定不前甚至下降的趋势，这样就会降低智力商数，而不能正确地反映出实际的智力水平。所以有人提出将公式中的实际年龄限制在 15 岁或 16 岁。

（2）离差智商：为了解决上述问题，韦克斯勒提出离差智商（deviation，IQ），它是用统计学中的均数和标准差计算出来的，表示被测验对象的成绩偏离同年龄组平均成绩的距离（以标准差为单位）。每个年龄组 IQ 的均值为 100，标准差为 15。这是依据测验分数的常态分配来确定的。计算公式是：IQ=15（X–M）/SD+100。公式中X为某人实得分数，M为某人所在年龄组的平均分数，SD为该年龄组分数的标准差。因此，韦克斯勒智力量表中的IQ实际上不是一个商数。当被测验对象的IQ为100时，表示他属于中等智力；如IQ为115，他便高于一般人的智力一个标准差，为中上智力水平；相反，如IQ是85，表示他低于一般人的智力一个标准差，为中下智力水平。离差智商克服了比率智商计算受年龄限制的缺点，已成为通用的智商计算方法。

3．智商与智力等级的关系　目前智力主要采用IQ分级方法，这也是国际常用的分级方法。智商与智力等级的关系（表5-1）。

表5-1　智力水平的等级名称与划分（按智商值划分）

智力等级名称	韦氏量表（S=15）	斯坦福～比奈量表（S=16）
极优秀	130以上	132以上
优秀	120～129	123～131
中上	110～119	111～122
中等（平常）	90～109	90～110
中下	80～89	79～89
边缘（临界）	70～79	68～78
轻度智力缺损	55～69	52～67
中度智力缺损	40～54	36～51
重度智力缺损	25～39	20～35
极重度智力缺损	＜25	＜20

4．常用智力测验量表

（1）比奈量表：1905年法国人比奈（Binet A,）和西蒙（Simon T,）编制出了比奈智力量表（B—S），这是世界上第一个智力量表。此量表自发表以来，经过了多次修订，其中最著名的修订版是美国斯坦福大学Terman教授修订的“斯坦福—比奈量表”。我国目前正式使用的比奈量表是1981年北京大学吴天敏教授第三次修订的《中国比奈测验量表》，该量表适用年龄为2～18岁。整个量表共51道题，每岁三个试题。该量表使用起来比较方便，用时较短。

（2）韦氏量表：该量表由美国大卫·韦克斯勒所编制。共有三套量表，即韦氏成人量表，适用于16岁以上的成人；韦氏儿童量表，适用于6～16岁儿童；韦氏幼儿量表，适用于4～6.5岁幼儿。这三套智力测验是目前国际心理学界和医学界公认的最具权威性的智力测验工具。

其中，中国韦氏成人量表和中国韦氏幼儿量表由龚耀先教授修订完成，中国韦氏儿童量表由张厚粲教授修订完成。这三套量表均属于个别测验。

（二）人格测验

人格测验多达数百种，由于所依据的人格理论不同，其采用的方法也有所不同。但总的来说，主要分为两大类：一类是结构明确的自陈量表，另一类为没有结构的投射量表。由于投射技术的实施、记分和结果解释太过复杂，非专业心理测试人员很难准确掌握，故这里仅介绍几种常用的自陈量表。

1．艾森克人格问卷（EPQ）　艾森克人格问卷是由英国心理学家艾森克夫妇共同编制的。目前含四个分量表的EPQ是1975年形成的，在国际上被广为采用，它有成人问卷和青少年问卷两种。国内1983年由龚耀先教授主持修订制定了儿童和成人两套全国常模，成人问卷（适用于16岁以上）和儿童问卷（适用于7～15岁儿童）均为88个项目。与此同时，北京大学的陈仲庚教授也建立了EPQ的成人北京常模，其修订的EPQ有85个项目。

EPQ由三个人格维度和一个效度量表组成。

E量表：外向—内向。分数高表示人格外向，如好交际、渴望刺激和冒险、情感易冲动等。分数低表示人格内向，如好静、富于内省、不喜欢刺激、喜欢有秩序的生活方式等。

N量表：神经质。测试情绪稳定性。分数高表示焦虑、忧心忡忡、常郁郁不乐，有较强烈的情绪反应，甚至出现不够理智的行为。低分则表示情绪反应一般弱而迟钝，表现稳定。

P量表：精神质。并非指精神病，它在所有人身上都存在，只是程度不同。但如某人表现出明显高分，则易发展成行为异常，例如孤独、不关心他人，难以适应外部环境，不近人情，与别人不友好，喜欢寻衅搅扰，喜欢干奇特的事情，并且不顾危险。

L量表：测定被试的掩饰、假托或自身隐蔽，或者测定其朴实、幼稚水平。在国外，高分表明掩饰、隐瞒，但在我国L分高的意义仍未明了，但如果此分过高，则证明此次测验的可靠性较差。

考点：艾森克人格问卷（EPQ）的组成及使用

2．明尼苏达多项人格调查表（MMPI）　明尼苏达多项人格测验最初是为了调查精神病患者病前个性特征而编制的，后经过不断的修订，发展成为人格量表。

MMPI共包括566个自我报告形式的题目，其中1～399题是与临床有关的，其他属于一些研究量表，在临床工作中，MMPI常用4个效度量表（包括疑问、说谎、诈病、校正）和10个临床量表（包括疑病、抑郁、癔症、精神病态、性向、偏执、精神衰弱、精神分裂、轻躁狂、社会内向）。MMPI在临床中的作用主要是协助医生了解患者的精神状态及病情的轻重。在实际应用中也可以作为对正常人群的心理卫生评估和人格特征研究。

知识链接

洛夏测验

洛夏测验是现代心理测验中最主要的投射测验，也是研究人格的一种重要方法。

洛夏测验的材料为10张墨迹图，有5张全为黑色的，2张是黑色和红色的，其余3张是彩色的。测试时将10张图片按顺序一张一张地交到受试者手中，要他说出从图中看到了什么。看完10张图后，再从头对每一回答都询问一遍，问他看到的是指图的整体或图的哪一部分，问他为什么说这些部位像他所说的内容。然后进行结果分析和评分。

洛夏测验在临床上是一个很有价值的测验，但其记分和解释方法复杂，经验性成分多，主试需要长期的训练和经验积累才能逐渐正确掌握。

3．卡特尔16种人格因素问卷（16PF）　卡特尔16种人格因素问卷是卡特尔（Cattell RB）根据人格特质学说，采用因素分析法编制而成。16PF有187个题目构成，可对人的16种人格特质进行测量。可作为了解心理障碍的个性原因及心身疾病诊断的重要手段之一，对人才的选拔和培养也具有参考价值。该量表适用于16岁以上的成年人，是临床常用量表之一。

（三）评定量表

1．症状评定量表（SCL–90）　由90个反映常见心理症状的项目组成，主要包含感觉、情绪、思维、人际关系、生活习惯等内容。通过该测验的结果可以初步反映被试有无各种心理症状及其严重程度。每个项目均采用五级评分制，分别是“没有、很轻、中等、偏重、严重”，由被试根据自己最近一周的情况和体会对各项目选择恰当地评分。

10个因子的定义、项目数及其含义：①躯体化：共12项，主要反映主观的身体不舒适感；②强迫：共10项，主要反映强迫症状；③人际关系敏感：共9项，主要反映个人的不自在感和自卑感；④抑郁：共13项，主要反映抑郁症状；⑤焦虑：共10项，主要反映焦虑症状；⑥敌意：共6项，主要反映敌对表现；⑦恐怖：共7项，主要反映恐怖症状；⑧妄想：共6项，主要反映猜疑和关系妄想等精神症状；⑨精神病性：共10项，主要反映幻听、被控制感等精神分裂症症状；⑩附加项：共6项，主要反映睡眠和饮食情况。

SCL-90因子分和总分的解释：根据全国常模结果，如果总分超过160分，或阳性项目数超过43项，或任一因子分超过2分，可考虑筛查阳性，需进一步检查。

考点：症状评定量表（SCL-90）的使用

2．抑郁自评量表（SDS）　抑郁自评量表由20项与抑郁有关的条目组成。能全面、准确、迅速地反映被试抑郁状态的有关症状及其严重程度和变化情况。适用于有抑郁症状的成人，也可用于流行病学调查。

评分：SDS共有20个评定项目，每个项目采用1～4级计分法，即按A：很少有（无）；B：有时有（轻度）；C：大部分时间有（中度）；D：绝大部分时间有（重度）4个级别计分。其中2、5、6、11、12、14、16、17、18、20项目为反评题，按4～1计分。把20题的得分相加得总粗分，总粗分乘以1.25后所得的整数部分为标准分。一般认为标准分小于50分为无抑郁；50～59分为轻度抑郁；60～69分为中度抑郁；大于等于70分为重度抑郁。

考点：抑郁自评量表（SDS）的使用

3．焦虑自评量表（SAS）　从量表构造形式到具体评定方法，都与抑郁自评量表（SDS）十分相似，用于评定焦虑患者的主观感受。SAS共有20个评定项目，每个项目采用1～4级计分法，即按A：很少有（无）；B：有时有（轻度）；C：大部分时间有（中度）；D：绝大部分时间有（重度）4个级别计分，其中5、9、13、17、19项目为反评题，按4～1计分。20个项目得分累计即为焦虑总粗分；用粗分乘以1.25后取整数部分为标准分。按照中国常模结果，SAS标准分的分界值为50分，小于50分无焦虑；50～59分为轻度焦虑；60～69分为中度焦虑；70分以上为重度焦虑。

考点：焦虑自评量表（SAS）的使用

4．生活事件量表（LES）　生活事件量表有多个版本。目前较多使用的是按正、负事件计分的量表，如国内杨德森、张亚林编制的生活事件量表。该量表由48条我国常见的生活事件组成，包括三个方面的问题。家庭生活方面（28条）、工作学习方面（13条），社交及其他方面（7条），另外有2条空白项目，供填写被试已经经历而表中并未列出的某些事件。

LES是自评量表，由受试者自己填写。填写者须仔细阅读和领会指导语，然后逐条一一过目。根据调查者的要求，将某一时间范围（通常为一年内）的事件记录。对于表上已列出但并未经历的事件应一一注明“未经历”，不留空白，以防遗漏。然后，由被试根据自身的实际感受而不是按常理或伦理观念去判断那些经历过的事件对本人来说是好事或是坏事，影响程度如何，影响持续的时间有多久。影响程度分为5级，从毫无影响到影响极重分别记0、1、2、3、4分。影响持续时间分三月内、半年内、一年内、一年以上共4个等级，分别记1、2、3、4分。按计算方法，分别得出单项事件刺激量、正性事件刺激量、负性事件刺激量、生活事件总刺激量等项指标。

生活事件刺激量越高反映个体承受的精神压力越大。负性事件刺激量的分值越高对心身健康的影响越大，正性事件的意义尚待进一步的研究。

5．A型行为类型评定量表　关于A型行为类型评定量表有很多个版本，这里我们介绍国内张伯源主持修订的，适合我国特点的A型行为类型评定量表。

该问卷由60个题目组成，包括三部分：“TH”（time hurry）25题，反映时间匆忙感、时间紧迫感和做事快等特征；“CH”（competitive，hostility）25题，反映争强好胜、敌意和缺乏耐心等特征；“L”（lie）10题，为回答真实性检测题。由被试根据自己的实际情况填写。每一题目后，符合答“是”，不符合回答“否”。

评分指标及其意义：

L分：将该10题累加即是L分。若大于或等于7，反映回答不真实，答卷无效。

TH分：将该25题分数累加即得TH分。

CH分：将该25题分数累加即得CH分。

行为总分：将TH分与CH分相加，即得行为总分。

行为总分高于36分时，视为具有A型行为特征；

行为总分在28～35分时，视为中间偏A型行为特征；

行为总分低于18分时，视为具有B型行为特征；

行为总分在19～26分时，视为中间偏B型行为特征；

行为总分为27分时视为极端中间型。

小结	心理评估是运用多种方法所获得的信息，对个体某一心理现象进行系统、全面、深入地客观描述。心理评估的方法主要包括：观察法、访谈法和心理测验。 心理测验是指在标准的情境下，对个人行为样本进行客观分析和描述的一类方法。标准化心理测验的基本条件有常模、信度和效度。智商有比率智商和离差智商两种计算方法。常用的智力测验量表包括比奈量表、韦氏量表。常用人格测验包括艾森克人格问卷（EPQ）、明尼苏达多项人格调查表（MMPI）、卡特尔16种人格因素问卷等。常用的评定量表包括症状评定量表（SCL-90）、抑郁自评量表（SDS）、焦虑自评量表（SAS）、生活事件量表（LES）、A型行为类型评定量表等。

（侯雪艳）

第六章　心理咨询与心理治疗

学习目标

1. 解释心理咨询、心理治疗及心理危机的概念。
2. 说出心理咨询和心理治疗的基本原则和基本过程。
3. 说出心理咨询的类型及基本技巧。
4. 熟记支持疗法、精神分析疗法、行为疗法、以人为中心疗法、认知疗法的基本理论、技术及适应证。
5. 知道森田疗法、暗示疗法及音乐疗法。
6. 熟记心理危机干预的步骤及具体措施。

第一节　概　述

案例

想离婚的女士

张女士，48 岁，十年来因丈夫外遇，夫妻感情不和，总想离婚，但又总舍不得孩子，怕丢面子。来心理咨询时问心理咨询师，该离婚还是不离好？

思考：1. 如果你是心理咨询师，你应该怎样对待来访者的问题？

2. 在心理咨询工作中应遵循哪些原则？

一、心理咨询与心理治疗的概念

心理咨询（psychological counseling）与心理治疗（psychotherapy）的定义至今为止无公认的定义，一般来说，心理咨询是咨询师运用心理学的有关理论与方法，通过特殊的人际关系，协助来访者解决心理问题，增进心身健康，提高适应能力，促进个性发展与潜能发挥的过程。简单来说心理咨询是咨询师协助求助者解决各类心理问题的过程。心理治疗又称精神治疗，是以一定的理论体系为指导，以良好的医患关系为基础，应用心理学的方法，影响或改变患者的感受、认识、情绪或行为，调整个体与环境之间的平衡，从而达到治疗目的。心理治疗实际上是心理治疗师对求助者的心理与行为问题进行矫治的过程。

考点：心理咨询和心理治疗的概念

二、心理咨询与心理治疗的关系

心理治疗与心理咨询的关系非常密切。在中国，许多心理咨询门诊实际上也在进行心理治疗的工作，心理咨询似乎与心理治疗同义。在国外，虽然心理咨询与心理治疗有不同名称，帮助者与求助者也有不同称谓，但人们对心理咨询与心理治疗之间有无不同，仍有争议。由于心理咨询和心理治疗在临床实践中常常交互使用，有时也被混为一谈，在实际应用过程中难以区分。

（一）心理咨询与心理治疗的相同点

1．两者都是强调在良好的人际关系氛围中，运用心理学方法解决心理方面的问题。

2．两者所依据的理论和方法是一致的，各种理论和心理疗法在心理咨询和治疗中都是通用的。

3．心理咨询和心理治疗所遵循的原则是一致的，比如，尊重、保密、中立等基本原则在这两种工作中都必须遵循。对从业者的工作态度和职业道德也有同样的要求。

所以心理咨询和心理治疗不能完全分开，即使有差异，也是非本质的。

（二）心理咨询与心理治疗的不同点见表 6-1。

表 6-1　心理咨询与心理治疗的区别

	心理咨询	心理治疗
工作对象	可称来访者，在适应和发展方面遇到困难的正常人	可称患者，主要为精神病、神经症、心身疾病、心理障碍等患者
工作任务	人际关系、学习、升学、婚姻等一般性心理问题	人格障碍、行为障碍、心身疾病、性变态等
工作方式	强调教育与发展	强调人格的改造和行为的矫正
工作时间	费时较短，一次至数次	费时较长，数周至数年

三、心理咨询与心理治疗的基本过程

心理咨询与心理治疗的基本过程大体相同。

（一）心理诊断阶段

这是心理咨询与心理治疗的开始阶段。在这一阶段，收集与来访者以及与其问题有关的资料，然后根据所收集的资料进行分析评估并进一步诊断，再将诊断的信息反馈给来访者，使来访者得以证实或肯定，并使其能够作出进一步的决定，以考虑是否继续进行治疗。如果确定进行治疗则进一步确定咨询协议。

（二）帮助和改变阶段

这一阶段是心理咨询与心理治疗中的重要阶段。通过分析讨论，咨询师和来访者共同制订咨询或治疗方案，包括确定治疗目标、选择治疗的方法等，然后按照制订的方案来实施具体的咨询或治疗。如果出现新的问题或效果不明显，则应分析原因，或选择其他治疗方法，或重新确立目标，选择新的实施方案。在这个过程中，治疗效果好坏与咨询师本身的咨询或治疗技巧有很大的关系。

（三）结束阶段

在这一阶段，咨询师要向来访者指出他在治疗中取得的成绩和进步，并向其指出还有哪些应注意的问题。咨询师还要帮助来访者重新回顾治疗要点，检查治疗目标实现的情况，进一步巩固治疗所取得的成果。如果有可能，还可将来访者在治疗中提高的对某一事物的认识扩散到其他事物，帮助来访者真正掌握治疗中习得的心得，以便在日后脱离了咨询师仍可自己应付周围环境，自己做自己的咨询师。

考点：心理咨询和心理治疗的基本过程

四、心理咨询与心理治疗的原则

（一）良好的医患关系原则

这是心理治疗一个重要的条件。来访者对医生必须要有信任感和权威感，才能够接受医生提供的各种信息，建立治疗动机，并能无保留的倾诉个人心理问题的细节，为医生的准确诊断及设计、修正治疗方案提供可靠的依据，同时医生向来访者提出的各种治疗要求也能得到遵守和认真执行，这时候医生才能对患者进行治疗。在治疗过程中，能否建立良好的医患关系，主要责任在于医生这一方面，这是检验心理医生是否成熟称职的重要条件。

（二）保密原则

心理咨询和心理治疗往往涉及来访者的各种隐私，给来访者带来很大的压力，有些隐私会损害到来访者的自尊，甚至会危及其生存问题，所以要坚持保密原则，不得将来访者具体材料公布于众，即使在教学或学术交流中不得不详细介绍患者的材料时，也应隐其真实的身份。这同时也是为了维护心理治疗本身的声誉及权威性。

（三）计划原则

在心理治疗过程中应根据来访者的具体资料，事先设计治疗程序，包括方法的选择、时间的安排、疗程、目标等，并预测治疗中可能出现的变化及准备采取的对策。在治疗过程中，应详细记录各种变化，形成完整的病案资料。

（四）针对原则

心理治疗方法目前有很多种，每一种心理疗法都有一定的适应证。采用何种心理疗法应根据来访者存在的具体问题及医生本身擅长的方法、设备条件等，有针对性选择一种或几种治疗方法。针对性是取得疗效的必要保证。

（五）综合原则

有些心理疾病除了进行心理治疗外，同时也应结合药物疗法。比如抑郁症，强迫症等进行心理治疗时，应不排除一定的药物疗法。此外，各种治疗方法的综合使用，也有利于取得良好的疗效。

（六）灵活原则

在心理治疗中，医生应密切注意来访者的心身变化过程，随时根据新的情况，新的需要变更治疗程序及方法。

（七）中立原则

咨询者应对来访者谈话中涉及的道德问题保持中立，不作评判，对来访者的生活言行也不宜批评和指责。心理咨询和治疗的目的主要是帮助来访者自我成长，在咨询和治疗过程中治疗者不能为来访者做任何选择，要让来访者自己作出决定。

（八）回避原则

心理咨询和治疗中往往涉及个人隐私，交谈十分深入，因此不宜在熟人之间做此项工作，亲人和熟人应在治疗中回避。

考点：心理咨询和心理治疗的原则

第二节　心理咨询

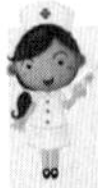

案例

想家的男生

陈某，男，19岁，某医学院大一学生。刚到大学，感到很兴奋，很自豪，但没多久，他就开始想家了。觉得在学校没意思，住宿条件差，老师讲课也没有什么吸引人的地方。同学之间似乎很冷漠，互相没有什么关照，更没有人关心自己，什么事情都要自己做。最近总是失眠，感到大学生活很没意思，整日闷闷不乐。他对心理咨询老师说，在家里都是父母照顾，自己从来没有离开过父母，真想退学算了。

思考：1. 作为心理咨询人员，你该怎样对待来访者？

2. 在咨询过程中，如何使用倾听技术？需要注意哪些问题？

一、心理咨询的对象

心理咨询面对的主要是有心理问题的正常人。工作的对象主要分为三大类：一是精神正常，但遇到了与心理有关的现实问题并寻求帮助的人群；二是精神正常，但心理健康出现问题并寻求帮助的人群；三是特殊对象，即临床治愈的精神疾病患者。其中，心理咨询最一般最主要的对象，是健康的人群，或者是存在心理问题的亚健康人群，而不是病态人群。病态人群如精神分裂症、躁狂症等患者是精神科医生的工作对象。

二、心理咨询的形式

目前常用的心理咨询方式有以下几种：

（一）门诊咨询

门诊咨询是心理咨询最常见和最主要的形式。在精神卫生中心、综合医院、大专院校及其一些社会机构可开设心理咨询门诊。门诊心理咨询能与来访者面对面的对话，进行双向信息反馈，咨询较深入，并能随时发现问题及时解决，效果较好。

（二）电话咨询

电话咨询的优点是方便、迅速、及时。在处理急性情绪障碍、防止自杀等危机干预等方面，有其不可取代的作用。另对一些不愿面谈或怕暴露身份的人，通过电话咨询也比较方便。

（三）互联网咨询

由于互联网的发展和普及，使用网络的人越来越多，通过网络的文字、语音、视频进行咨询也成为一种趋势。网络咨询的优点是简易易行，不受距离限制，是现在比较流行的咨询方式。

（四）信件咨询

在心理咨询开展的早期往往通过这种形式，能初步了解一些情况。这种形式在以前较常见，随着通讯的发达，信件咨询越来越少。

（五）专题咨询

利用报刊、杂志、电台等传媒开展的咨询。主要针对大众关心的心理问题，进行专题讨论。优点是用于普及心理卫生知识，适用于对共性问题进行宣传教育，缺点是无法针对个性问题进行具体的阐述。

三、心理咨询的常用技巧

心理咨询的技术很多，目的都是帮助来访者自我成长。最基本的技术有倾听、共情、真诚、尊重、积极关注等。

（一）倾听技术

倾听是咨询师获取和理解来访者所表达信息的过程，这是心理咨询的第一步，也是建立良好咨访关系的基本要求。倾听既可以表达对来访者的尊重，同时也能使对方在比较宽松和信任的氛围下诉说自己的烦恼，有助于来访者不良情绪的宣泄。好的倾听本身也可说是一种治疗的手段。

倾听时咨询师要能设身处地的倾听，态度要认真、有兴趣，并适当地表示理解，不要带有偏见，不要对来访者作价值评判，对来访者所讲的内容不要表现出惊讶、厌恶或轻视等反应，不要随意打断来访者的诉说，不要急于下结论，而是给予无条件的尊重和接纳。可以通过语言和非语言的方式来对来访者的倾诉做出反应，比如“嗯”、“噢”、“是的”、“真有意思”等，以及点头、目光注视、微笑等。另外，倾听不仅要听懂来访者语言、表情、动作等所表达出来的信息，还要听出来访者在交谈中所省略的和没有表达出来的内容或隐含的信息，甚至是来访者自己都不知道的潜意识的内心活动。

心理咨询中的倾听不是一种被动的活动，而是一种主动的活动，是积极对来访者传达的全部信息做出反应的过程，只有这样才能更好地鼓励来访者叙述并促进咨访关系，同时也是为了深入了解、澄清问题，促进咨询师对来访者的理解和来访者对自己的了解。

（二）共情

共情一词，又称为“神入”、“通情”、“同理心”等。按照罗杰斯的观点，共情是体验别人内心世界，就好像是自己的内心世界一样的能力。可理解为：①咨询师从来访者内心的参照体系出发，设身处地地体验来访者的精神世界；②运用咨询技巧把自己对来访者内心体验的理解准确地传达给对方；③引导来访者对其感受做进一步思考。

共情一般被认为是心理咨询中影响咨访关系建立和发展的首要因素，是心理咨询的基本特质，也被认为是一种治疗因素。咨询师使用共情技术时，所表达的内容通常包括两部分，一部分为简述来访者所叙述的内容，另一部分是来访者所感受到的情绪。咨询中缺乏共情或共情水平过低容易使咨询过程出现障碍。

知识链接

卡可夫共情质量的5个水平

共情的水平有高低之分。美国心理学家卡可夫从对咨询关系只起破坏作用的共情水平到咨询者具有相当准确理解的共情水平，将共情划分为五个不同的水平，其中水平3是可接受的最低水平反应。水平1—没有理解，没有指导；咨询者的反应仅是一个问题或否认、安慰及建议。水平2—没有理解，有些指导；咨询者的反应是只注重信息内容，而忽略了情感。水平3—理解存在，没有指导；咨询者对内容，同时也对意义或情感都做出了反应。水平4—既有理解，又有指导；咨询者对来访者做出了情感反应，并指出对方的不足。水平5—理解、指导和行动都有；咨询者对水平4的内容均做出了反应，并提供了行动措施。

案例：来访者：我已尝试同我父亲和谐相处，但的确行不通。他对我太严厉了。水平1的咨询者：我相信将来总会行得通的（安慰和否认）。水平2的咨询者：你与父亲的关系正处于困难时期（注重内容而忽略了情感）。水平3的咨询者：你尝试与父亲相处，但又不成功，因而感到沮丧（有内容，有情感）。水平4的咨询者：你似乎无法接近父亲，所以感到沮丧。你想让他对你宽容些（有理解，也有指导）。水平5的咨询者：你似乎不能接近父亲，所以感到沮丧。你需要他对你宽容些。你可以采取这样一个步骤，即向父亲表达出你的这种情感。（水平5的反应包含了水平4的所有反应，另外至少还包括了来访者能够采取的措施，以克服自己的不足，并达到所希望的目的。如"向父亲表达出你的这种情感"。这是最准确的共情）。

（三）真诚技术

真诚是指在咨询过程中，咨询师应以"真正的我"出现，表里如一、真实可信，而不是让自己隐藏在专业身份的后面，扮演一个完美的咨询师角色。真诚的表现就是咨询师在咨询过程中开诚布公、心口一致、言行一致，自由的表达自我，不害怕暴露自己的短处、不戴面具，大方自然。真诚在咨询过程中具有重要意义，一方面，可以为来访者提供一个安全自由的氛围，能让来访者知道，可以无所顾忌地表露自己的软弱、失败和过错，让来访者切实感到自己被接纳被爱护；另一方面，咨询师的真诚坦白可向来访者提供一个良好的榜样，来访者可以因此而受到鼓励，以真实的自我和咨询师交流，并能坦然的表露自己的喜怒哀乐，更好的宣泄情感，也可因此发现和认识真正的自己，并在咨询师的帮助下促进其相应改变。但是真诚的表露要恰如其分，运用不当，有时会起反作用。

（四）积极关注

积极关注是指在心理咨询过程中对来访者的言语和行为的积极面予以关注，从而使来访者拥有正向价值观。积极关注涉及对人的基本认识和基本情感。凡是心理咨询工作，首先必须抱有一种信念：来访者是可以改变的，他们身上总会有这样或那样的长处和优点，每个人身上都有一种积极向上的成长动力，通过自身的努力、外界的帮助，每个人都可以比现在更好。这一观点对于心理咨询师来说是非常重要的。所有有效的咨询框架都被认为可以使来访者发生积极、正向的改变。积极关注不仅有助于建立咨访关系，促进沟通，而且本身就具有咨询效果。尤其是对于那些自卑感强或因面临挫折而"一叶障目不见泰山"者，咨询师的积极关注往往能帮助他们全面地认识自己和周围，看到自己的长处、光明面和对未来的希望，从而树立信心，消除迷茫。

考点：心理咨询的基本技术

第三节 心理治疗

案例

另类的心理治疗

是年三月，春光烂漫，众心理医生结伴出游，正于桃花林中流连忘返，忽见前方黄沙漫漫，原来是一群饿狗飞奔而来。行为疗法治疗师首先发话：“给我拿根大点的电棒来！谁咬人就电谁，让它在咬人的时候感觉很难受，这样它们就会放弃咬人的恶习了。”众狗愕然，止步。认知治疗师待众狗情绪稍稳定之后，接着说：“狗朋友们，你们之所以咬人，并不是因为喜欢咬人，而是由于你们的不合理信念，认为人和狗一定是天敌，这是一种绝对化的错误观念，其实世事无绝对，人和狗也是可以做朋友的……”众狗陷入沉默。精神分析师说：“其实，你们并不想咬人，只是因为你们的口欲期没有发展好，造成了口欲期的固着，所以才用咬人来释放你们的焦虑，是你们的狗爸爸妈妈没有抚养好你们，现在你们对我们出现了负性移情，你们的防御机制是转移，投射，否认……总之，你们童年有创伤。”众狗潸然泪下。人本主义治疗师见此情景，不由眼圈一红说：“别哭了，我能感觉到此时此刻的悲伤难过，我也有你们这样的感受，实际上，人性和狗性是相通的。你们不要这样迷茫地看着我，我不想告诉你们怎样做，我相信，人有选择自己行动的自由，啊，错了，是狗。狗也有让自己人格——狗格——走向健康的能力。相信我，没错的。”（深情注视）众狗号啕大哭。……

（摘编自互联网，http://blog.sina.com.cn/s/blog_493c5c3f0100hu9y.html）

这段阐述虽然有调侃的成分，但是能够很好地反映出精神分析、行为主义、人本主义、认知疗法等几个主要治疗流派的核心思想。

思考：这几个主要心理治疗流派的核心思想是什么？它们之间的主要区别在哪里？

心理治疗的方法很多，数量可能达到几百种，每一种心理治疗方法都有其特有的内涵，而精神分析疗法、行为疗法、以人为中心疗法是目前所有心理疗法中影响力最大的三大疗法。

一、支持疗法

支持疗法也称一般性心理治疗，是所有特殊心理治疗的基础，也是护理人员在对患者实施心理护理过程中最常使用的一种治疗方法。

（一）原理

当人们遇到挫折、压力或灾难时，会产生一系列心理和生理的改变，此时人们常通过心理调节系统，采取有效的方法试图去解决问题，但是当问题特别严重，超过个体的心理调节能力时，就需要得到外界的帮助，来增强心理调节系统的功能，以达到缓解负性情绪的目的。支持疗法是治疗者在与患者建立良好的医患关系的基础上，应用心理学的知识和方法，采取倾听、鼓励、解释、保证等方式，来帮助和指导患者分析认识当前所面临的问题，使其发挥自己最大的潜能和自身的优势，正确面对各种困难或心理压力，以度过心理危机，从而达到治疗目的。

（二）治疗方法

1．倾听　倾听是支持疗法的主要技术，其核心就是鼓励来访者诉说其面临的问题、感受和需要。通过倾听，一方面使患者被压抑的情感或痛苦得以表达和宣泄，另一方面也使治疗者能深入了解来访者心理活动、心理需要及可能存在的心理问题。在倾听过程中，治疗者要有耐心，更重要的是要以共情的心态倾听，这样才能更好地深入来访者的内心世界去理解对方的感受，让来访者感受到来自治疗者的支持。

2．鼓励　鼓励主要是针对消极悲观、缺乏自信的来访者。运用鼓励可使来访者充分发挥起主观能动性及治疗疾病的潜在能力，增强其克服困难及治疗疾病的信心。比如在临床上，患者总是容易将疾病看的过分严重，对自己的病情有很多顾虑和担忧，只看到消极不利的一面，看不到希望，此时护理人员可以根据需要和环境以多种形式对患者进行鼓励。如，通过所学医学知识充分发挥评论的威力，通过热情和乐观来表达其信心，利用患者的任何进步来进行正强化等。治疗者在鼓励患者时，方法要适当，不现实的鼓励，或让患者去追求他不可能达到的目标，结果会适得其反。一般鼓励患者迈出一小步，循序渐进，成功的概率就会增加，每一次成功的经验都会增强患者自信心并成为其不断进步的动力。

3．解释与指导　解释是治疗者针对相关问题进行说明。指导是治疗者对来访者提出行动建议，采取适当的方法解决问题。有些来访者的烦恼是由于缺乏知识或受不正确观念的影响而产生的，这种情况下，治疗者可提供正确的知识，纠正错误的想法，解除烦恼的来源。比如青春期的少年，对性生理和心理的发育问题不了解而产生烦恼和恐惧，造成过重的心理负担，这时治疗者可向其说明一些青春期心身发育的特点及规律，解除其烦恼。又如临床上患者对治疗或病情产生疑虑和误解时，也可对其进行必要的解释和指导。

4．保证　因紧张性应激事件而使来访者存在明显的紧张、焦虑等负性情绪或处于危机状态时，为消除来访者的疑虑和错误观念，给予来访者心理上的支持，适当的保证是非常有益的，但这种保证必须是建立在充分的事实为依据的基础上，能使来访者深信不疑，这是取得效果的前提，常针对多疑和情绪紧张的神经症患者。

5．改善环境　在来访者很难适应环境的情况下，适当改变外在的环境也是一种支持的方法。比如临床上有些患者的心理问题与其所处的外界环境有关，如家庭、人际关系、经济条件等，护理人员可帮助患者正确处理这些问题，保证患者的社会支持系统健康地发挥作用。

（三）适应证

支持疗法适应性相当广泛。在临床上多用于某些遭受挫折，或感到环境的严重压力和紧张，或其他灾难如患了绝症或顽症而造成精神上难以抵御和补偿的病例，这些患者需要一种心理上的支持和疏导。支持疗法是一种简单易学并且确实行之有效的方法，是护理人员可以广泛应用到护理实践中的基本心理干预的方法。

考点：支持疗法的主要技术

二、精神分析疗法

精神分析疗法是由弗洛伊德于19世纪末创立的，是心理治疗界的第一个系统的治疗方法，曾在西方心理治疗领域占有重要的地位。精神分析疗法强调无意识中幼年时期的心理冲突在一定条件下，如精神刺激、环境变化等，可转化为各种神经症如癔症、焦虑症及心身疾病等。因此，精神分析通过"自由联想"等内省方法，帮助患者将压抑在无意识中的各种心理冲突，主要是幼年时期的精神创伤和焦虑情绪体验挖掘出来，使其进入到意识中，转变为个体可以认知的内容进行再认识，使患者重新认识自己，发展更有建设性的适应方式，并改变原有的行为模式，达到治疗的目的。

知识链接

弗洛伊德

西格蒙德·弗洛伊德（Sigmund Freud），犹太籍奥地利精神病医生、心理学家，精神分析学派创始人。弗洛伊德对精神分析的兴趣是在1884年与布洛伊尔合作期间产生的，他们合作治疗一名叫安娜·欧的21岁癔症患者，他先从布洛伊尔那里学了宣泄疗法，后又师从J·沙可学习催眠术，继而他提出了自由联想疗法，1897年创立了自我分析法。他一生中对心理学的最重大贡献是对人类无意识过程的揭示，提出了人格结构理论，人类的性本能理论以及心理防御机制理论。著作有《性学三论》、《梦的解析》、《图腾与禁忌》、《日常生活的心理病理学》、《精神分析引论》、《精神分析引论新编》等。

（一）理论基础

精神分析疗法起源于弗洛伊德创立的精神分析理论，又称心理动力理论，精神分析理论包括潜意识理论、人格结构理论、性本能理论、自我防御机制理论等。

1．潜意识理论　弗洛伊德把人的心理结构分为意识、前意识和潜意识三个层面。①意识：处于表层，是我们在清醒状态下能够觉察到的各种有目的的心理活动；②前意识：在意识下面，平时并不为人所知，但集中注意或加以提醒可进入意识；③潜意识：又称无意识，是个体无法直接感知的那部分心理活动。潜意识主要是那些与性和攻击性有关的内容，当被觉察到时会引起难堪和焦虑，所以常常被意识所排斥，但也常常在不经意中流露出来，如日常生活的口误、笔误、做梦等。通过精神分析的自由联想、梦的分析或催眠等能够被发现和证实。

弗洛伊德把这三个层次比喻为漂在大海上的一座冰山（图6-1），意识就是相当露在水面的那一小部分，而潜藏在水面下的那一大部分就是潜意识。潜意识虽然不被意识所知觉，但它对人的心理活动却起着巨大的作用，潜意识几乎是各种精神活动的原始动力。因此，精神分析认为，人的各种心理、行为并非完全由个体的意志决定的，而是被潜意识的欲望、冲动等决定的。被压抑到潜意识中的各种欲望或观念，如果不能被允许进入到意识中，就会以各种变相的方式出现，可表现为心理、行为或躯体的各种病态。

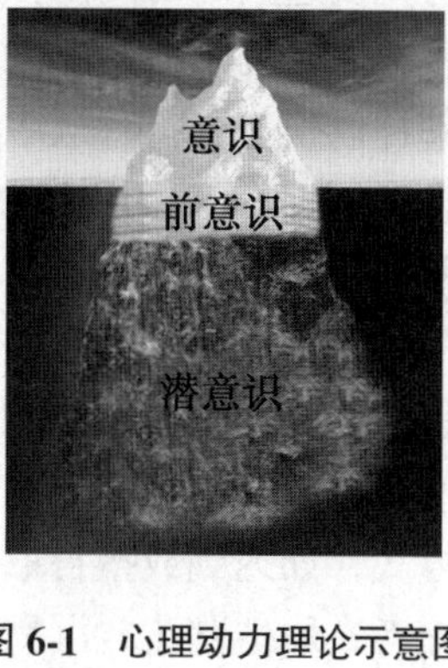

图6-1　心理动力理论示意图

2．人格结构理论　弗洛伊德在潜意识理论的基础上提出了人格结构学说，认为整个人格由本我、自我和超我三大系统组成。①本我：是人格结构中最原始、最隐私的部分，它处于潜意识的深层，由先天本能、基本欲望组成，它包括来自对基本生理需要满足的知觉和记忆的所有欲望。本我是一切心理能量之源，按"快乐原则"行事，它不理会社会道德、外在的行为规范，它唯一的要求是获得快乐，避免痛苦，它是无意识的，不被个体所觉察；②自我：是自己可意识到的执行思考、感觉、判断或记忆的部分。自我的机能是寻求“本我”冲动得以满足，而同时保护整个机体不受伤害，它遵循的是“现实原则”，为本我服务；③超我：是理想的“自我”，代表一个人的良知、良心，是心灵的道德知觉和我们的理想抱负。它是个体在成长过程中通过内化道德规范，内化社会及文化环境的价值观念而形成，其机能主要在监督、批判及管束自己的行为。超我要求自我按社会可接受的方式去满足本我，它所遵循的是“道德原则”。

弗洛伊德认为人格是由上述本我、自我和超我三个系统交互作用构成的，是在企图满足无意识的本能欲望和努力争取符合社会道德标准两者长期冲突的相互作用中发展和形成的。在一个健康的人格之中，本我、自我和超我三者之间的作用是平衡的，自我在本我和超我中间起协调作用，使两者之间保持平衡。如果本我、自我和超我三种力量不能保持这种动态平衡，就会出现各种精神障碍和病态行为。

3．性心理发展理论　弗洛伊德把性的欲望称为力比多（Libido）即“性力”，他认为凡能引起感官满足和自己需要的活动皆属于“性力”的活动，故在弗洛伊德性学理论中所论述的“性”已不是世俗意义上的“性”的概念，而是一种广义的性概念。弗洛伊德认为个体性心理的发展主要是“力比多”的投注和转移，需要经历以下几个阶段：①口欲期：出生到1.5岁左右，力比多投注到口腔，婴儿通过吸吮、吞咽、咬吃等口部动作获得快感和满足；②肛欲期：1.5 ～ 3岁，力比多投注转移到肛门区域，幼儿从排泄过程中及对排泄的控制获得快感；③性器期：又称俄狄浦斯期，3 ～ 5岁，此时力比多又转移到生殖区域，幼儿开始关注自身的性器官并开始爱恋异性父母，即俄狄浦斯情结（恋母情结）和埃勒克特拉情结（恋父情结）以及对同性双亲的嫉妒。此外，生殖器部位的刺激也是此期快感的来源之一；④潜伏期：6 ～ 12岁，幼儿的性欲潜伏下来，避开异性，与同性为伍。力比多从自身转向外界，转向学习、游戏和运动，快感来源主要是对外部世界的兴趣；⑤成熟期（生殖期）：12岁至成人，与青春发育同步进入两性期。男女均从与异性接触中寻求乐趣。此时性腺发育成熟，具有成年人的性欲和自觉的性意识。

弗洛伊德把性力的顺序发展作为人格发展的动力。他认为如果性力在前三个时期中得不到满足，人格发展会受阻而停滞在相应的阶段，造成相应阶段的“固着”。这个时期性欲目的和对象都是有异于成人的，所以将影响个体的人格发展，至成年期会成为性倒错者。他还认为神经症和精神病也是由于性力倒退或固着在最初的性欲水平所引起。

（二）治疗方法

1．自由联想　自由联想是精神分析的基本手段，具体做法是：让患者在一个比较安静与光线适当的房间内，躺在沙发床上随意进行联想，治疗师则坐在患者身后倾听，并鼓励患者按原始的想法讲出来。一般来说，医生往往鼓励患者回忆从童年起所遭遇到的一切经历或精神创伤与挫折，从中能发现那些与病情有关的心理因素。自由联想法的最终目的，是发掘患者压抑在潜意识内的致病情结或矛盾冲突，把他们带到意识领域，使患者对此有所领悟，并重新建立现实性的健康心理。

2．阻抗　阻抗是指患者心理内部（潜意识）对治疗过程的抗拒力，以防止将痛苦在意识中重现。患者的症状往往是其人格防御机制的一部分，并且病症也使其从中获益，所以要使患者放弃原来的症状并不是件容易的事，患者要加以对抗也是自然的。阻抗有各种表现的方式，如迟到或擅自取消约会，对治疗者的问题加以回避，取悦治疗者，将谈话重点指向治疗者，原地踏步，沉默等。精神分析治疗中，治疗师需要对阻抗进行工作和处理，要向患者进行澄清和解释。

3．移情　移情是指患者将过去的情感转移到治疗者身上，对现实进行反映时总是不可避免地夹杂过去的经验和情感。一般可分为正移情和负移情，正移情如依赖、顺从、爱恋等，负移情如气愤、憎恨、攻击、不信任等。在治疗过程中移情是必然发生的，医生无法凭空制造患者的移情，移情也是不可避免的。关注移情，并对移情进行工作是精神分析疗法的一种独特的方式。

在精神分析治疗中，治疗师关注移情的作用主要表现为：通过移情，可以使患者潜意识的冲突、痛苦得以重现；移情是治疗者了解患者潜意识的重要线索，是治疗患者的重要手段。因为当患者了解了自己的移情，并意识到这是自己的投射时，就会逐步从这种不正常的状态中走出来，把握好现实的关系，达到领悟和修通。

4．释梦　弗洛伊德在《梦的解析》中提出“梦乃是做梦者潜意识冲突或欲望的象征；做梦者为了避免被人觉察，所以用象征性的方式以避免焦虑的产生”，“通过对梦的内容加以分析，以期发现这些象征的真谛”。通常在患者叙述梦的内容之后，要患者就梦的情境加以自由联想，医生根据梦的内容所产生的联想进行分析，直到弄清这场梦的欲望和冲突的真意。

5．阐释　这是精神分析中最常使用的技术。要揭示症状背后的无意识动机，消除阻抗和移情的干扰，使患者对其症状的真正含义达到领悟，阐释是必不可少的。阐释的目的是让患者正视他所回避的问题或尚未意识到的问题，使无意识的内容变成意识的内容。

（三）适应证

精神分析疗法主要适合各种神经症患者、某些人格障碍者、心境障碍者以及心身疾病的某些症状的治疗。

考点：精神分析疗法的理论要点及主要技术

三、行为疗法

行为疗法是指以行为学习理论为指导，按照一定的治疗程序，来消除或纠正人的不良行为的一种治疗方法。行为疗法是当代心理疗法中影响较大的派别之一，与心理分析等其他疗法不同，它不是由一位研究者有系统地创立的一个体系，而是由许多人依据一种共同的心理学理论（行为主义心理学）分别开发出的若干种治疗方法集合而成的。代表人物有华生、斯金纳等。

（一）理论基础

行为疗法的理论基础是行为学习理论。行为学习理论认为，人的正常和病态行为，都是通过学习过程获得的，如果对行为学习的各个环节进行干预，就可以矫正问题行为，进而治疗和预防疾病。行为学习理论包括三个方面：经典条件反射理论、操作性条件反射理论、社会学习理论。

1．经典条件反射　经典条件反射就是某一中性刺激反复与一个原来就能引起某种反应的非条件刺激相结合进行强化，最终使中性刺激成为条件刺激，引起了动物原本只有非条件刺激才能引起的行为反应，这就是经典性条件反射的基本内容。中性刺激与非条件刺激在时间上的结合称为强化，强化的次数越多，条件反射就越巩固。当条件刺激不被非条件刺激所强化时，就会出现条件反射的抑制，主要有消退抑制和分化。条件反射建立以后，如果多次只给条件刺激而不用非条件刺激加以强化，结果是条件反射的反应强度将逐渐减弱，最后将完全不出现。

许多正常或异常的行为反应，可以通过经典条件作用而获得，如，儿童对打针可引起疼痛、害怕等反应，如果长期生病打针，不仅看到注射器会产生条件反射性恐惧，而且某些原本与此无关的环境袭击，如护士的出现，也可引起其恐惧反应的行为表现。

2．操作性条件反射　操作性条件反射理论是根据美国心理学家斯金纳（B.F.Skinner）等人的实验而提出来的。操作性条件反射和经典条件反射不同的是，经典条件反射是给予刺激后出现反应（或行为），而操作性条件反射则是反应（或行为）在先，刺激在后。如果刺激是奖励性的，则该行为发生的频率倾向增加，称为正强化，反之该行为出现的频率倾向减少，称为负强化。操作性条件反射重视行为结果对行为本身的作用。任何与个人需要相联系的环境刺激，只要反复出现在某一行为之后，都有可能对这种行为产生影响。人类很多行为包括正常行为和异常行为，都可以用操作性条件反射理论来解释。比如，小孩为了要玩具而哭闹，每次大人都满足要求，久而久之养成要赖的性格。

知识链接

斯金纳箱

斯金纳箱是新行为主义心理学的创始人之一的斯金纳为研究操作性条件反射而设计的实验设备。箱内设一杠杆或键，杠杆或键联系着食物箱，动物在箱内可自由活动。实验中放进一只饥饿的白鼠或鸽子，当白鼠或鸽子压杠杆或啄键时，就会有一团食物掉进箱子下方的盘中，动物就能吃到食物。这样，动物不断地压控制杆或者啄键，不断地得到食物，不久就"学会"了这种取食的方法。随后，斯金纳重复对其他动物也进行了类似的实验，实验都证明，及时地给予报酬、强化，是促进动物学习的主要因素。斯金纳通过实验，进而提出了操作性条件反射理论。

3．社会学习理论　社会学习理论提出了另一种学习形式，称为观察学习或模仿学习，认为人类大量行为的获得不是通过条件作用的途径进行的，而是通过模仿学习获得的。

美国心理学家班杜拉（A.Bandura）曾对儿童的攻击行为进行研究：把 66 名儿童被随机分成 3 组，观看成年人攻击塑料玩具人的录像。第一组儿童看到的录像是成年人攻击行为受到赞扬，为奖励组；第二组儿童看到的录像是成年人攻击行为受到指责，为惩罚组；第三组儿童看到的录像中无赞扬也无指责，为对照组。看完录像后，让儿童到一个摆满着塑料玩具人的房间中自由玩耍 10 分钟。结果发现，三组儿童都出现模仿成年人攻击塑料人的行为，但第一组和第三组发生率较高。实验说明，无论是否受到强化，模仿学习都有可能发生。

根据模仿学习理论，人类的许多行为特别是社会行为可以通过模仿学习而形成的。例如家庭中父母的粗暴行为，对儿童有不良的示范作用；手术后患者的疼痛，呻吟、应付方式对同病房的其他患者可能会产生消极的示范作用。

（二）治疗方法

行为学习理论认为，无论是正常行为还是异常行为，都产生于学习，所以学习就是行为疗法实际治疗的主要手段。行为治疗就是通过重新学习，使患者改变不适应行为，建立正常的行为方式。行为治疗的方法很多，常用的有：

1．系统脱敏疗法　系统脱敏疗法是利用情绪焦虑和放松训练两个过程的交互抑制来达到治疗目的。它利用的是经典条件反射的原理，在相应情境引起焦虑和恐惧反应时，即用放松训练过程来与之相对抗，在反复的练习中逐渐消退患者已形成的条件反射，直至患者不再对相应情境过度反应而脱敏。系统脱敏疗法实施包括以下三个步骤：①建立焦虑等级：找出所有引起患者出现症状（如焦虑 、恐惧等）的相应情景，并让患者报告对每一情景感受的主观程度，然后由弱到强的排序制定焦虑等级（表 6-2）；② 放松训练：一般需要 6 ～ 10 次的练习，每次历时半小时，每天 1 ～ 2 次，以达到全身肌肉能迅速进入松弛状态为合格；③逐级系统脱敏：要求患者在放松状态下，按照焦虑等级由弱到强进行想象或实际脱敏训练，遵循以下治疗规律：放松—刺激—焦虑—放松。当低等级的情境患者已经不感到紧张害怕后就可进入高一等级的训练，直到达到预先设定的目标。

表 6-2　恐蛇症患者的焦虑等级

刺激	焦虑等级
安静的情境	1
看到蛇字	2
听到谈论蛇	3
见到假蛇	4
见到真蛇	5
摸真蛇	6

2．冲击疗法　又称为满灌疗法，是在细心的控制环境下，让患者持续一段时间暴露在现实或想象中，在唤起强烈焦虑或恐惧的刺激情境中，使其出现最大限度的焦虑或恐惧体验，此时如果并没有真正可怕的事情发生，紧张、焦虑不安便会明显减轻。比如，治疗花圈恐怖症患者采用冲击疗法时，可在治疗室里放满花圈，将患者带进治疗室后，关闭门窗，患者突然置身于遍地花圈中，紧张焦虑、四肢发抖、汗流浃背无法忍受而要求终止治疗，而此时医生无视患者强烈的情绪和生理反应，严格执行治疗协议，直到患者呼吸逐渐平稳为止。冲击疗法是一种较强烈的治疗方法，除了将治疗方式与患者讲清，征得患者同意外，还应对患者身体进行必要的体检，排除心脑血管、癫痫、哮喘等疾病。

3．厌恶疗法　厌恶疗法是通过附加某种不良刺激的方法，使患者在进行不适行为时，同时产生令其厌恶的心理或生理反应。如果反复如此实施，结果使不适行为与厌恶反应建立了条件联系，以后尽管取消了附加刺激，但只要患者进行这种不适行为，厌恶体验照旧产生，为了避免厌恶体验，患者不得不中止或放弃原有的不适行为。常用的厌恶刺激有：电刺激、药物刺激、想象刺激等。厌恶疗法可用于矫正各种不良行为，包括酒瘾、烟瘾、性变态行为等。

4．放松疗法　又称松弛训练，按照一定的练习程序，学习有意识地控制或调节自身心理生理活动，以达到降低机体唤醒水平，调整那些因紧张刺激而紊乱了的功能的一种治疗方法。古今中外属于此类的方法很多，印度的瑜伽、中国的气功其实都推崇放松训练。放松训练既可以单独使用，以克服一般的身心紧张和焦虑，又可以合并到其他技术（如系统脱敏）中使用，以治疗有焦虑症状的心理障碍。

5．生物反馈疗法　生物反馈疗法是生物反馈技术在医学中的应用。加拿大巴斯马津

(Basmajin，J.V）定义生物反馈是人借助仪器认识自身在一般情况下不能被感知到的生（病）理的微弱信息变化，并学会有意识的调节（控制）它的一种技术。生物反馈作为一种心理生理的自我调节技术，一种认知行为疗法现已得到广泛的应用。运用生物反馈疗法，就是把求治者体内生理机能用现代电子仪器予以描记，并转换为声、光等反馈信号，因而使患者根据反馈信号，学习调节自己体内不随意的内脏机能及其他躯体机能，达到防治身心疾病的目的。

具体方法是让患者在安静的诊疗室里，躺在生物反馈仪旁，接上仪器的电极就可以进行治疗了。首先，进行肌感练习，以达到消除紧张的目的。患者一边注意听仪器发出的声调变化，一边注意训练部位的肌肉系统，逐步让患者建立起肌感。同时在进行训练时，要采取被动注意的态度，患者利用反馈仪会很快掌握这种技巧，迅速打破长期紧张的疾病模式而进入放松状态。其次，为了逐步扩大放松的成果，将仪器灵敏度减低，使患者适应性提高。这就是所谓的塑造技术，此技术能将放松水平提高到一个新的水平上。最后，患者学会在没有反馈仪的帮助下，也能运用放松技术来得心应手地处理所遇到的各种事件。这就是将技能转换成完全适应日常生活的技术，可以使患者完全自觉地运用放松技术，这就达到了治疗的目的了。

生物反馈疗法对多种与社会心理应激有关的心身疾病都有较好的疗效。比如高血压、紧张性头痛、支气管哮喘、消化性溃疡、腰背痛、儿童多动症等。

（三）适应证

行为疗法广泛适用于各种存在行为异常的个体，如神经症、性变态、心身疾病、酒瘾、烟瘾等。但对于边缘人格、人格障碍或抑郁症的患者治疗效果有限。

考点: 行为疗法的理论基础及主要技术

四、以人为中心疗法

以人为中心疗法是由美国心理学家罗杰斯（C.Rogers）于1940年创立的，是人本主义学派的代表疗法。罗杰斯强调调动来访者的主观能动性，发掘其潜能，不主张给予疾病诊断，治疗则更多的是采取倾听、接纳与理解，即以来访者为中心或围绕来访者的心理治疗。后来，罗杰斯又提出将此疗法进一步延伸，改称为人本疗法，更强调以人为本，而非患者或来访者，进一步突出被治者为正常人。

（一）理论基础

1．人性观　罗杰斯认为，人基本上是善的，人的基本特征是倾向于创造，是不断发展的，自我实现是人生永恒的追求，是人类成长、进步的基本动力。只要有一个适宜的环境，人就能自我指导，自我调整，在自我实现的动机驱使下，通过自己的自由选择，克服现实生活中的种种限制去发展和完善自我，人就能不断地向着健康的方向发展。如果一个人的自我实现受阻，人性就被扭曲，就将出现心理问题。因此治疗的目标就是排除各种阻碍，“将一个具有充分潜能的人早已存在的能力释放出来”。

2．罗杰斯的自我理论　“自我”是罗杰斯关于心理失调理论的基础。罗杰斯把自我和自我概念区分开来。所谓自我是指一个人现实的、真实的自我，而自我概念是一个人对自己的主观知觉和认识。当自我和自我概念完全一致时，即达到了自我实现，人的心理就是最健康的；如果自我和自我概念之间出现了不一致，不协调，相互之间出现矛盾时，就会出现心理失调。例如，一个人意识到“我是怎样的人”，同时又认为“我不该是这样的人”的时候，内部的紊乱就不可避免。自我和自我概念相互矛盾的原因在于价值的条件化。罗杰斯认为个体内部存在着两种评价过程：第一种是机体自身的评价过程，这个评价过程可以真实地反映出自我实现的倾向。第二种评价过程是价值的条件化，这是个体为了满足“积极评价的需要”，而把原本属于父母或他人的价值观内化，变成自我结构的一部分，并据此去行动。价值的条件化这一过程不能真实地反映自我实现的倾向，相反却在妨碍着自我实现。罗杰斯的以人为中心的治疗目标是将原本不属于自己的、是经内化而成的自我部分去除掉，找回属于他自己的思想情感和行为模式，只有这样的人才能充分发挥出个人的潜能。

（二）治疗方法

人本疗法的根本原则是人为地创造一种完全无条件的积极尊重气氛，使来访者能在这种氛围下修复其被歪曲和受损的自我实现潜力，重新实现自我实现和自我完善。所以人本疗法很强调建立具有治疗作用的关系，以真诚、尊重和理解作为基本条件，罗杰斯认为，当这种关系存在时，个人对自我的治疗就会发生作用，而其在行为和人格上的积极变化也会随之出现。所以治疗师应该与来访者建立相互平等、相互尊重的关系，使来访者处于主动的地位，学会独立决策。在操作技巧上，这一疗法反对操纵或支配来询者，主张在谈话中采取不指责、不评论、不干涉的方式，鼓励来询者言尽其意，直抒己见，以创造一个充满真诚、温暖和信任的气氛，使来访者无忧无虑的开放自我。

主要治疗技术有：

1．真诚　在治疗过程中，没有虚假的表达，并让来访者知道，治疗师始终表里如一，对自己不加伪装，以“真正的我”出现，真诚、真实、真情、不伪装、不掩饰自己的不足，外在的表达和内部的经验完全一致。

2．无条件的积极关注　对来访者的任何行为和情绪，治疗师都应当给予无条件积极关注，不做评价地、无条件地接纳，给来访者一种尊重、安全、自由的氛围，促进和鼓励来访者的自我表达和自我探索。

3．共情和同理心　治疗师对来访者的各种体验要能够做到感同身受，并且能够恰当地将自己的这种感受准确地反馈给来访者，让来访者感到被理解、被接纳，愿意深入地探讨自己的问题。这同时也有利于当事者了解自我的真实情感，更深入地剖析自我，从而能够触及真正的自我。

这三种技术都是围绕着与来访者建立开放、信任的相互关系而进行的，目的是帮助来访者达到自我了解和促进自我成长。

（三）适应证

以人为中心疗法主要针对正常人群的普通心理咨询，即咨询对象无心理或精神障碍者。

考点： 以人为中心疗法的理论基础及主要技术

五、认知疗法

认知疗法是20世纪中期发展起来的将认知行为理论应用于实践的疗法，是以改变患者对事物的认识为主要目标的一类心理治疗方法的总称。包括贝克（Beck）、艾利斯（A. Ellis）等分别创立的认知疗法、理性情绪疗法等。认知疗法强调认知过程是心理行为的决定因素，个体对事件和环境的评价决定了个体的情绪和行为反应，而此评价又受个人的经验信念、思维方式、假设观念等认知过程的支配和影响。认知疗法就是通过改变个体的认知过程来矫正个体适应不良的情绪和行为，建立和重构功能良好的认知过程以达到良好的社会适应。

在认知疗法中，以理性情绪疗法最常用。理性情绪疗法是20世纪50年代由艾利斯创立的。这种理论及治疗方法强调认知、情绪、行为三者有明显的交互作用及因果关系，并强调认知在其中的作用。理性情绪疗法认为人们的情绪障碍是由其不合理的信念所造成的，所以这种疗法就是要以理性治疗非理性，帮助来访者以合理的思维方式代替不合理的思维方式，以合理的信念代替不合理的信念，从而最大限度地减少不合理信念给情绪带来的不良影响，通过以改变认知为主的治疗，来帮助来访者减少或消除他们已有的情绪障碍。

（一）理论基础

ABC理论是理性情绪疗法的核心理论。A是指诱发情绪发生的事件，B是指人们对诱发事件的认知和评价所产生的信念，C是由此引发的人们的情绪和行为后果。情绪并非是由导致情绪发生的诱发事件A直接引起的，而是通过人们对这一引发事件的解释和评价B所引起的。

通常人们认为情绪和行为后果的反应直接由激发事件所引起，即A是引起C的直接原因。但艾利斯认为，事件A本身不是情绪反应或行为结果C的原因，人们对事件不合理的信念B（想法、看法或解释）才是真正的原因（表6-3）。

表6-3　ABC理论表

A（诱发事件）	B（对事件的解释、评价）	C（行为结果）
遇到熟人，对方没和自己打招呼	甲：他可能没有注意到我	情绪未受影响，照常生活工作
	乙：对方故意不理我，他一定对我有意见	心情忐忑不安，情绪低落

艾利斯在之后完善了其ABC理论，拓展为ABCDEF六个部分。其中D是与不合理信念进行辩论，这是治疗的关键。E是通过治疗达到新的情绪及行为的治疗效果，F指治疗或咨询后的新感觉。当人们产生了不合理信念的时候，就要劝导干预（D）非理性观念的发生与存在，而代之以理性的观念。等到劝导干预产生了效果（E），人们就会产生积极的情绪及行为，心理的困扰因此消除或减弱，人也就会有愉悦、充实的新感觉（F）产生。

艾利斯认为不合理的信念主要有三类：

1．绝对化要求　是指人们以自己的意愿为出发点，对某一事物怀有其必定会发生或不会发生的信念，它通常与“必须”，“应该”这类字眼连在一起。比如，“我必须干得不错，必须赢得别人的赞赏”、“别人必须很好地对待我”等。怀有这样信念的人极易陷入情绪困扰中，因为客观事物的发生、发展都有其规律，是不以人的意志为转移的。当某些事物的发生与其对事物的绝对化要求相悖时，就无法接受，难以适应并陷入情绪困扰。

2．过分概括化　这是一种以偏概全、以一概十的不合理思维方式的表现。一方面表现为对自身的不合理的评价，如做错一件事情就认为自己“一无是处”“一文不值”、是“废物”等。以自己做的某一件事或某几件事的结果来评价自己作为人的价值，其结果常常会导致自责自罪、自卑自弃的心理及焦虑和抑郁情绪的产生。另一个方面是对他人的不合理评价，即别人稍有差错就认为他很坏、一无是处等，这会导致一味地责备他人，以致产生敌意和愤怒等情绪。

3．糟糕至极　这是一种认为如果一件不好的事发生了，将是非常可怕、非常糟糕，甚至是一场灾难的想法。这将导致个体陷入极端不良的情绪体验如耻辱、自责自罪、焦虑、悲观、抑郁的恶性循环之中，而难以自拔。糟糕至极常常是与人们对自己、对他人及对周围环境的绝对化要求相联系而出现的，即在人们的绝对化要求中认为的“必须”和“应该”的事情并非像他们所想的那样发生时，他们就会感到无法接受这种现实，因而就会走向极端，认为事情已经糟到了极点。

（二）治疗方法

在理性情绪疗法的治疗过程中，最常用的技术就是与不合理信念辩论，其次是合理情绪想象技术、认知家庭作业，以及为促进来访者很好地完成“作业”而提出相应的自我管理的方法。艾利斯指出，理性情绪疗法可以倾向于采用多样的技术方法，但是在治疗的过程中，咨询师应强调改变来访者的认知。常用的理性治疗技术如下：

1．与不合理信念辩论　这一技术用于向来访者所持有的关于他们自己、他人及周围环境的不合理信念进行挑战和质疑，从而动摇他们的这些信念。

具体操作方法如下：①先以某一典型事件入手，找出引发性事件 A；②询问对方对这一事件的感觉和对 A 的反应，即找出 C；③询问对方为什么会体验到愤怒、痛苦等情况，即由不适当的情绪及行为反应着手，找出其潜在的看法及信念等；④分清患者对事件 A 持有的信念哪些合理，哪些不合理，将不合理的信念作为 B 列出来，然后治疗者开始对来访者的不合理信念 B 进行质疑，来动摇来访者的这些信念，逐渐建立合理的信念，最后达到情绪改善的目的。

采用这一辩论技术时，咨询师必须积极主动地，不断地向来访者发问，对其不合理的信念进行质疑，使其对不合理信念产生怀疑，并认识到信念的不合理直至最终放弃。一般有两种提问方式：①质疑式：针对来访者的不合理信念，可直接发问，如“你有什么证据证明这一观点？”“有什么证据表明你必须获得成功？”“别人有什么理由必须友好对待你？”等；②夸张式：针对来访者不合理之处，故意提出一些夸张的问题，目的是引发来访者思考。如“如果这件可怕的事情发生了，世界会因此而灭亡吗？你会因此而死去吗？”

2．理性想象技术　来访者的情绪困扰有时就是其自我给自己传播不合理信念导致的，其在头脑中夸张的想象各种失败或不好的情境，从而产生不适应的情绪和行为反应。理性情绪想象技术就是在运用想象技术帮助来访者停止这种传播的方法。

3．认知家庭作业　认知家庭作业是辩论的延伸。在完成作业过程中，来访者可以与自己的不合理信念进行辩论，并通过自助量表和理性自我分析向咨询师报告。

（三）适应证

认知疗法已广泛应用于治疗许多疾病或精神障碍，如抑郁症、恐怖症、焦虑症、进食障碍、药物成瘾、性功能障碍等。

考点：认知疗法的理论基础及主要技术

六、其他疗法介绍

（一）森田疗法

森田疗法是日本森田正马教授创立的，是一种具有东方文化特色的心理疗法。森田认为，对发病具有决定作用的是疑病素质，而对症状形成和发展具有决定作用的则是精神交互作用。森田疗法的治疗原理可以概括为“顺其自然，为所当为”，一方面要对症状采取顺其自然的态度，接受症状的存在，对症状及相伴随的苦恼焦虑不抵抗、不回避、不压制；另一方面要进行正常的工作和学习活动，该做什么马上就去做什么。森田疗法的主要特点是：服从精神的自然状态，不问患者的过去，只是重视目前的现实生活，以建设性行为为中心，通过行动改变性格，改善症状。森田疗法要求患者带着症状生活，对它不加以排除和压抑，这样就解除了精神交互作用，症状也因而减轻以致消失。森田疗法主要用于神经症的治疗，可采用门诊或住院的方式进行治疗。

（二）暗示疗法

暗示疗法是利用语言、动作或其他方式，也可以结合其他治疗方法，使被治疗者在不知不觉中受到积极暗示的影响，从而不加主观意志地接受心理医生的某种观点、信念、态度或指令，以解除其心理上的压力和负担，实现消除疾病症状或加强某种治疗效果的目的。

暗示是一种普通的心理现象，是人类最简单、最典型的条件反射。暗示的治疗作用在于对被治疗者产生影响，引起一系列的生理、心理和行为的变化。例如，格雷厄姆（Graham W）在1960年所做的“诱导”实验使荨麻疹与雷诺病的受试者皮肤温度发生了与原病症相反的改变。

知识链接

暗示疗法

第一次世界大战期间，英国前线战场上流行着一种因受炸弹爆炸惊吓而形成的心理恐惧症——弹症病，此病很快蔓延，严重者四肢瘫痪，无药可治。英国心理学家麦独孤认识到这是一种“心病”，便凭借自己的社会声望成功地进行了心理暗示疗法。他用笔在下肢失去知觉的士兵膝盖以下若干寸的地方画了一圈，然后用毋庸置疑的口吻说：明天线圈以下的部位一定恢复正常。第2天，这个士兵果然恢复了知觉。这样不断提高线圈位置，直到士兵痊愈。

暗示治疗的具体方法很多，临床常用的有语言暗示、药物暗示、手术暗示、情境暗示等。此外，心理医生对被治疗者的鼓励、安慰、解释、保证等也都有暗示的成分。暗示疗法在心理治疗中有重要作用，但暗示疗法往往不作为一种独立的治疗体系，而是广泛应用于各种心理治疗过程中。

（三）音乐疗法

音乐对人的心理的影响，主要是通过对情绪的影响而实现的。在音乐节律的调节下，人的情绪内在的节律也会产生相应的共鸣，唤起各种情绪反应。音乐疗法是以音乐的实用性功能为基础，按照系统的治疗程序，应用音乐或音乐相关体验作为手段治疗疾病或促进身心健康的方法，如降低血压、减轻疼痛及消除紧张等。

音乐治疗主要是运用与音乐相关手段：听、唱、演奏、创作、律动、音乐其他艺术形式等方法技术，使被治疗者达到康复的目的。治疗方法可分为接受式、即兴式、再创造式音乐治疗。接受式音乐治疗的方法包括了聆听、歌曲讨论、音乐引导想象等诸多的方法。再创造式音乐治疗则包括了歌曲创作、乐曲创作、音乐心理剧等。即兴音乐治疗则包括了器乐即兴、口头即兴等方法。

第四节　心理危机干预

案例

绝望的赵某

赵某，男，38岁，因眼疾住院，但手术不成功。他认为这是医疗事故，多次上访无果，非常绝望，欲在医院跳楼自杀。他坐在窗台上一语不发，一有人靠近，他就拿带钉子的棍子乱砸，情况非常危险。

思考：面对这种状况，你如何对赵某进行心理干预？

一、心理危机的概念

当个体认识到某一事件或情景超过了自身的应付能力时就形成危机。危机出现是因为个体意识到某一事件和情景超过了自己的应付能力，而不是个体经历的事件本身。心理危机是在各种因素作用下，个体心理处于孤独、紧张、恐惧、抑郁等极度痛苦，以及行为紊乱甚至出现伤人毁物、自伤、自杀等严重极端行为的状态。

危机包括以下几种类型：①发展性危机：人成长和发展过程中，急剧的变化或转变所导致的异常反应，如就业、小孩出生、退休等。发展性危机被认为是正常的，但对具体的个案是独特的；②境遇性危机：遭遇罕见的或异乎寻常的事件，个人无法预测和控制时的危机，如自然灾害，交通意外、被绑架、被强奸、突然的死亡和疾病等。境遇性危机是随机的、突然的、震撼的、强烈的和灾难性的；③存在性危机：人生的重大问题，如关于人生目的、责任、独立性、自由和承诺等出现内部冲突和焦虑所导致的危机。

考点：心理危机的概念

二、心理危机的发展过程

危机的发生不是突然的，是一个动态的发展过程，不同的人对同一事件反应的程度和持续时间都有所不同。人们对危机的心理反应通常经历四个不同的阶段：首先是冲击期，发生在危机事件发生后不久或当时，感到震惊、恐慌、不知所措。如突然听到北京爆发"SARS"，亲人得了"SARS"，医护人员感染"SARS"，"SARS"患者骤增等消息后，大多数人会表现出恐惧和焦虑。其次是防御期，表现为想恢复心理上的平衡，控制焦虑和情绪紊乱，恢复受到损害的认识功能，但不知如何做，会出现否认、合理化等。再次是解决期，积极采取各种方法接受现实，寻求各种资源努力设法解决问题，焦虑减轻，自信增加，社会功能恢复。最后是成长期，经历了危机变得更成熟，获得应对危机的技巧。但也有人消极应对而出现种种心理不健康的行为。

三、心理危机的干预

在心理学领域中，危机干预指对处在心理危机状态下的个体采取明确有效措施，使之最终战胜危机，重新适应生活。心理危机干预的主要目的有二：一是避免自伤或伤及他人，二是恢复心理平衡与动力。

（一）心理危机干预的步骤

1．确定引发危机的问题　危机干预的第一步是从求助者的立场出发，确定和理解求助者的问题，明确危机的性质和程度，确定采取何种干预方式等。干预人员使用积极的倾听技术——同感、理解、真诚、接纳以及尊重等，包括使用开放式问题，既注意求助者的语言信息，也注意其非语言信息，从求助者的角度，倾听和理解其所认识的问题，澄清他所面临的困难和冲突，同时帮助求助者充分宣泄、疏导那些有可能会造成自我毁灭的不良情绪，缓减其紧张状态。

2．保证求助者安全　在危机干预过程中，干预人员应该将保证求助者安全作为首要目标。这里的安全是指对自我和对他人的生理和心理的危险性降低到最小的可能性。一旦发现或怀疑求助者有不安全的想法或举动，如潜在的或实际的自伤、自杀或伤人毁物等暴力行为，危机干预者应提供各种帮助措施，包括保护当事人；提供安全的场所、及时与其家人联系；转诊、住院治疗及与其他干预机构联系等。

3．寻找有效的应对的方式　危机干预者应帮助求助者探索可以利用的替代解决方法，启发其思维，促使其积极地调用可以获得的环境支持和可运用的应对方式。同时让求助者知道有许多可变通的应对方式可供选择，让求助者认识到目前处境下，什么应对方式最妥当。

4．制订行动计划　帮助求助者做出现实的短期计划，确定求助者理解的自愿的行动步骤。计划应该根据求助者的应对能力，着重于切实可行和系统地帮助求助者解决问题。计划的制订应该与求助者合作，让其感到这是他自己的计划。制订计划的关键在于让求助者感到没有剥夺他们的权力、独立和自尊。

5．承诺与跟踪监控　危机干预的效果在很大程度上取决于求助者承诺或保证按拟定的干预计划去行动。在结束危机干预前，危机干预工作者应该从求助者那里得到诚实、直接和适当的承诺。危机干预者应随访求助者，了解其危机状况的改善情况，提供适时、恰当的建议与帮助。追踪、随访求助者，与其建立联系，是对求助者的心理支持。

（二）心理危机干预的具体措施

1．保持与危机者的密切接触　助人者与家属尽可能陪伴在当事者身边，耐心引导和倾听当事者倾诉，了解危机发生的原因，同时防止意外发生。

2．提供疏泄的机会　助人者主动、冷静和耐心的倾听，运用支持、鼓励、安慰、保证等支持心理治疗技术让当事者将自己内心的情感表达出来，并认可其表露出的情感。

3．解释和指导　向当事者解释危机发展过程，帮助当事者客观分析和判断应激性事件的性质和后果，使当事者了解目前的境遇，理解他人的情感，纠正不良认知，树立自信。

4．鼓励自助　帮助求助者培养兴趣、鼓励积极参与社交活动。

5．调动和利用社会支持系统　帮助当事者多与家人、亲友、同事接触和联系，减轻孤独和隔离感。

6．提高信心　给予求助者肯定、支持和恢复健康的希望，使其保持乐观的态度和积极稳定的心境。

7．提供医疗帮助　及时处理危机时出现的紧急情况，如昏厥、休克等。

知识链接

心理危机干预的注意点

1. 心理危机干预是指针对处于心理危机状态的个人及时给予适当的心理援助。这不是一种程序化的心理治疗，而是一种心理服务。

2. 心理危机干预的晤谈技术（CISD）实施的最佳时限是遭遇创伤性事件后的24小时到72小时。

3. 心理危机干预的方法是选用最简易的心理治疗方法，如，净化倾诉、心理支持、松弛训练、心理教育、严重事件集体减压等。

4. 心理危机干预必须和社会支持系统结合起来。尤其是在遭遇重大灾害的时候，心理危机干预和社会工作服务是紧密结合在一起的。

有效的危机干预不仅要致力于帮助求助者解决当前的问题，更要关注危机与未来生活的关系。因为许多危机都会对个体的生活产生长远的影响，求助者对问题的处理方式也会对未来的生活适应产生至关重要的影响。因此，在实施危机干预时，助人者不能只是关注当前的问题而忽略它们可能带给求助者的长期效应。助人者要对此保持关注，充分发掘求助者自己的潜能和经验，使他们对这种长期效应有所认识。

考点：心理危机的干预步骤和具体措施

小结

心理咨询是心理咨询师协助来访者解决心理问题的过程。心理咨询和心理治疗的基本原则包含良好医患关系原则、保密原则、计划原则、针对原则、综合原则、灵活原则、中立及回避原则。心理咨询的基本技术包括倾听、共情、真诚、积极关注等。

心理治疗是心理治疗师对求助者的心理与行为问题进行矫治的过程。心理治疗的方法：支持疗法采用倾听、鼓励、解释与指导、保证、改善环境等方式，来帮助和指导来访者正确面对各种困难或心理压力，发挥潜能和优势，以度过心理危机。精神分析疗法主要通过“自由联想”等内省方法，使患者潜意识的心理冲突意识化。行为疗法强调通过重新学习，使患者消除和改变不适应行为，获得适应行为。具体方法有系统脱敏疗法、冲击疗法、厌恶疗法、放松疗法、生物反馈疗法等。以人为中心疗法主要运用真诚、无条件积极关注、共情等技术协助来访者将其被压抑的潜能释放和发挥出来。认知疗法主要是通过改变个体不合理的认知，从而改变患者的不良情绪和行为。

心理危机是指个体心理处于极度痛苦以及行为紊乱甚至出现伤人毁物、自伤、自杀等严重极端行为的状态。心理危机干预的步骤包含：确定引发危机的问题、保证求助者安全、寻找有效的应对的方式、制订行动计划、承诺与跟踪监控。心理危机干预措施有：保持与危机者的密切接触、提供疏泄的机会、解释和指导、鼓励自助、调动和利用社会支持系统、提高信心、提供医疗帮助。

（汤雅婷）

第七章 心理护理

学习目标	
学	1. 说出心理护理的概念。
习	2. 熟记心理护理的实施形式、原则与注意事项。
目	3. 熟记并能应用心理护理程序。
标	4. 归纳临床心理护理工作中可实施的心理护理方法。

第一节 概 述

案例

护士长的启示

护士小刘以优异的成绩受聘于某医院，并以踏实肯干、钻研业务的表现得到护士长的重视，但病房的患者对小刘并不满意。虽然小刘操作敏捷、准确，但令患者感到机械、生硬，总觉得比别的护士缺少点什么。护士长仔细观察了小刘的工作，发现小刘虽然工作仔细，但几乎不与患者主动交流，久而久之，患者也不与她交流。护士长意味深长地对小刘讲："我们的血压计、体温计、头皮针不该是冷冰冰的器械，应该首先有我们自己的温度。你明天试试用微笑面对患者，试试告诉你负责的患者，他的气色比昨天好，看看他会有什么反应。"

思考：你认为护士长的话是想告诉小刘什么？

一、心理护理的概念

心理护理（psychology nursing）指在护理全过程中，护士以心理学的理论与技术为指导，以良好的人际关系为基础，积极地影响患者的心理活动，帮助患者在其自身条件下获得最适宜身心状态的护理方法。

心理护理的概念有广义与狭义之分。广义的心理护理，是指在护理过程中，护士应用言谈举止给患者心理活动以积极影响的过程。狭义的心理护理，是指护士主动运用心理学的理论和技术，按照一定程序和方法，帮助患者达成最适宜身心状态的过程。

心理护理的工作内容可以概括为4个方面：①为患者提供一个安全、舒适、整洁，有利于治疗、休养的物质环境；②了解患者的不同需要，充分调动各方面资源满足患者的合理需要；③及时发现患者的消极情绪，并采取灵活多样的措施消除其不利影响；④充分调动患者的主观能动性，提高患者整体适应能力和心理健康水平。

考点： 心理护理的概念

二、心理护理在整体护理中的地位与作用

心理护理作为一种护理方法，是伴随着整体护理模式的建立而被广泛应用于临床护理实践中，是整体护理丰富内涵的体现，在整体护理中有其独特的地位与作用：①心理护理是整体护理的核心。大量临床实践证实：个体的心理状态对其自身的健康具有决定性的影响，护理人员可通过心理护理实现对患者的整体护理；②心理护理作为一类具体的护理方法，与其他护理方法既有原理、工具与方法学上的区别，又须与其他方法紧密结合，贯穿于整体护理始终。

良好的心理护理可帮助患者：①适应医院的生活环境、人际环境；②接受患者角色；③认识疾病，正确对待疾病；④解除或减轻在疾病过程中由各种因素引起的紧张、焦虑、悲观、抑郁等情绪；⑤调动患者主观能动性，树立信心。

三、心理护理的原则

（一）过程与动态原则

心理护理贯穿疾病发生、发展和转归的全过程，且应适应患者病情与心理的发展与变化。

（二）共性与个性原则

面对疾病、衰老、死亡，人们会出现一些共同的心理需要与反应。但每个人因出生背景、个性、成长经历、所受教育不同，面对相似的情境，其需要与反应也有其个体差异。因此，在把握患者心理需要与反应一般规律的同时，针对每个患者的不同特点，应有针对性地给予心理护理。

（三）支持与自护原则

患者处于特殊的身心状态下，有着强于常态的依赖性。需要生活、疾病方面的护理与照顾，也需要社会系统在心理方面的支持，但他人的支持与照顾不能替代患者的自我护理。因而，护士既要帮助患者减轻痛苦、恢复健康，又要启发和指导患者尽可能实现自我护理。

（四）寓心理护理于基础护理之中的原则

人的心身健康是紧密联系和相互影响的，基础护理不应是简单的纯技术操作。耐心细致的解释、认真负责的态度、信心的传递与精湛的护理技术相结合，才能真正为患者提供高质量的护理服务。

考点：心理护理的原则

四、心理护理实施的形式

（一）个别心理护理

护士在准确把握患者疾病过程中所表现出来的不良心理状态的基础上，采取有针对性的措施，如心理支持、放松训练、认知疗法及暗示疗法等，及时、深入有效解决患者个性化心理问题。

（二）集体心理护理

护士将有同类性质疾病或共同心理问题的患者组合在一起，从满足患者需要的一般规律出发，充分利用患者相互间的积极影响，遵循集体心理治疗的理论和方法，如安排疾病防治

知识讲座、专题讨论、经验交流等。一般 10 ~ 15 人为一组，每周集中辅导 1 ~ 2 次，每次 30 ~ 60 分钟。在集体心理护理中，护士要善于归纳和掌握同类患者心理问题的规律，对潜在的心理问题作预防性干预。

五、心理护理注意事项

（一）建立良好的护患关系，争取患者的主动配合。

（二）掌握沟通技巧，具备有效的沟通能力。尤其要注意耐心倾听患者的叙述。

（三）了解病情，心理护理应有针对性、计划性。

（四）实施心理护理应遵循心理护理的原则与方法。

（五）护士自身应有健康积极的心态，保持稳定的情绪，注意言谈举止的心理护理效应。

（六）心理护理过程中，如患者不能接受，应立即终止。

第二节　心理护理程序

案例

不能说话的患者

患者高某，男，68 岁，因呼吸衰竭行气管插管，使用呼吸机辅助呼吸。由于患者存在“语言沟通障碍”，无法通过语言表达自己的感受。护士随后在与患者交流的过程中应用了另外一些方法保持与患者交流互动，从而比较详细和全面地获知了患者心理状态的信息。

思考：1. 你认为护士是如何对该患者进行心理护理评估的？

2. 你认为护士应对患者进行哪些方面的心理护理评估？

心理护理程序是以增进和恢复患者心理健康、确认和解决患者心理问题为目标所进行的一系列有目的、有计划的系统活动，是一个连续、动态、具有决策和反馈功能的过程。心理护理需要在护士与患者的人际交往基础上进行，患者对护士的信任有助于心理护理的有效开展。建立良好的护患关系应注意两个方面：①遵循伦理学三原则。切实做到临床心理评估与干预过程中“无损于患者健康、不违背患者主观意愿、不泄露患者个人隐私”，以赢得患者信任，取得患者友好合作；②有效的沟通。护士应注重语言修养，善用面部表情、恰当手势、人际距离、触摸等技巧，促成患者的适宜身心状态。运用语言与非语言沟通等人际交往技巧，主动与患者建立融洽的关系。

心理护理程序主要包括 5 个环节：

一、心理护理评估

心理护理评估是心理护理程序的第一个步骤，是根据心理学的理论和方法对患者的心理状态进行全面、系统、深入的评估。其核心是患者心理资料的收集；即将患者生理、心理和社会适应能力等方面的信息有机结合起来并加以处理，以分析其存在的问题。资料收集是否完整与准确直接关系到整个心理护理计划的准确性、周密性、可行性与有效性。

（一）途径与方法

护士可运用观察、交谈、心理测量等手段，通过患者、家属、医生、患者的医疗文件、相关参考资料收集患者心理状态的信息，并对所收集的资料进行分类、整理与比较，根据患者具体情况，找出其心理问题所在。

（二）内容

对患者进行心理护理评估包括心理评估和社会评估两大方面。心理的内容包括思想、情感、动机、精神状态、人格类型、应对能力等；社会方面的内容包括生活事件、社会经济状况、生活方式、社会支持系统等。

对刚入院患者的初次心理社会评估应包括：

1．一般状况　如婚姻、受教育状况、职业、宗教信仰等。

2．患者对自身健康与疾病的感知　了解患者是否注意活动与锻炼，有无健康意识；评估患者对疾病性质、严重程度及预后的了解，是否认识到疾病对其健康及日后生活的影响等。

3．心理活动　包括认识活动、情感活动与意志活动三个方面。如意识水平、语言、思维、记忆、情绪状态等。

4．自我认知　如信任、自尊、身体形象、控制感、内疚、亲密关系等。

5．人格类型　如患者的气质类型、人格特征等。

6．社会生活事件及应对能力　患者遇到哪些生活事件，面临这些事件时，是如何解决的，用了多长时间来解决这些问题及其造成的影响。

7．信仰与价值观　可通过询问“参加了何种组织或团体？”、“什么对你最为重要？”、“当你有苦难时，一般从何处寻求力量和帮助？”等问题获得患者信息。不同的价值观会导致不同的健康行为，价值观会影响个体分析健康问题的性质和轻重缓急。

8．社会经济状况　患者的职业、工作性质、经济状态等。

9．生活方式　家庭条件、爱好（如烟、酒嗜好）、饮食习惯、睡眠习惯、娱乐方式等。

10．社会支持系统　包括家庭成员、患者所在的单位和社区等社会组织可提供的条件和支持。

考点：心理护理评估的内容

二、心理护理诊断

心理护理诊断是在心理评估的基础上对所收集的心理健康资料进行分析，从而确定患者的心理健康问题及引起心理健康问题的原因。

（一）常见的心理护理诊断

在 1998 年北美护理诊断协会（NANDA）制定的 148 项护理诊断中，常见的反映患者心理社会问题的护理诊断有：

1．交换方面　感知性便秘。

2．沟通方面　语言沟通障碍。

3．关系方面　适应障碍、社交障碍、社交孤立、有孤立的危险、角色紊乱、父母不称职、父母角色冲突、照顾者角色障碍、有照顾者角色障碍的危险、家庭作用改变、性功能障碍、性生活改变。

4．赋予价值方面　精神困扰。

5．选择方面　个人应对无效、调节障碍、防卫性应对、防卫性否认、危害性家庭应对无效、妥协性家庭应对无效、社区应对无效、抉择冲突、寻求健康行为。

6．活动方面　睡眠紊乱、母乳喂养无效。

7．感知方面　自我形象紊乱、自尊紊乱、长期自我贬低、条件性自我贬低、自我认同紊乱、感知改变、绝望、无能为力。

8．认识方面　知识缺乏、定向力障碍、记忆障碍、思维过程改变。

9．感觉方面　疼痛、焦虑、恐惧、功能障碍性悲哀、预感性悲哀、有自伤的危险、潜在性暴力行为、创伤后反应、强暴创伤综合征。

（二）心理护理诊断的陈述举例

完整的心理护理诊断包括三部分，可按照 PSE 公式陈述，如：

调节障碍：持续否认、愤怒，与截肢有关。

恐惧：哭泣、逃避，与身体健康受到威胁有关。

精神困扰：偏见、矛盾、敌对，与疾病带来的生命威胁有关。

知识链接

目前我国临床常用的心理护理诊断

我国学者在学习北美护理诊断有关内容的基础上，筛选出目前我国临床常用的 9 个心理护理诊断：无效性否认、调节障碍、精神困扰、语言沟通障碍、自我形象紊乱、照顾者角色障碍、预感性悲哀、焦虑、恐惧。

1. 无效性否认　指个体有意或无意地采取了一些无效的否认行为，试图减轻因健康状态改变所产生的焦虑或恐惧。

2. 调节障碍　指个体处于无意改善和调整其生活方式或行为，以适应健康状况的改变。

3. 精神困扰　指个体对个人的希望、信息、对社会准则的看法发生紊乱、内心冲突、精神空虚、产生怀疑行为和情感异常的表现。

4. 语言沟通障碍　指个体在与人交往过程中，使用或理解语言的能力降低或丧失，亦即个体表现出不能与他人进行正常的语言交流。

5. 自我形象紊乱　指个体对自身身体结构、外观、功能的改变，在感受、认知、信念及价值观方面，出现健康危机。

6. 照顾者角色障碍　指照顾者在为被照顾者提供照顾的过程中，由于所经受的或可能经受的躯体、情感、社会和（或）经济上的沉重负担状态，照顾者感受到难于胜任照顾他人的角色。

7. 预感性悲哀　指个人或家庭在可能发生的丧失（如人物、财务、工作、地位、理想、人际关系、身体各部分等）出现之前所产生的情感、情绪及行为反应。

8. 焦虑　指患者在面临不够明确的、模糊的或即将出现的威胁或危险时，所感受到的一种不愉快的情绪体验。

9. 恐惧　指患者面临某种具体而明确的威胁或危险时所产生的一种心理体验。

三、拟定心理护理计划

心理护理计划是针对心理护理诊断，制订心理护理目标，提出解决患者心理问题的护理措施，是应用心理学知识与技术解决具体问题的关键步骤。包括4个方面的内容：①排列心理护理诊断的顺序；②确定预期心理护理目标；③制订心理护理措施；④护理计划成文。

由于护理诊断往往有多个，在计划阶段应将所列出的所有心理护理诊断按重要性和紧迫性排出次序，一般情况下，对患者生命威胁最大的问题排在前面，其他的依次排列。护理人员根据问题的轻、重、缓、急，确定护理重点，先后采取措施。问题可分为首优、中优、次优。

针对不同年龄阶段、不同疾病、不同人格特点，选择适宜措施。计划应具体可行，应该包含时间、方法及为达到心理护理目标所要采取的具体措施等。选择和制订心理护理措施应注意：①患者的可接受性；②预期目标；③护士实际能力；④措施的可行性。

四、实施心理护理计划

实施心理护理计划即是落实各种方案与心理护理干预措施，将心理护理计划付诸行动的过程。通过实施心理护理计划，改变患者的不正确认知和行为，帮助患者有效应对所出现的心理问题，消除心理危机，促进心身康复。实施时应注意以下几点：

（一）基础护理与心理护理相结合

重视在各项基础护理工作中开展有针对性的心理护理与健康教育，改善患者心理状况，提高患者对健康与疾病的认识水平。

（二）争取患者社会支持系统的支持与合作

社会支持系统的支持可缓冲各种重大生活事件对患者的影响，淡化心理刺激。良好的人际关系，他人的关怀与爱护，可满足患者的归属需要。护士可对患者的社会支持系统成员予以正确引导，使其帮助患者以良好的心身状态接受治疗与护理。

（三）创造安全、舒适的心理护理环境

提供安全、干净、舒适的病房环境，消除各种生物、物理、化学因素对人体的损伤；注意护理人员仪表、规范服务态度，促进良性的人际交往。使患者处于一个友好、礼貌、被认可的心理护理氛围，获得舒适、安全和自我价值感。

五、心理护理评价

心理护理评价是心理护理程序的最后步骤，是指护士在实施心理护理计划的过程中和实施计划结束之后，对患者的认知和行为的改变以及健康状态的恢复情况进行连续、系统的鉴定和判断。未达到的目标和未解决的问题，作为新的信息反馈到新的心理护理程序之中，直至达到心理护理的目标。其基本内容包括：①建立评价标准；②收集资料；③评价目标是否实现；④分析问题的原因；⑤重审护理计划。

考点：心理护理的程序

第三节 临床心理护理方法

案例

19岁的生日

等医生给她处理好伤口，肇事司机开始责怪她太不小心。她是一名大一新生，这天是她19岁的生日，她伤的并不重，所以不想通知父母令他们担心。但身在他乡，感觉心里一阵凄凉，在过去的每一年的生日里，父母亲都为她准备好生日蛋糕和礼物，今天若不是抱着家里刚寄来的包裹走路分了心，可能不会被车撞到。在这个城市里，她没有一个亲人，一切都很陌生……想到这里，她泣不成声，肇事司机一脸不满地离开了病房。年轻护士默默地看着，过了一会儿，护士走进来递给她一个苹果，拍拍她的手，轻轻说了声："生日快乐"，她吃惊地望着那张被口罩遮住大半的陌生脸庞，却分明感觉到那双眼睛传递出来的温暖。

思考：1. 肇事司机和护士的态度对患者的心理影响有什么不同？

2. 你认为护士怎样知道患者当天生日？

3. 护士对患者是否实施了心理护理？若是，通过什么方式？

心理护理强调运用心理学的理论和方法，要求实施者紧密结合临床护理实践，倡导充分发挥与患者接触最密切的优势，致力于患者心理问题的研究和解决，为其营造良好的身心健康氛围。

目前我国尚未建立起可为广大临床护理工作提供规范化、可操作性强的心理护理模式，我国的临床心理护理正处于探索总结和发展阶段，临床护士对心理护理介入的范围和深度较难界定。目前临床心理护理一般根据介入的深度可概括为两种形式：①一般的心理护理：对患者心理需要的满足和一般的心理支持；②专业的心理护理干预：通过系统的方式，采用一定的心理治疗技术对患者的心理问题进行专业的心理护理干预。

在临床护理实践中，运用一般心理护理方法与患者交流沟通，主动满足患者心理需求，帮助患者适应和建立对疾病的正常反应，解决患者的心理困惑和心理问题；运用心理疏导、行为矫正训练、改善认知等专业的临床心理护理方法针对患者存在的认知、情绪、行为等问题实施干预，是心理护理实践中的核心内容。

一、一般心理护理方法

一般心理护理方法，贯穿于整体护理的始终，常常与其他护理操作同步展开，才可以凸显其影响患者心态的良好效用，其核心在于满足患者的需求。护士在护理过程中的一切言行举止包括表情、语气、手势、体态、触摸的运用都可以发挥心理护理的效应。如护士职业微笑对患者普遍产生积极的暗示作用；良好的护患关系、亲切的言谈举止等都可向患者传递慰藉，使患者产生轻松愉快的情感体验，有助于患者保持积极的心态。心理护理客观存在于护理程序的每一环节，无论护士是否主动意识到，其都可能影响患者的心理状态。而这种随时随地产生的影响却常常为护理工作人员所忽视。因此，护理人员应随时注意和约束自己的随意性言行，以免对患者造成负面影响。

心理支持是指在精神上给患者不同形式、不同程度的支持和援助，是心理护理最基本、最常用的方法。心理支持技巧包括：倾听、解释与指导、鼓励、恰当的保证、促进环境的改善等（详见第六章）。

（一）心理支持的一般原则

1．提供适当支持 根据患者所面临的心理挫折的严重性、患者人格特点及自我成熟度、适应问题的方式及应对困难的经历，提供适当的支持。

2．调整对应激源的认知评价 帮助患者改变对困难和挫折的看法，端正其对困难的态度，以客观、现实、解决问题的方式来处理困难。

3．利用各种支持资源 帮助患者重新认识自己内在或外在的支持资源，鼓励其利用各种社会支持资源解决自身问题。支持资源包括：自身优势、潜在的解决问题的能力等内在资源，及亲人、朋友、同事、邻里等社会支持系统。

4．消除或减少负性事件的刺激 心理问题往往由外在环境因素引发，帮助患者消除或减少外在环境中的负性事件，有利于患者心理问题的解决。

5．提高应对能力 不同的应对方式会导致不同的适应结果，应与患者共同探讨其应对方式，鼓励患者采取积极、成熟的应对方式。

（二）心理支持的基本步骤

1．收集患者资料 收集患者各方面资料，主要包括：人格特点、情绪状况、疾病状态、遭遇的挫折和环境压力、生活条件、人际关系、家庭情况等。

2．鼓励患者倾诉 鼓励患者倾诉对疾病和病情的认识、感受，内心的痛苦与烦恼，护士应耐心倾听。倾诉有助于患者宣泄负性情绪，护士在倾听的过程中也可以进一步了解患者存在的心理问题和心理障碍。

3．分析与解释 根据所收集的资料和在患者倾诉中掌握的情况，分析患者心理与躯体问题的性质和程度、产生原因、影响因素等，并向患者解释和说明心身效应，应对方式、人格等与疾病的关系。分析与解释时应语义明确、通俗易懂，如患者有不同意见，不可与患者辩论或争执。

4．安慰与鼓励 当患者情绪低落、自卑、自责、甚至绝望时，应不失时机地给予患者同情和支持，安慰患者，同时向患者说明病情，劝导、鼓励患者以积极的态度和行为面对疾病。

考点：一般心理护理方法

二、专业的心理护理干预

（一）心理疏导

心理疏导是护士与患者沟通过程中对患者不良的心理状态进行疏通和引导，以消除心理问题，促进患者心理健康的过程。疏导是有目的地将患者的心理问题和压力，通过护士的分析引导逐步解决和消除，使患者从不愿意合作到愿意合作，从消极情绪到积极情绪，从错误认识到正确认识，从逃避现实到面对现实，从不良的心理状态到健康的心理状态的转化过程。其目的是将认识与行为相结合，调动患者主观能动性、积极主动地进行心理转化。

心理疏导的过程主要是以语言为工具，是护士帮助和指导患者学习有效的应对技巧，调动患者自身的潜能来解决问题的过程。相比心理支持，心理疏导法更具有针对性。其具体过程是：①护患间进行充分的信息交流，鼓励患者对其心理进行详尽的描述；②找出症结（心理冲突）。护士对所收集的资料进行分析和综合，通过对患者个性、意志、情绪和认识等方面的了解，帮助患者查明心理问题的根源；③制定解决方案，采取有针对性的措施。鼓励患者对疏导者的讲解、处理方法等提出不同的意见，通过质疑，提高和强化患者自身心理素质，使其能够积极主动、正确面对现实；④进一步引导患者改变自己的行为如应对方式等，以解决自己的心理问题。

心理疏导是调动患者自身潜能来解决自己的问题，应做到：①帮助患者客观地了解自己的境况及内心的需求；②帮助患者了解自己应付困难的能力。护士应提醒患者根据自身的健康状况，来评价自己的能力以做出适当的符合自己客观情况的选择；③鼓励患者建立适当的心理宣泄途径；④引导和帮助患者培养稳定的情绪。帮助患者分析利于病情好转的客观影响因素，鼓励患者主动避免不利因素，合理安排生活，强调个人应对。

（二）松弛训练

松弛训练又称“放松训练法”，是心理学中行为矫正最常用的一种方法。是按一定的训练程序，学习有意识地控制或调节自身的心理生理活动，以达到降低机体唤醒水平，调整因紧张刺激而功能紊乱状况的方法。通过指导患者运用放松技巧来消除患者的紧张与焦虑，患者掌握后就可以在早期注意到自己紧张时自己进行控制。其原理是通过将注意力集中在肌肉、呼吸、声音、想象等方面，降低患者对周围环境的感应能力，以减低交感神经活动，达到放松的目的。

放松具有良好的抗应激效果。经过放松训练，通过神经、内分泌及自主神经系统功能的调节，可影响机体各方面的功能，从而达到增进心身健康和防病治病的目的。在进入放松状态时，交感神经活动功能降低，表现为全身骨骼张力下降，肌肉放松、呼吸频率和心率减慢、血压下降，并有四肢温暖、头脑清醒、心情轻松愉快、全身舒适的感觉。其基本要求是指导患者达到一种主观的安静状态，逐渐产生安详和幸福的感觉，这样的状态可以用来与可能引起的焦虑情况抗衡。放松后可改善患者的短时和长时记忆，提高学习能力，增强感觉运动操作能力，缩短反应时间，增加灵敏度，提高智力和稳定情绪；放松训练可以使人形成新的操作条件反射，调节人们在紧张状态下的心理反应和生理反应，对维护健康和提高适应水平有明显的效果；长期的放松训练甚至可以影响、改善人的性格。放松训练法是一个很普通的练习，可应用于任何紧张的情况，方便、易掌握，是临床护士最常用的方法之一。具体方法如下。

1．全身肌肉紧张与放松训练　患者穿着舒适，环境安静、安全。具体过程是：①选择舒适体位；②闭上眼睛集中注意力作均匀缓慢的呼吸；③进行肌肉的收缩——放松的交替训练，顺序是手、前臂、肘部、上臂、头颈部、脸部、肩部、胸部、背部、腹部、臀部、大腿、小腿、足部。紧张与松弛的时间比例为1∶2；④最后做全身放松重新回到呼吸。除此外，还可指导患者结合想象，使放松训练达到更好的效果。

知识链接

渐进性放松的基本步骤

1. 握紧拳头—放松；伸展五指—放松。
2. 收紧二头肌—放松；收紧三头肌—放松。
3. 耸肩向后—放松；提肩向前—放松。
4. 保持肩部平直转头向右—放松；保持肩部平直转头向左—放松。

5. 屈颈使下颏触到胸部—放松。
6. 尽力张大嘴巴—放松；闭口咬紧牙关—放松。
7. 尽可能地伸长舌头—放松；尽可能地卷起舌头—放松。
8. 舌头用力抵住上腭—放松；舌头用力抵住下腭—放松。
9. 用力张大眼睛—放松；紧闭双眼—放松。
10. 尽可能地深吸一口气—放松。
11. 肩胛用力抵住椅子，拱背—放松。
12. 尽可能地“收腹”—放松；挺腹并绷紧—放松。
13. 收紧臀部肌肉—放松；臀部肌肉用力抵住椅垫—放松。
14. 伸腿并抬高 15 ～ 20 公分—放松。
15. 伸直双腿，足趾上翘背屈—放松；足趾伸直—放松。
16. 屈趾—放松；翘趾—放松。

2．呼吸控制训练　呼吸控制训练指通过控制呼吸来调节和解除压力的心理护理方法，适用于各种心身障碍的调节与心理反应如焦虑、抑郁、恐惧、失眠等的缓解与消除。现以临床常用的卧式深呼吸练习为例：指导患者平躺于床上，两膝屈曲，两脚分开约 20cm，背部躺直，将一手放于腹部，另一手放于胸部，对全身紧张部位逐一进行放松，用鼻子缓慢深吸气，然后用嘴呼气，呼气时轻轻地发“啊——”音将气送出。在呼吸时体验胸部的上下起伏，呼吸时的声音和机体松弛的感觉。每天做 1 ～ 2 次，每次 5 ～ 10 分钟。

3．想象放松训练　是通过想象轻松愉快的景象来使心理放松进而达到身体放松的训练方法。要点是注意力的高度集中和充分发挥感觉器官的功能两个方面。可结合呼吸控制训练进行。

（三）改变认知

此方法建立在认知疗法的理论基础之上，较易于临床护理实践。护士帮助患者调整认知不同于专业心理医生，主要是协助心理医生或辅导患者。结合理性情绪疗法的技巧，主要有以下三个阶段：

1．说明与解释阶段　让患者明白，人对事物的看法会影响自己的情绪和行为，而这些看法有可能是不够客观或扭曲的，如果能客观地看待人和事物并客观地评价自己，就会免于出现或减轻不良情绪和行为，重拾信心，从而促进疾病向健康转化。

2．帮助找出问题阶段　帮助患者理清思路，摆出具体的情绪和行为问题，一起讨论由哪些不够客观或扭曲的看法导致不良情绪的发生。

3．帮助改变阶段　以较客观合理的认识和信念来取代不合理的信念和态度，督促患者练习用新的观念来看待事物，建立较为健康的心理，做出适应性的行为反应。在此基础上，逐渐改变自己过去歪曲的态度和行为。

在实施的过程中，护士的科学化、逻辑化思维与分析十分重要，具体方法是：①护士要先制订一个讨论方案，将患者可能提出的问题列出；②护士逐条列出自己如何说服患者的方案和理论依据；③护士帮助患者制订计划，通过经常性练习，逐步改变自己的态度和行为，并提醒患者感受自己的变化，逐渐树立自信。

针对各科临床的特殊性，突出重点、正确有效地应用心理护理，通过了解与分析，以患者最主要、最关键的心理需要作为要解决的问题，确定最佳心理护理措施，帮助患者调适与适应，使其保持良好的心理状态，以利于接受治疗与康复（参考第六章）。

考点： 专业心理护理干预方法

小结	心理护理指在护理全过程中，护士以心理学的理论与技术为指导，以良好的人际关系为基础，积极地影响患者的心理活动，帮助患者在其自身条件下获得最适宜身心状态的护理方法。心理护理应遵循过程与动态、共性与个性、支持与自护、寓心理护理于基础护理之中的原则。实施的形式可分为个别心理护理和集体心理护理。心理护理注意事项包括：①建立良好的护患关系，争取患者的主动配合；②掌握沟通技巧，具备有效的沟通能力，耐心倾听患者的叙述；③了解病情，心理护理有针对性、计划性；④遵循心理护理的原则与方法；⑤护士自身保持健康积极的心态，情绪稳定，注意言谈举止的心理护理效应；⑥心理护理过程中，如患者不能接受，应立即终止。 心理护理程序包括：评估、诊断、计划、实施、评价 5 个环节。 临床心理护理根据介入的深度可概括为两种形式：①一般的心理护理：对患者心理需要的满足和一般的心理支持。心理支持技巧包括：倾听、解释与指导、鼓励、恰当的保证、促进环境的改善等。心理支持的基本步骤为：收集患者资料、鼓励患者倾诉、分析与解释、安慰与鼓励。护士在护理过程中的一切言行举止包括表情、语气、手势、体态、触摸的运用都可以发挥心理护理的效应；②专业的心理护理干预包括：心理疏导、松弛训练、改变认知等。

（田云霞）

第八章 患者常见心理问题及心理护理

学习目标	
学习目标	1. 说出患者角色概念及患者的权利和义务。 2. 分析患者角色适应问题及患者心理需要。 3. 知道患者的一般心理变化。 4. 熟记患者焦虑、恐惧、抑郁等常见心理问题的表现并能进行心理护理。 5. 通过实训活动能体会患者的心理需要，并学会焦虑、恐惧、抑郁、愤怒情绪的调节方法及心理护理措施，提升心理护理能力。

第一节 患者角色及心理需要

案例

你能帮帮张大爷吗？

张大爷，76岁，是一名离休老干部，身体硬朗，平时每天都锻炼身体，可是最近两个月以来张大爷经常感到上腹部饱胀不适、隐痛或不规律疼痛，有时胃反酸、食欲减退、恶心、胃脘部灼热和腹泻、解黑便。体重减轻、出现明显消瘦。经医生详细检查，确诊为早期胃癌，需要马上入院治疗，行胃部手术。

张大爷在术前住院期间曾多次和医护人员发生争吵，反复说“我没病，为什么要我住院，每天还要打针服药，你们医院就是为了想多赚钱，故意说我有病，也不让我爬山锻炼身体，我要找你们院长……”

思考：1. 简要分析张大爷出现的角色不适应现象？

2. 如何帮助张大爷适应患者角色，以配合疾病的治疗？

一、患者角色概述

希波克拉底有句名言“了解什么样的人得了病，比了解一个人得了什么病更为重要”。了解患者的心理及患者角色需要等问题，成为心理护理工作的前提，也将直接影响护理效果。

（一）基本概念

患者是指因疾病或病感而寻求医疗帮助的人。或者说，有躯体或心理上偏离正常，被本人或他人所察觉，到医院求医的人。

角色是人们期待参与社会交往的个体所表现的行为模式，享受某种特征性的权力，承担一定的义务。

患者角色又称患者身份，是一种特殊的社会角色，是指从常态社会人群中分离出来、处于病患状态中并有求医要求和医疗行为的社会角色。是社会对患者所期望的行为模式。当一个人被宣布患病后，就获得了患者角色，可以享受应有的权利、履行应尽的义务，原有的社会角色部分或全部地被患者角色所替代。一般认为患者角色具有以下特征：

1．社会角色退位　患者可以免除其常态时的社会角色所应承担的义务，免除的程度可视疾病的性质和严重程度而定，如有的患者可获得减轻工作或病假休息的权利，有的患者需要住院接受治疗。此时患者角色在其全部的社会角色中占主导或优势地位，原有社会角色退到次要和服从的地位，有的甚至以患者的角色取代了其他一切社会角色。

2．自制力减弱　通常个体患病是自己无法自控的，患者对其陷入疾病状态没有责任。由于疾病给患者带来躯体上的痛苦和心理上的压力，普遍被认为患者是应该被同情和被保护的弱者，大多数患者也认同这一观点。因此，进入患者角色后，患者极易产生对医护人员及亲友的依赖，自我调节、控制能力不同程度下降。

3．求助愿望增强、康复动机强烈　任何个体处于疾病状态时都需要寻求他人的帮助，包括寻求可靠的治疗技术和情感上的支持。

考点：患者角色的概念

（二）患者权利

1．享受医疗服务的权利。

2．享有被尊重、被了解的权利。

3．享有对疾病诊治的知情同意权。

4．享有保守个人秘密的权利。

5．享有监督自己医疗权利实现的权利。

6．享有免除病前社会责任的权利。

（三）患者义务

1．及时就医，争取早日康复。

2．寻求有效的医疗帮助，遵医嘱。

3．遵守各项规章制度，支付医疗费用。

4．与医护人员合作，配合诊治护理工作。

知识链接

患者接受疾病的三个阶段

莱得勒（Lederer）认为生病过程是一个复杂的心理形成过程。她提出三个相互独立但又彼此重叠的接受疾病的时期：

第一阶段：从健康到生病期。当个体意识到他生病时，有几件事情需要完成：放弃原来的社会责任，接受别人的帮助、诊断和治疗，与人合作以恢复健康，寻求适当的帮助。此阶段适应良好的患者，能接受诊断和忍受治疗所带来的不适应与限制，并定期就诊。相反，适应不良的患者，可能会否认出现的症状，利用不明显的症状逃避责任，或来操纵别人。

第二阶段：接受生病期。此期始于患者接受生病的事实，且扮演患者角色的时候。患者的行为变得以自我为中心，对周围其他事情的兴趣降低，因为需要依赖他人同时又怨恨这种依赖行为，情感显得矛盾，会特别注意身体上的一些变化。不适应性的行为包括放弃复原的希望、拒绝接受协助、对治疗怀疑、避免谈及自己的问题与感觉及不能合作等。

第三阶段：恢复期。此期是个体放弃患者角色，扮演健康人的角色。患者随着体力的恢复而逐渐能独立，愿意协助自己，积极参加复康活动，可以多做一些决定，并逐渐增加对周围事物的兴趣，表示自己已在康复之中。不适应的患者行为会停留在第二阶段。

（四）患者角色的适应

当一个人患病后，从原有的社会角色能很快地进入患者角色，或者在康复时由患者角色快速地转变为健康人角色，都有一个角色适应问题。但往往有很多人在这一过程中，会出现不适应或角色适应不良的现象，综合起来主要有以下几种：

1．患者角色缺如　多发生在常态角色向患者角色转化时，或发生在疾病突然加重时。主要表现为意识不到自己有病，或对疾病所持的一种否认态度。人们期望患者按患者身份行事，但患者的行为有时与人们的意愿相反。角色缺如的不良后果可能是拒医或不配合治疗，贻误治疗最佳时机，使病情进一步恶化。

2．患者角色强化　多发生于由患者角色向常态角色转化时。适应了患者角色、安心于患者的行为模式、对原来承担的社会角色恐慌不安。表现为对自己所患疾病过度关心；过度依赖医院环境；不愿从患者角色转为常态角色。由于患病后依赖性强和自信心减弱，患者对自己的能力表示怀疑，对承担原来的社会角色恐慌不安，安心于已适应的患者角色现状。他们往往不承认病情好转或痊愈，诉说一些不易证实的主观症状，不愿出院，不愿离开医护人员，不愿重返原来的工作、学习和生活的环境。主要的原因是由于患者病后体力和能力下降，原有条件比医院差或原社会角色任务重、人际关系紧张等。

3．患者角色消退　已进入患者角色，由于强烈的感情需要，或因环境、家庭、工作等因素，或由于正常社会角色的责任、义务的吸引，而从原有的患者角色中撤退。患者角色消退与角色强化相反，表现为疾病还未痊愈，患者却从患者角色过早地转入常态角色。这种情形多发生在疾病的中后期，是角色冲突的再现。它对疾病的进一步治疗和康复不利。

4．患者角色冲突　表现为患者在适应患者角色中与其常态下的各种角色发生的心理冲突导致各种行为矛盾。这种情况多见于承担社会或家庭责任较多，且事业心、责任心都比较强的人。非患者角色的重要性、紧迫性及动机超过患者求医动机时，心理冲突剧烈，患者进入患者角色会发生困难。

5．角色认同差异　指患者与医护人员的认同差异。医护人员通常从理性的角度看待患者，强调患者应遵从患者角色和义务，行为符合患者角色或身份；而患者往往较多强调自己的权利，忽略了义务。二者容易发生冲突。

6．角色行为恐惧　对疾病缺乏正确的认识，过多考虑疾病的后果，对自身健康过度悲观而无法摆脱，对治疗缺乏信心，有较多的担心、害怕、恐惧等消极情绪反应。如“病急乱投医，滥用药”等。

7．角色保密与假冒　是患者角色转换过程中的特殊表现形式。角色保密是指患者由于担心社会对某些疾病的偏见或疾病后果的影响而有意保护自己，“淡化或隐瞒”患者角色，以防被社会隔离。如，艾滋病患者和心理障碍者对自己角色的保密。角色假冒是为了获得某些权益或者避免遭受惩罚，本来没有疾病却扮演成患者角色，即诈病。

考点：患者角色适应不良的表现

二、患者的心理需要

患者和正常人一样有各种各样的需要，但作为一个特殊群体，患者在满足需要的重要性与迫切性与正常人不同。而且，同一位患者在疾病的不同阶段需要的重点也不相同（动态变化）。

（一）安全的需要

安全感是患者最普遍、最重要的心理需要。因为患者认为自己的健康受到疾病的威胁甚至生命受到疾病的威胁时易产生不安全感，便会产生紧张、恐惧和忧虑等情绪反应。若这种身体的安全感得不到满足，患者便会坐立不安，陷入威胁和恐惧的困扰之中。患者把安全感和早日康复视为求医的最终目的。护理人员的镇定、认真负责的态度与得体的言谈举止，以及适当的护患沟通，均可增强患者的安全感。

（二）尊重的需要

作为“弱者”，患者往往自我评价较低，对别人如何看待自己极为敏感，自尊心易受伤害，希望得到他人尤其是医护人员的关心和尊重，从而获得较好的治疗和破格对待。尊重的需要若得不到满足，便会使患者失去自信，产生自卑、无助、抑郁乃至愤怒等反应。有时候医护人员关怀的几句话，一些微笑等都会使患者感到莫大的欣慰和温暖。

（三）爱与归属的需要

患者入院后改变了原来的生活规律和习惯，进入到一个陌生的环境，他们需要尽快地熟悉环境，被新的群体接纳；需要与病友沟通，在情感上被接纳，以满足个人的归属感。

（四）信息的需要

患者入院后在适应新环境中需要大量信息。首先需要了解有关医院和自身疾病的相关信息；其次需要得知家庭的信息；此外还需要得到关于工作单位的信息等。

（五）和谐、舒适的治疗环境的需要

患者入院后，被束缚在病房这个窄小单调的小天地里，原来的生活环境发生改变，一切都要听从医护人员的安排，加之疾病折磨，种种不适感会影响患者的心情，从而影响疾病的康复。为患者营造一个和谐舒适的治疗环境，会缓解患者的紧张、焦虑、恐惧等情绪，以增强战胜疾病的信心。如，在妇婴医院的病房、走廊张贴一些卡通图片，以缓解幼儿对医院的恐惧感。

考点：患者的心理需要

第二节　患者常见心理问题及心理护理

案例

张女士到底怎么了？

张女士，36岁，一个月前因乳腺癌进行手术。术后一般情况良好，但近一周来该患者表现情绪低落，常常哭泣，兴趣下降，睡眠浅，易早醒，担心自己时日不多，对生存悲观失望，觉得失去乳房会遭别人耻笑，认为自己不再是个女人了，活着也没有意义，甚至出现了轻生的念头。

思考：1. 张女士现在主要出现了哪些心理反应？

2. 作为张女士的责任护士针对她的表现应该采取哪些心理护理措施？

疾病作为一种应激源，可引起患者心身两方面的反应。患者反应的类型及强度，与疾病性质、严重程度、预后好坏、患者的个性特点及社会经济状况、本民族的疾病观等密切相关。这些因素，都会影响到患者对疾病的认知与评价。认真观察患者的心理变化和问题，并掌握它们的规律，对实现全方位的整体护理具有十分重要的意义。

一、患者的一般心理变化

（一）认知功能的变化

准确地感知、记忆和思维的前提条件是个体适当的心理平衡，而疾病所引起的心理与生理应激反应会破坏人的心理平衡，因此疾病可以直接或间接地损害患者的认知功能，甚至会造成认知障碍。

在感知方面，意识清醒的患者可以表现迟钝，也可以表现过于敏感的情况。例如，有些患者品尝不出食物的香味，而另一些患者可能对某些刺激极为敏感，以致产生错觉和幻觉；有疑病倾向的患者可以强烈地察觉到内脏器官的活动，如心跳、肠管的蠕动等；枯燥的住院生活可以使患者产生“度日如年”的感觉；有些患者也可发生定向障碍。

在记忆方面，患者的记忆力常可受到疾病应激的影响。例如，有些患者不能准确地回忆病史，不能记住医嘱，甚至刚说过的话、刚放在身边的东西，也难以记起。

在思维方面，疾病可使思维特别是逻辑思维的能力受到损害，最明显的表现是分析判断力下降。一些患者在医疗问题上表现犹豫不决，如选择哪家医院，哪位医生，服用哪种药物、哪种治疗手段难以抉择。

（二）情绪活动的变化

情绪活动的强度方面，多数情况下患者对消极情绪刺激的反应强度大于正常人；少数患者情绪反应减弱，甚至对多数刺激无动于衷，这意味着患者可能病情严重或有严重心理障碍。情绪活动的稳定性方面，患者大多情绪不稳，表现为易激惹，愤怒、忧郁。

（三）意志行为的变化

患者患病后，意志力往往减弱，日常生活和工作惯于独自做出决策的人，这时可能做事犹豫不决。对医生、护士及家人的依赖性增加；但有时患者又可变得固执、不讲道理。

（四）人格的变化

患者生病后，可发生人格上的变化。如肝病患者易发脾气，性格暴躁；烧伤、残障患者变得自卑、孤僻；某些心脏病患者心脏移植后人格会发生明显变化等。

考点：患者的一般心理变化

二、患者常见的心理问题及心理护理

（一）焦虑

1．焦虑的表现　焦虑是人预期将要发生危险或不良后果的事件时所表现的紧张、恐惧和担心的情绪状态。焦虑是患者最常见的情绪反应。

生理方面：患者可能表现为心悸、血压升高、呼吸加快、出汗、瞳孔放大、声音发颤或变调、颤抖、坐立不安、尿频、恶心或呕吐、失眠、头痛、眩晕、面部潮红、疲乏等。

心理方面：患者自诉有无助感、缺乏自信、神经过敏、失去控制、预感不幸等。表现为激动、易怒、哭泣、退缩、自卑或自责等。认知方面则表现出注意力不集中、对外界事物不关心、思维混乱、健忘、不能面对现实等。

知识链接

焦虑的类型

1. 期待性焦虑　患者患病后感到不良后果即将发生，担心即将发生的事件会出现最坏的结局，对自己患了什么病、严重程度、预后情况均不了解，期待医护人员尽快给予合理的治疗，此时便会出现期待性焦虑。初入院的患者大多表现较为明显。

2. 分离性焦虑　患者一旦入院治疗，不得不与家人、同事以及熟悉的生活环境暂离开，面对生疏的病房环境和人群，便会产生一种分离感，并同时伴随一系列的情绪反应。这种分离性焦虑在依赖性较强的老年人和儿童身上表现得更加明显。

3. 阉割性焦虑　当患者做手术需要摘除某个人体器官时，如胆摘除手术、胃切除手术、截肢等。个体的自我完整性遭到破坏和威胁时而产生的一种焦虑心理反应。

2．心理护理

（1）建立良好的护患关系：对于患者来说，良好的护患关系不仅可降低患者由疾病所造成的心理应激，如焦虑、恐惧等不良情绪反应，而且有助于疾病的治疗和康复。所以，护理人员应该举止端庄、态度和蔼，运用语言和非语言信息，如表情、眼神、手势、触摸等实现有效心理沟通，并尊重患者，耐心、细致地为患者服务。同时要做到“换位思考”，真诚的理解患者、关爱患者。

（2）营造安静和谐的环境：护士应努力为患者提供一个整洁、安静、舒适、安全的休养环境。嘈杂的环境不利于患者的休息，会加重焦虑情绪，护理人员可提醒患者家属，增进家属对患者的关心和理解。在生活上给予精心照顾和体贴，以缓解患者焦虑情绪，有助于疾病的早日康复。

（3）倾听患者的诉说：护士应用良好的沟通技巧，倾听、疏导，允许患者有适度的情绪宣泄，以防恶劣情绪暴发而影响身体健康。

（4）同感移情：站在患者的立场、理解患者焦虑的感受。如“我理解，要是我也会紧张。”

（5）帮助患者认识焦虑：帮助患者辨认焦虑行为，评估焦虑程度，鼓励讨论引起焦虑的原因，并与患者一起制定护理计划和执行计划。

（6）引导患者应对压力：对患者进行心理支持与疏导，引导患者应对压力，亦可进行角色的表演、练习，同时要随时注意情绪的支持和行为的指导。

（7）使用放松技术：对患者进行放松技术的训练，可根据患者的具体情况选择适合的方法，如静坐、想象、深呼吸、松弛训练等。

（8）鼓励活动：通过参加活动可帮助患者把注意力由个体转移到活动中，如适度的体育活动，书法练习，艺术欣赏等。此外，也可参加游戏及各种服务活动。

(9) 药物治疗：对于存在较严重难以缓解的焦虑情绪的患者，应将其安置在安静舒适的房间，避免干扰。周围的设施要简单安全，最好能有专人看护。必要时可给予抗焦虑药物，如苯二氮䓬类（地西泮、阿普唑仑）等治疗。

考点：焦虑的表现及心理护理

(二) 恐惧

1. 恐惧的表现　恐惧是某种明确的具有危险性的刺激源所引起的消极情绪反应。恐惧具有非常明确的对象。

生理方面：肌张力增高、颤抖、坐立不安；尿频、尿急或尿失禁；心率加快、血压升高；呼吸急促；厌食、恶心、呕吐、腹泻或大便失禁；皮肤发红或苍白、出汗、起鸡皮疙瘩等。

心理方面：烦躁、失眠、易激动、健忘、注意力集中到危险的刺激物，并有恐怖、惧怕、忧虑和不安的感受。逃避或对行为失去控制，可能有攻击行为、退缩行为或强迫行为。如急诊患者发病突然、病情凶猛且发展迅速，此时患者及其家属往往不知所措、会出现心情紧张、焦虑、恐惧等。非常规的检查和治疗、新入院患者、儿童、手术患者、濒死状态的患者等较易出现恐惧情绪。

2. 心理护理

(1) 评估引起恐惧的原因：引起恐惧的原因有来自环境变化、生理功能变化、手术或有创伤性的检查等。

(2) 提供信息：评估患者正常功能受损的程度，正确告知，降低患者的过分猜疑恐惧；提供手术和麻醉的基本情况，术后可能出现的一些不适，一些特殊检查需要的配合及可能会有的感受和痛苦等，以消除一些不正确的猜疑，降低患者的恐惧。

(3) 增进护患沟通：介绍医院环境、并介绍同病室的病友，减少对陌生环境的恐惧，提高患者的安全感。

(4) 提供心理支持：当患者感到恐惧，必要时让患者避开刺激，或陪伴患者、耐心倾听患者叙述恐惧的原因，理解患者的恐惧感受，语气温和、态度和蔼给予安慰和鼓励。

(5) 行为应对的训练：教给患者控制恐惧的方法，如肌肉放松训练、听音乐、深呼吸练习等，并转移患者的注意力，如参加文娱活动、阅读书报等，降低恐惧的程度。

(6) 示范和脱敏疗法：可与患者交谈或患者通过想象引起恐惧的场景，之后引导患者逐渐放松，直到恐惧消除；也可以邀请其他治疗成功的患者做现身说法。使患者逐渐地适应，减轻恐惧反应。

(7) 健康教育：指导患者正确认识恐惧，在机体受到威胁的情境下，产生恐惧是对机体的一种保护机制。如在动物园里看到老虎并不害怕，而在森林里看到老虎，必然惊恐万分，仓皇而逃。

(8) 提供社会支持：安排患者家属、朋友及时探视，引导他们安慰和鼓励患者，增强患者战胜疾病的信心，消除恐惧感。

考点：恐惧的表现及心理护理

(三) 抑郁

1. 抑郁的表现　抑郁是一种消极的情绪反应，与丧失和预期丧失有关。其表现为：活动下降、言语减少、回避他人、兴趣减退、悲观失望、精神疲惫、睡眠障碍；消极的自我意识，自我评价下降，自信心丧失，有自卑感及无用感，严重者有自杀倾向等。

2．心理护理

（1）增进护患沟通：及时与患者沟通，耐心倾听患者诉说，理解患者的感受；了解患者产生抑郁情绪的原因，帮助其排忧解难，使患者看到治疗中有利的因素，看到治疗中病情的好转和进步；看到希望和增强信心。

（2）改变认知：给患者讲解情绪与健康、疾病的关系，正确认识和对待疾病，说明良好的情绪和坚强的意志有利于疾病向好的方面转归，使患者建立正确的认知，调动其主观能动性，积极配合治疗。

（3）满足需求：为患者提供热情、周到及耐心的服务。

（4）积极的心理暗示：向患者介绍危重患者顽强战胜病魔的典型事例，并引导患者进行积极的自我暗示，如“我一定会好起来！我能行！我要坚强起来……”。

（5）社会支持：争取患者社会支持系统多给患者关心和鼓励，帮助解决治疗过程中的困难，使患者受到鼓舞。

（6）适度活动：鼓励患者参加适度的体育活动，娱乐活动，多与病友交流沟通，活跃病房生活。

（7）药物治疗：适当运用抗抑郁药物如阿米替林、多虑平等。

（8）心理治疗：针对患者的具体情况，使用各种心理治疗技术，如认知治疗、行为治疗、婚姻和家庭治疗等。

考点：抑郁的表现及心理护理

（四）孤独

1．孤独的表现　当个体感受到需要或希望与他人接触，但却无力实现这种状态，就会感受到孤独。孤独是一种心理闭锁状态。如患者入院后，离开家庭、亲人、工作单位，生活单调乏味，周围接触的都是陌生人，交谈机会少，很容易产生孤独感。特别是重症监护病房的患者、传染病患者，更易产生孤独感。老年患者也容易产生孤独感。

孤独的临床表现：患者感到度日如年、思念亲友、思念家乡、夜间不易入睡、烦躁不安、有的起来踱步，有的患者莫名其妙地在值班室门口站着，也有的多次按信号灯以借故与值班人员说几句话等多种不同的表现。

2．心理护理

（1）评估导致孤独的原因：评估导致孤独的直接原因和促发因素，多做安慰、鼓励、陪伴等。

（2）帮助患者熟悉环境：主动介绍医院的环境和主管医师、护士长、责任护士的情况。适时介绍患者认识同病室的病友，减轻孤独感。

（3）情感支持：理解患者的孤独感受，尽量满足患者的生活需要，如轻声问患者：“是不是需要喝水？”，走到病床旁去给患者盖一盖被子，理一理枕头，护理人员的这些行动，可以让患者在情感上得到安慰，感到温暖。

（4）社会支持：主动与患者亲属联系，请他们尽可能多探视，必要时可允许亲人陪伴。并合理安排医护人员值班巡视，特别是在夜间，要增加患者的安全感。

（5）适度运动：适当安排患者参加娱乐活动以活跃病房生活。

（6）团体心理护理：对于同病症患者，可以进行团体心理护理，如糖尿病患者可以在团体中积极与病友交谈，一起讨论饮食、运动、及今后如何生活等。既减轻孤独心理又使患者在团体氛围中宣泄负性情绪，有助于疾病的康复。

考点：孤独的表现及心理护理

（五）依赖

1．依赖的表现　患者患病后都会产生一种依赖心理，表现为患者对自己日常生活自理的自信心不足，事事依赖别人去做，行为被动顺从；情感脆弱；一向独立、意志坚强的人也变得犹豫不决；一向自负好胜的人变得畏缩不前等。

2．心理护理

（1）改变认知：引导患者正确对待疾病，使患者明白，严重被动依赖心理对疾病是不利的，介绍同类病情患者恢复的实例，鼓励其树立战胜疾病的信心，积极配合治疗。

（2）行为训练：制订合理的作业任务，有针对性地进行行为训练。对恢复期患者，家属要与护理人员配合，在病情好转的情况下，尽量让患者自行料理生活，并给予必要的帮助和鼓励，克服依赖心理。一旦患者做到了，要及时给予肯定，进行阳性强化。

（3）心理支持：倾听患者述说，对患者提出的问题给予科学合理的解释；患者出现依赖，要给予一定的理解，采取不批评、不指责的态度，但不能姑息迁就。

（4）引导患者参与医疗决策和医疗活动：一方面让患者感到医务工作者可以依赖；另一方面也能帮助患者提高战胜疾病的主观能动性，否则他们一旦觉得失去同情，得不到足够的照顾时，就会变得心情沮丧，以致加重病情。

（5）适度运动：让患者适度运动，增强自信心，有助于疾病的康复。

考点：依赖的表现及心理护理

（六）退化

1．退化的表现　退化或称幼稚化，即其行为表现与年龄、社会角色不相称，退回到婴幼儿时期的模式。

（1）自我中心加强：一切以自我为中心，以一切事物和人际关系是否有利于自我存在为行事前提，过去能考虑并照顾到他人的需要，现在则主要为了自己，常被指责为自私自利。随病情好转有可能去关心邻近患者和周围事物，自我中心减轻是病情好转的一个信息。

（2）依赖性加强：患者生活自理能力丧失和降低，需要依赖医护帮助，需要家人照料，这是正常现象。依赖不足，容易造成新创伤或不良后果；依赖过分，不利于树立患者战胜疾病的信心。依赖性加强常伴随有自我感觉异常，一会儿这样，一会儿那样，无所适从。特别是受暗示性和自我暗示性强的患者，容易按医护人员的指示行事，更加依赖医护人员。

（3）兴趣狭窄：患者更多关注自身机体的变化，而对以往感兴趣的事物表现冷漠。不但对病前感兴趣的事物失去兴趣，而且兴趣的领域会变窄。

退化是一种心理防卫机制，并不完全是有害的反应。通过退化，患者可以重新分配其能量，以促进痊愈和康复。适度的退化是一种重新整合过程，有利于痊愈和康复。值得注意的是，医护人员要根据患者病情好转情况，引导其自己动手做力所能及的事情，逐步为患者角色转化为原有社会角色做好准备。

2．心理护理

（1）心理支持与疏导：为患者提供有效的心理支持，尊重、鼓励、共情、接纳、关怀；尽量满足患者合理的需求，使其得到生理心理上的满足；提升患者的心理能量，激发战胜疾病的勇气；及时疏导患者不良情绪及心理困扰。当患者情绪波动时，如像儿童一样哭泣，要给予关注、理解，允许适度的情绪宣泄。

（2）阳性强化：对于一些依赖过强的患者，应鼓励其尽量做力所能及事情，发挥其主动性，并给予其阳性强化。

（3）适度运动：鼓励患者适度运动，丰富生活内容，转移其注意力，培养积极的心态，增强战胜疾病的信心。

（4）增进患者之间沟通：多与病友进行交流，增强患者对疾病的了解和承受力。

考点：退化的表现及心理护理

（七）猜疑与怀疑

1．猜疑与怀疑的表现　猜疑与怀疑是一种消极的自我暗示，它是缺乏根据的猜测，会影响人对客观事物正确的判断。一些患者对诊断表示怀疑，主观上不情愿得病，常有“我实际上没有病”、“我怎么会得这种病”等想法。猜疑还可以泛化到整个医疗过程，怀疑各种治疗、用药、检查的正确性。听到别人低声细语，就以为是在议论自己的病情，认为自己的病情加重，甚至没救了；对别人的好言相劝也半信半疑，甚至曲解别人的意思；总担心误诊，怕吃错药、打错针等。由于缺乏医药常识和主观感觉异常，胡乱猜疑、胡思乱想、惶惶不安。于是产生种种质问要求解答，诸如：“我为什么得这种病？……为什么同样的手术他是良性我是恶性？”等等。一些文化落后的人群里还会有种种迷信色彩的认识。

2．心理护理

（1）改变认知：医护人员应向患者讲述疾病发生的病因，症状表现以及实验室检查结果等，肯定诊断的依据，使患者相信诊断的正确性；对有迷信色彩认识的患者应耐心解释，消除患者错误的认识，激发起自觉的遵医行为；讲解不良情绪对疾病的影响，引导患者调整心态。

（2）提供信息：对用药、药量等问题产生怀疑的患者，医护人员要耐心地解释，科学地回答，必要时做恰当的保证。以严谨的态度进行医疗处置，使其解除疑虑，配合治疗。

（3）积极心理暗示：在与患者交谈时，要有意识地流露出患者病情好转的信息，比如说“气色好多了”、“精神不错”等进行积极的心理暗示。

（4）集体心理护理：对同类患者进行集体心理护理，患者之间充分交流，传递正性信息，消除疑虑。同时对患者进行知识讲座，使其相信科学，配合治疗。

考点：猜疑与怀疑的表现及心理护理

（八）愤怒

1．愤怒的表现　愤怒是个体遇到障碍、挫折，目标难以实现，积累紧张时表现出来的情绪状态。愤怒的表现有心率加快、血压升高、血糖升高；情绪激动；行为偏激、敌视他人；有的还伴有攻击行为，如谩骂、伤人、毁物等。患者出现愤怒的原因很多，如由于疾病使得身体活动受挫；对治疗的期望过高而无法实现；对医疗条件、医疗环境的不满意；医患之间、病友之间出现矛盾等。

从心理学角度看，愤怒反应可以缓解患者内心的紧张与痛苦。但愤怒不能消除障碍，有时还会造成医患关系的紧张局面，而且愤怒的生理反应对患者的康复是极其不利的。所以医护人员应及时关注患者的愤怒情绪，并适当给予心理疏导，防止出现情绪失控。

2．心理护理

（1）共情技术：尽量感受患者的情绪和感受，并用语言和行为表达对患者的理解，表示愿意帮助患者。陪伴时，对患者使用耐心的、鼓励性的、指导性的话语，适时使用治疗性抚触。

（2）改变认知：实施认知调整，使患者认识到愤怒情绪对疾病的影响，协助患者识别愤怒的来源。促使患者保持良好的心理状态，配合治疗。

（3）社会支持：医护人员应争取患者家属、朋友的合作，构成一个真诚关爱的社会支持系统，为患者创立和谐、友好、互助的环境。鼓励患者当感到压力增加时寻求护士或其他可信赖人员的帮助。

（4）建立和谐的护患关系：在医疗活动中，应及时关注患者愤怒情绪，做到衣着得体、举止端庄、态度和蔼，维护患者的自尊心，控制好自身情绪，营造和谐氛围。

（5）心理疏导：支持患者适当表达愤怒，护士应认真倾听患者的述说，鼓励其表达愤怒时的感受；教会患者能够让自己冷静下来的方法，如换位思考、暂停活动、深呼吸等，鼓励患者采取协作的态度解决问题。

考点：愤怒的表现及心理护理

（九）否认

1．否认的表现　否认是一种心理防御机制。表现为患者怀疑和否认自己患病的事实，有以下两种情况：一种情况是否认疾病的存在，如艾滋病患者、癌症患者当毫无思想准备的情况下，常以主观感觉良好来否认疾病的存在。另一种情况是有些患者认为医生总喜欢把病情说得严重些，因此对疾病的严重程度半信半疑，不按医嘱行事。否认可在一定程度上缓解心理上的应激，避免过度的情绪反应，暂时避免重大的心理冲击。但不顾事实地否认，也会错过治疗的时机，使病情延误。例如，有位女青年身患肺癌，自己却矢口否认，拒绝治疗，半年时间就因脑转移而死亡。有人对乳腺癌的女患者进行调查，发现那些延误诊治的人，大都是带有否认倾向的人。

2．心理护理

（1）心理支持：医护人员应倾听患者述说，正确告知患者患病的真实信息，若患者提出他所否认的问题或者表达对该问题的关心时，应提供有关的指导和解释。不要直接质问患者的否认行为，对患者出现的否认给予一定的理解。

（2）纠正认知：纠正患者对疾病的错误认知，如“得了癌症很快就会死亡！老天怎么这么不公平偏偏让我得这病！”等，正确认识和看待疾病。

（3）心理疏导：处理患者的情绪问题，提供机会让患者表达内心的恐惧和焦虑，鼓励患者逐渐面对问题，接受患病的事实，正确应对，早日配合治疗。

（4）强化社会支持：关注患者的社会关系网，充分调动和发挥社会支持网络的作用，陪伴、鼓励患者战胜疾病，树立信心。

（5）团体心理护理：针对同病症患者组成团体心理护理小组，制订合理计划，明确目标和可操作性的措施，鼓励参加者互相交流，彼此相互鼓励、支持，使他们在信任、温暖的团体氛围中获得支持性信息，宣泄负性情绪，消除否认心理。

考点： 否认的表现及心理护理

（十）自我概念变化与紊乱

1．自我概念变化与紊乱的表现　自我概念包括自我认识、自我评价、自我体验和自我监控，对个体的心理与行为起着重要的调控作用。

（1）自我概念变化：一个人患病尤其是首次患病后，自我概念常会发生变化。变化的主要原因是，疾病所造成的应激反应会损害患者的自主感，使患者对自己控制生命的能力缺乏信心，从而产生无助感和依赖感；疾病使患者丧失包括健康在内的许多东西，患者感到抑郁、悲哀，导致自我价值感或自尊心的降低；疾病的应激往往会使患者担心自己不能应对外界的挑战，从而使自信心下降。

（2）自我概念紊乱：指对本人的认识的消极改变或不适应，可包括体像、自尊和角色或个人身份的消极改变。体像是指个人对自己身体方面的看法的总和，包括外表、感觉反馈及内在的感觉等多项因素，也就是整体的生理形象。任何身体功能或形态改变，都有可能使个人的自我概念紊乱。例如，截肢患者，对自己的身体形象要重新认识，对别人的反应要重新评价，患者必须适应与接受这些改变以符合其体像，对自我价值作重新适应。若不能适应，就会引起对自己的消极认识。自尊是个人对价值的主观判断，自尊的消极改变是指对希望达到的目标无信心，产生自卑感。例如，孕妇是未来母亲的角色，若无思想准备，除体像改变外，也会导致自我概念紊乱。

导致自我概念紊乱的原因：①病理生理方面，如失去身体某部分或某种功能，严重创伤导致毁容等；②情境方面，如离异，亲人死亡或分离、失去工作或工作能力、患慢性病、妊娠等；③其他，如更年期、年老退休、秃头、白发等。

2．心理护理

（1）恰当的沟通方式：在接触患者时，注意使用治疗性的沟通，如接受、尊重、鼓励等语言和非语言的表达，进行正面的信息反馈。

（2）评估原因：评估那些与低自尊有关的因素和任何与抑郁或自杀关联的想法。

（3）纠正认知：帮助患者认识不良的适应反应，逐渐接受自己的身体现实，提高对自我形象的认识。如行乳房切除手术的患者，认为自己手术后就不再像女人了，导致自我概念紊乱。其实体像虽然发生改变，可是其他女性特征依然存在，所以这样的观点要及时纠正。

（4）社会技能训练：训练的主要目的是通过人际交往、自我照料及适应环境等方面的训练，帮助患者建立实际的自我理想、期望和目标，并一同讨论目标实现的可能性。

（5）调动社会支持：利用家庭、社会及其他支持系统去帮助患者认知自己，促进自我的探索、自我的接纳。

（6）心理支持与疏导：鼓励患者主动参与寻找解决问题的方法，使患者有重新获得控制自己生活的感觉；倾听患者的述说、理解尊重患者的感受，可以使患者感觉自己是有价值的人并增进自信心；鼓励患者重视和发展自己身体的长处，增加其对自身的满意度，并支持患者的独立行为和决定，提高患者的自尊。

考点： 自我概念变化与紊乱的表现及心理护理

（十一）遵医行为问题

1．遵医行为问题的表现　医嘱是具有执业资格的医务人员，根据医学科学理论和医疗实践经验，针对患者的健康状况所制订的预防、检查、治疗方案。遵从医嘱是指患者接受预防、检查、治疗的行为。遵医行为既体现了患者的权利，也是患者的义务。但现实的情况是患者有意或无意不遵从医嘱的行为并不少见。分析其原因，①患者对医嘱内容不理解。医嘱中难免有一些专业术语，若不加解释，患者很难理解，记不住；②医患沟通不够，存在障碍。医护人员交谈的内容大部分是有关疾病的技术性问题，而忽视患者的感受和要求。因此，患者对医嘱的执行也打了折扣；③某些慢性病患者因久治不愈，或因病情严重，而对治疗丧失信心，甚至抵制医嘱。

2．心理护理

（1）建立良好的护患关系：护士要尊重、理解患者，态度和蔼；理论知识丰富、技能娴熟，增加患者的信任度。

（2）提供相关信息：针对药物的用量、用法及注意事项等，医护人员要清楚说明，必要时复述一遍，以了解患者是否真正清楚；对于患者的提问要耐心细致科学解答。对长期住院的患者，护士应督促他们按时服药，每次发药时都应检查患者是否已服完前次所发的药物。若给药有改变时，应向患者说明，以使患者更好配合治疗。

（3）认知纠正及行为训练：对于一些治疗时间较长，后期不予配合治疗的患者，应让其认识到疾病的严重性及拖延治疗和不接受系统治疗可能带来的不良后果。并敦促其关心自己的健康，合理安排好时间，配合治疗。必要时可与患者订立书面或口头的“行为协议”，协议内容应包括治疗目标、措施、患者许诺等。对于一些行动不便的患者，可采取家庭病床治疗。

（4）专业术语的解释：由于患者不理解医学上的专业术语，而导致过多猜测，从而影响遵医行为，医护人员要及时解释医疗活动中的专业术语，如“腰穿”、“探查”、“透视”等。

（5）心理支持与疏导：对于一些慢性病患者因久治不愈，丧失治疗信心，要给予鼓励、劝慰，帮助其树立战胜疾病的信心，并为患者提供倾诉的机会，以缓解负性情绪。

考点：遵医行为问题的表现及心理护理

小结	患者角色又称患者身份，是一种特殊的社会角色，是指从常态社会人群中分离出来、处于病患状态中并有求医要求和医疗行为的社会角色，是社会对患者所期望的行为模式。患者角色适应不良表现有：患者角色缺如、患者角色强化、患者角色消退、患者角色冲突、角色认同差异、角色行为恐惧、角色保密与假冒。患者的需要有安全的需要、尊重的需要、爱与归属的需要、获得信息的需要、舒适和谐的治疗环境的需要。 患者的一般心理变化主要表现在认知功能的变化、情绪活动的变化、意志行为的变化和人格的变化。患者常见心理问题有焦虑、恐惧、抑郁、孤独、依赖、退化、愤怒、否认、自我概念变化与紊乱、遵医行为问题。其心理护理措施主要为：1. 针对所有的心理问题的共通方法：①建立良

小结	好的护患关系；②强化患者的社会支持系统；③给予患者心理支持；④创造良好的治疗休养环境；⑤加强健康教育。2. 根据不同的心理问题有针对性地实施改变不良认知，改善不良情绪，矫正不良行为等专业的心理护理干预。

（姜　伟）

第九章　不同年龄阶段患者的心理护理

学习目标	
学习目标	1. 说出不同年龄阶段患者的心理特点。 2. 阐述不同年龄阶段患者的心理护理。 3. 关爱患者，树立人文关怀精神，具备对不同年龄阶段的患者实施心理护理的能力。

第一节　儿童患者的心理护理

案例

孤僻的小军

小军，男，6 岁，急性肾炎入院。住院后，忧虑、孤僻、不爱说话，不同别的小患友玩耍，常常一个人望着窗外发呆，有时夜间尿床，时常从睡梦中惊醒，食欲不佳，不愿配合医生、护士的检查和治疗。妈妈每次来探望，他都要求妈妈带他回家，临走时又抱住妈妈的腿大哭大闹，不愿让妈妈离开。经了解，小军 4 岁时父亲抛弃他们母子，母子俩相依为命。妈妈要强，工作努力，无时间顾及小军。小军入院后，请小保姆照顾，自己很少有时间探望，每次探望也是带来他爱吃的食物，留下钱后又匆匆地离开，忽略和孩子的沟通。小军认为自己是个病孩子，所以妈妈也不再爱他，要遗弃他，觉得自己是多余的，很伤心。

思考：1. 小军生病住院后出现了哪些心理反应？

2. 针对小军的情况，你应如何给予心理护理？

儿童患者的突出特点是年龄小，对疾病缺乏深刻认识，加之疾病带来的痛苦，住院治疗时又离开父母，面对陌生的环境等，常引起一系列的心理变化。且儿童患者的年龄范围较宽，不同阶段儿童的心理发育程度不一，心理活动差异较大，在患病时的反应也有所不同。因此，护士应根据不同年龄阶段儿童患者的心理特点，采取有针对性的心理护理。

一、儿童患者的心理特点

（一）分离性焦虑

患儿住院治疗，离开了父母或亲人，首先表现为“分离性焦虑”，可出现冷漠、呆板、口吃、吮指甲、尿床等现象。对于正处于建立“母子联结”关键时期的 1 岁以内婴儿，突然剥夺母爱，则常常出现哭闹不止、拒食和睡眠不安。患儿年龄越小，心理上的紊乱越突出。此外，医生护士穿着白色工作服，病室陈设生疏，都会加重患儿的焦虑。

（二）恐惧

儿童对疾病和住院尚缺乏认识，毫无思想准备。一旦患病住院，突然离开父母和家庭，来到完全陌生的环境，生活方式发生改变，使患儿心理上难以适应，产生恐惧感。特别是3岁以下的儿童，可能将住院与父母分离认为是一种对自己的惩罚，从而产生被父母抛弃的恐惧感。医护人员严肃的表情，医院抢救的紧张气氛，疾病及各种检查、治疗带来的痛苦，都会加重患儿的恐惧心理。年幼的患儿看见医务人员会惶恐不安，见针即哭；个别患儿甚至出现逃跑等现象。少数年龄较大、个性早熟的儿童，会从成人的表现中来了解自己的病是否严重，是否给家庭带来经济负担，甚至会想到死亡，进而感到恐惧，表现为孤僻、胆怯、悲伤。

（三）行为异常

患病住院对儿童来说是巨大的生活事件，会引起其心理上的应激。有些患儿在入院初期，因离开父母或需求得不到满足，加上活动受限而产生反抗，表现为对立行为，如故意喊叫、摔东西，拒绝父母离开或拒绝与医护人员合作；也有的患儿对前来探望的父母十分怨恨，面无表情，用沉默表示反抗。此外，疾病带来的痛苦和折磨、住院引起的恐慌和焦虑，还可使患儿出现退化行为，如尿床、吸奶头、撒娇、拒食、睡前哭闹、依恋父母等。

（四）皮肤饥饿

心理学研究发现，人类和所有热血动物都有天生的一种特殊需要，即互相接触与抚摸，这种现象称之为“皮肤饥饿”，即一种情感上的需求。人体间的接触和抚摸是婴儿天生的心理需要，母亲的爱抚对儿童心理健康发展至关重要。年龄较小的住院患儿，由于离开了母亲或亲人，这种特殊需要常得不到充分的满足，会引起哭闹、食欲减退、睡眠不安、咬手指、啃玩具等现象。

（五）抑郁自卑

疾病久治不愈，长期病痛的折磨，会使患儿丧失治愈的自信心。年龄较大的患儿已能意识到某些疾病的严重后果，难免有所担忧，从而产生抑郁心理。主要表现为沉默寡言、唉声叹气；或认为病已不能治好，不愿继续治疗；更严重者出现拒食、自杀的念头。当某些疾病引起外貌、体型的改变时，有的患儿会产生自卑心理，拒绝别人探视；还有的患儿担心学业落后，低估自己的能力，出现严重的自卑感。

（六）思念亲人

患儿住院时间过久，往往会想念父母、同学和伙伴，产生思念心理。他们渴望外界自由自在的生活。当父母来医院探望时，他们常迫切要求出院。

二、儿童患者的心理护理

（一）提供符合儿童患者心理特点的病房环境

适宜的环境可以影响儿童心理行为的发生，使患儿愿意交流并与医护合作，对疾病康复起到辅助作用。因此，儿科病室墙壁、窗帘、寝具及工作人员的工作服，应采用明快柔和的颜色。病室可用色彩鲜明、活泼的图画装饰，摆放适量的吸引儿童又安全的玩具，必要时播放悦耳动听的音乐。有条件的医院可设立母子病室、儿童活动场所等，以适应儿童心理需要，减少陌生感和离家所产生的焦虑。

（二）解除或缓解患儿的恐惧情绪

护理人员和蔼的态度、娴熟的技术可以消除或减轻患儿的恐惧情绪。护士应首先与患儿建立良好的相互信任的护患关系，向患儿解释患病并不是自己的错，父母只是暂时离开，会经常来医院看望。避免当着孩子的面讨论病情，以免引起误解和恐慌。向儿童讲解病情或操作解释时，避免使用令人恐惧的词汇，如“开刀”、“切除”等，要用儿童熟悉、可以理解的语言，采用讲故事、打比喻的方式传达信息。在有条件的病房，护理人员应相对固定。操作时要动作轻柔，防止因操作粗暴而增加患儿的恐惧情绪。适当的情绪宣泄有助于稳定患儿的心理。应让患儿有机会、有途径宣泄自己的情绪。

（三）保护患儿的自尊

护士应理解儿童患病后的各种心理反应，在言语、行为中要尊重儿童的人格，保护患儿的自尊。对待患儿应一视同仁，不要有明显偏爱，以免影响其他患儿的自尊心。患儿出现反抗、退化等行为时，应尽量安慰，多加鼓励，不可训斥。可利用儿童的好奇心和善于模仿的心理特点，通过游戏和榜样的树立，鼓励患儿遵守病房规则、配合治疗和护理，引导他们适应新环境。学龄期的患儿开始怕羞，在治疗与护理操作中应注意保护患儿的隐私，维护患儿的自尊。

（四）重视与患儿父母的沟通

当前我国儿童大多是独生子女，一旦患病，父母往往过于紧张、焦虑，因而对患儿过分照看，在患儿面前夸大病情，或对医护人员要求过高，甚至加以指责等。家长的这些行为往往会影响患儿的态度和行为反应，加重患儿的不良心理反应。因此，护士应对患儿家长进行宣教、指导和支持，帮助家长了解病情，正确对待患儿疾病的变化，取得家长的配合和支持，同时嘱咐患儿父母按时探视，以减轻患儿的思念，增加患儿的信任感。

（五）不同年龄阶段患儿的心理护理

1．婴幼儿　6个月左右的婴儿，住院心理反应较小，但非常需要母亲的爱抚。而大于6个月的婴幼儿，住院心理反应明显。护士应兼母亲的角色于一身，尽量满足患儿的生理和心理需要。儿童的“皮肤饥饿”需求，在家庭中可由父母的搂抱、抚摸、亲吻等方式满足。住院后，护士经常轻拍、抚摸、搂抱患儿或哄逗、讲话、微笑等，可使患儿产生一种在母亲怀里的安全感、依恋感，有利于患儿适应环境，消除不良情绪。有条件时可允许家长陪护，参与护理过程，促进母子的情感联结，指导患儿父母对患儿进行系统的身体抚触，满足患儿亲情的需要。

2．学龄前儿童　学龄前儿童有一定的判断分析能力，但往往接受直观印象。护士应主动接近患儿，与其沟通感情，建立良好的护患关系。帮助患儿熟悉环境，介绍小伙伴，讲明生病需住院的道理，设法尽快解除患儿紧张不安的情绪。游戏是幼儿的基本活动，是儿童克服恐惧和焦虑的一个重要手段。在病情允许的情况下，可组织患儿做游戏、绘画、看电视、讲故事等活动，使患儿感到在医院和在家及幼儿园一样快乐，并以此来分散他们的思念心理。根据此阶段儿童模仿性强的特点，可在病房开展一些学习竞赛活动，如评选“优秀患儿”，通过榜样的作用，帮助患儿更好地配合治疗。对性格脆弱的儿童，以鼓励为主，增强其心理承受能力。对有退化行为的患儿要倍加关照，对尿床、尿裤子的患儿不要责备和讥笑，以免引起紧张和自卑，应及时为他们更换衣裤、被褥，使他们摆脱困境，并注意训练他们的排尿习惯。

3．学龄期儿童　学龄期患儿已懂得一些事理，并能较好地进行语言沟通，能够与其他患儿建立伙伴关系。护士应耐心进行安慰和体贴，争取患儿的信任和配合。可以告知生病、住院、治疗等大概情况，让其理解疾病治疗的重要性，为他们安心治疗做好心理准备。对抑郁、自卑的患儿要加倍爱护，并给予他们积极的支持。运用强化理论，对患儿多鼓励、多表扬，强化好的行为，鼓励患儿坚强、勇敢。还可让患儿做一些力所能及的工作，强化他们自尊、自爱的心理。可组织患儿看书、做作业及开展娱乐活动，以调节他们的精神生活，消除住院生活的枯燥乏味感。还应注意培养患儿的良好情感，提倡患儿之间互相帮助，团结友爱。

知识链接

护士与生命

医院里一位女孩因车祸而昏迷不醒。女孩时常在昏迷中喊道“妈妈，妈妈！”医生用尽所有抢救措施，昏迷中的女孩不见任何好转。女孩的父亲神色凄楚看着女儿在生命的边缘痛苦挣扎。一位护士走过来，问孩子的父亲为什么不叫她的母亲来，“我们离婚很久了，我找不到她”，孩子的父亲无奈地说。护士听罢，轻轻地走到床前，握住女孩冰凉的手说，“女儿乖，妈妈在，妈妈在。”孩子的父亲吃惊地看着年轻的护士，泪流满面。从此，女孩唤一声“妈妈”，护士应一声，并像一位真正的妈妈一样，一有空就守在女孩床边，握她的手，跟她说话、唱歌……，直到女孩完全醒过来。医生说，她的苏醒是个奇迹；女孩说，“我感觉到妈妈用一双温暖的手，一直牵着我，把我从一个黑黑的冰冷的井里拉上来”。

润物无声是心理护理工作的特点，它可能看不见，但一定能体会到！

考点： 儿童患者的心理特点及心理护理

第二节　青年患者的心理护理

案例

悲观的小丽

小丽、女、23岁，活泼漂亮，外企职员。因发热、关节疼痛、双侧面颊红斑，在当地医院诊断为“系统性红斑狼疮”。这让身体素来健康的小丽无法相信，拒绝接受治疗，又去省医院检查，结果相同。恐慌无助的她此时将所有希望寄托在医生身上，恳请医生一定要尽快治好她的病。住院期间，别的患者有亲友探视时，小丽就不禁黯然神伤，神情落寞。随着激素药物的作用，小丽原本俊俏的脸庞、苗条的身段也悄然发生了变化，爱美的小丽不再愿意照镜子。病情一缓解，她就自认没事了，擅自停服激素药，导致病情反复。小丽变得越来越沉默，整天愁眉紧锁、情绪低落。护士在与小丽的沟通中了解到小丽家在偏远的农村，只能独自默默地承受疾病的痛苦，患病后担心失去工作，害怕疾病影响未来的生活，感觉前途渺茫。

思考：1. 小丽患病后发生了哪些心理反应？

2. 假如你是小丽的责任护士，你将如何对其进行心理护理？

青年期，特别是青年早期的心理发展水平处于迅速走向成熟而又尚未成熟的状态。因此，疾病状况下的青年患者心理活动错综复杂，情绪反应强烈，变化无常，具有明显的两极性。护理人员应密切观察患者的心理变化，重视和预防可能发生的后果，给予更多的心理支持。

一、青年患者的心理特点

（一）震惊与否认

青年人正是人生朝气蓬勃的时期。当得知自己患病尤其是患有严重疾病时，往往感到震惊，难以接受事实。大多数青年人会经历明显的“否认”阶段，他们不相信医生的诊断，拒绝接受治疗，迟迟不愿进入患者角色。

（二）急躁与焦虑

青年人的情绪强烈而不稳定，容易走极端。当发生疾病时，由于缺乏心理准备，对病痛反应强烈，表现为急躁、焦虑。患者往往对行为失去控制，容易激动，敏感、缺乏耐心、发脾气，自责和谴责他人。治疗过程中，患者常幻想能很快根治疾病，渴望早日痊愈出院。若病情稍有好转，则容易盲目乐观，不再认真执行医疗护理计划，不按时吃药，导致病情反复。如果不能达到如期愿望，则会再次陷入急躁、焦虑之中，常以发泄的方式对待疾病，往往迁怒于家长或医护人员，出现攻击性行为。

（三）寂寞与孤独

青年人活泼好动，希望拥有宽阔的生活领域，尤其需要刺激和新鲜感。如果一旦住院，则会受到多种条件的限制，如空间狭小、消息闭塞、不能和家人朋友在一起等。这些往往使青年患者难以适应，茫然不知所措，产生寂寞、无聊和孤独的感觉。如果住进隔离室或重病室，会因感知觉单调和获得外界信息骤然减少而更加孤独和不安。

（四）失望与悲观

青年人担心患病会影响学习或工作，对恋爱、婚姻、生活和前途不利。尤其是慢性病、意外事故或留有后遗症的患者，其心理受到很大打击，易悲观、失望，情绪变得抑郁而捉摸不定。有的患者因患病而辍学、失去工作，深感不如同龄人而产生失落的心理。当感到前途渺茫时，有的患者会出现抑郁、自卑，在思想和行为方式上易走向极端，自暴自弃，拒绝一切治疗和照顾，甚至理智失控，产生自杀的念头，发生难以想象的不良后果。

二、青年患者的心理护理

（一）实施认知调整和心理疏导

护士应当针对青年患者的性格、文化层次、经历的不同，积极运用护士的权威、知识与关心来支持患者，采用消除疑虑、说服劝慰、启发建议等方式改变认知，使患者发挥自身内在潜力，面对现实处理好心理上存在的问题，协助患者渡过难关。对有不良情绪的患者进行心理疏导，激发患者的领悟能力，指导患者通过谈话、书写、运动和哭泣等方式宣泄不良情绪。

（二）满足患者参与活动的需要

青年人求知欲强，富于好奇心。护士应调动患者的积极性，引导他们参与自己的治疗和护理工作。在病情允许的范围内，让患者进行一些力所能及的活动，如照料自己的日常生活，帮助患友，参与病区的公益活动等，可减轻患者的焦虑，满足其心理需求。

（三）协调并促进患友间的相互了解，丰富患者的精神生活根据青年人较注重友谊，具有向群性这一特点，护士应尽量把青年患者安排在同一病室。对不能安排在一起的，要向他们介绍同龄患友，鼓励他们相互沟通，以保证信息畅通，增进友谊，利于患者从孤独中解脱出来。指导患者进行适当的娱乐活动，丰富住院生活，转移患者对自身疾病的注意力，激发他们生活的情趣，消除寂寞感。

（四）保护患者的自尊心

青年人自尊心强，重视自我价值，希望得到他人的承认和尊重，任何消极刺激都可能对其心理产生不良的影响。护士应关心患者，在交往中，尊重患者的人格；讲话应和蔼文雅，回答问题要耐心；护理操作前解释并征询患者同意，保护其隐私；对患者的某些不良情绪和行为，应给予理解，批评要恰当。当患者心境不佳时，主动与之谈心，了解其心理活动，用积极、鼓励的语言进行疏导、宽慰。当患者负性情绪非常强烈、表现很冲动时，其认知水平往往下降，且不易产生合作的愿望。此时护士不宜过多地安慰和劝解，应在保证安全的前提下，提供一个独处的环境，使其冷静，护士可在一旁给予非语言的支持。

考点：青年患者的心理特点及心理护理

第三节 中年患者的心理护理

案例

焦虑的林先生

患者林先生，48岁，某外资公司市场营销部经理，儿子上高中，父母由他赡养。林先生事业心强、工作忙碌，常与客户喝酒应酬。平素自觉身体健康，但最近时常感觉身体乏力、易疲倦、食欲减退、肝区时有疼痛，被确诊为“肝硬化”而入院治疗。事业正处于上升期的他无法接受患病的现实，住院期间仍放不下工作，在病床上处理大量文件。他要求医生用最好的药物治疗，希望住几天就能治愈出院。由于没能放松休息、安心养病，林先生的病情也就时好时坏。这让林先生越发焦躁不安，时常唉声叹气、忧心忡忡，看到医生、护士进病房就要喊住不停发问，自诉“吃不下饭，晚上睡不好觉、感觉头痛、头昏、心慌”等。他变得容易激惹，稍不如意就向妻子发火。

思考：1. 你认为林先生患病后有何心理变化？

2. 如果你是林先生的责任护士，你将如何对其进行心理护理？

中年是人生的鼎盛时期，社会角色比较突出，既是家庭的支柱，又是社会的脊梁，患病后对工作和家庭必然产生巨大的冲击。来自家庭、事业的多重责任和负担，加之生理上开始向老年期过渡，导致中年患者的心理反应最复杂。护士应针对患者的疾病种类、个体反应、家庭情况、经济情况、个性特征等进行认真细致的评估，准确判断患者的心理问题，给予相应的心理护理。

一、中年患者的心理特点

（一）焦虑急躁

中年人事业如日中天，有较强的抱负和求成心理。当患病被迫停止工作，常为工作、事业的损失而忧虑，担心今后能否坚持工作。强烈的工作责任感使患者焦虑、急躁，不能安心养病，迫切要求早诊断、早治愈，有时甚至将自身健康放在从属地位，以致中断治疗而提前出院。

（二）悲观抑郁

中年人家庭负担沉重。忧虑住院过久或致残后不能正常工作，使家庭经济窘迫，加之昂贵的住院治疗费用等，导致患者心理负荷加重，忧心忡忡，产生悲观、抑郁的心理反应。若身患重症或绝症，面对家庭生活安排、老人赡养、子女教育等一系列问题，患者悲观、抑郁的情绪则更加明显，对一切失去兴趣，感到前途渺茫，有时甚至出现轻生的念头。

（三）敏感多疑

一方面中年人在体力和精力上都达到了顶点；但另一方面也意味着将开始向老年期过渡，体力和精力都开始走下坡路。如果此期身体健康，则其可能对此种下滑感觉不明显；而一旦患病，心理状态即会发生急剧的变化，深感衰老已经来临。有些人常怀疑自己得了不治之症，对各种检查和治疗疑虑重重，非常关心疾病的预后。多疑心理使患者变得十分敏感，以至出现食欲减退、失眠、多梦等表现。

（四）行为退化

中年期患病的个体有时会出现一些退化行为，如兴趣索然、情感脆弱、好发脾气，以自我为中心，希望得到医护人员更多的关注。

二、中年患者的心理护理

（一）尊重患者的人格

中年人是家庭、社会的主要角色，有较强的受人尊重的心理需要。护士应充分了解、尊重患者，视患者为合作者，在交往中，言谈礼貌，多征求和倾听他们的意见和要求，利用中年人理智感强的特点，充分调动其自身能动作用，鼓励患者参与对自己的护理，帮助其树立治疗信心。当患者不服从治疗、违反规章制度时，护士应以温和的态度加以开导或善意地进行批评，不要伤其自尊心。

（二）主动关心患者，缓解其不良情绪

护士应主动关心患者，尽量为患者创造良好的治疗和护理环境，满足患者的合理要求。病情许可时，准其带适量工作任务到病房，并酌情为之创造工作条件。必要时，向患者介绍有关疾病的诊断、转归、检查结果等，以消除患者的疑虑。对敏感多疑患者，护士应当体谅，不要与之争辩，待患者心情好转后，可通过耐心、诚恳的交谈来消除误解。教会患者调控自己的情绪，保持有规律的生活，注意劳逸结合。引导患者接纳和正确对待疾病，可多启发患者谈自己对疾病的认识和感受，交谈中有意识地介绍一些不遵医行为而使疾病迁延的实例。引导其认识到身体恢复健康是家庭和事业的根本，劝导其重视疾病，安心治疗。

（三）协助患者调用社会支持系统

护士可协助患者与其工作单位、家庭取得联系，及时反映患者的需求，取得患者家属、单位领导和同事的支持，尽量消除患者的后顾之忧。例如联络其单位尽量安排好患者的工作；嘱家属、子女定期来医院探望，汇报工作、学习和生活等情况，以减少患者的牵挂，利于安心养病。

考点：中年患者的心理特点及心理护理

第四节 老年患者的心理护理

案例

忧心忡忡的张大爷

张大爷，73岁，退休干部。于入院前晚7时看电视时突然左侧肢体无力、活动障碍，诊断为“脑梗死”入院治疗。患者意识清晰，发音含糊，情绪低落、沉默寡言。白天曾不顾保姆阻拦，非要下床如厕，险些跌倒。经护理人员耐心地和患者谈心，得知患者住院前身体硬朗，自己管理家务，生活规律，每天去老年俱乐部活动，热衷于社区服务活动。老伴身体不好，不能常到医院陪伴。儿子又在外地，为不影响其工作，未告知病情。常听人说“老年人73、84岁是个坎儿”，这次生病住院自认为命不长久。又听同病房的陪护人员讲：“脑梗死十人患病九人瘫，此病麻烦”。想到自己以后凡事需人照料，觉得活着没意义了，整天忧心忡忡。

思考：1. 张大爷患病后的心理变化有哪些？

2. 针对张大爷的心理状态，你如何对其进行心理护理？

老年阶段是个体发展过程中的特殊阶段，具有独特的心理和生理特点。一旦患病住院，意味着对健康产生了重大威胁，故而易产生一系列比较强烈的心理反应。因此，老年患者的心理护理，除了一般患者的心理护理要求之外，还要考虑到他们生理，心理、社会适应方面的特点。

一、老年患者的心理特点

（一）自尊心强

老年患者的自尊心较强，他们希望被重视、受尊敬，住院后，希望家人、朋友以及医生和护士经常到病室探望，思旧心理重，爱提“当年勇”，尤其是离退休干部。有的老年患者情感变得幼稚，为不顺心的小事而哭泣，为某处照顾不周而生气。心理需要得到满足时，表现愉快；一旦感到受人冷落，便表现不耐烦、易激怒、好挑剔责备他人。一般老年患者自己不服老，也不希望别人说自己衰老，争强好胜，做一些力不能及的事情。

（二）恐惧与焦虑

老年人患病后往往对疾病的治愈缺乏信心，害怕出现并发症，担心无人照料，可表现出明显的焦虑。当病情加重，意识到死亡可能来临时，可出现恐惧、易激惹等负性情绪反应。

（三）自卑和无价值感

多见于患有慢性或老化性疾病的老年患者。当因病住院后，他们对自己的病情估计较悲观，身体稍有不适会认为与衰老有关，心理压力大，突出表现为老朽感与无价值感。为住院带来的经济负担忧虑，担心拖累子女，许多想做的事又力不能及，导致患者更加悲观、自卑。有的患者以迷信的态度面对疾病，拒绝治疗；有的患者甚至产生轻生念头。

（四）敏感与多疑

文化层次较高的老年患者，易敏感多疑，恶性联想，常把一些无关的病情同自己联系起来，推测自己的病情可能很严重，怀疑和猜测医护人员和亲人对自己隐瞒病情。患者多表现为情绪低落，常暗自伤心落泪，不愿与人交谈，对治疗及疾病的转归表现漠然，消极等待着“最后的归宿”。这种心理常常导致患者精神恍惚，身体疲惫，影响治疗。

（五）固执与刻板

老年人因年龄关系性格逐渐发生改变，性情比较怪癖、固执，喜欢以自我为中心，生活方式较为刻板，对周围环境的适应能力差。患病后常表现为不听他人劝告，不愿服从他人安排；有时甚至拒绝进行治疗和护理，对住院打乱了日常生活秩序适应困难。

（六）孤独与寂寞

多数老年人因为退休而社会交往减少，加之感知觉的退行性变化明显，视听功能衰退，反应迟钝，因而比其他患者更易感到孤独与寂寞。如果亲属、子女不常来看望，还会产生被抛弃感。失去配偶或子女者孤独感则更为严重。

二、老年患者的心理护理

（一）尊重老年患者的人格

老年患者突出的心理需求是受重视和尊敬。因此，护士需理解老年患者的心理特点，尊重老年患者的地位和人格，对于老年患者的各种心理行为表现，护理人员要给予理解。在交往中，对老年患者称呼要尊敬，言行要有礼貌，举止要庄重；做事主动征求他们的意见，对非原则性的问题不与之争辩和计较，尽量满足其需要。对无法满足的要求，应态度和善、诚恳地解释清楚。要专心倾听老年患者诉说，尤其是老人多次重复过去往事时，不可随意打断患者的谈话或表现出厌烦的情绪。老年患者一般都有不同程度的健忘和视听能力下降，护士谈话要有耐心，说话速度稍慢，声音要稍大。对他们提出建议时，切忌讲“我认为……”，而应说“如果我遇到您老这样的问题，我觉得……更好”。

（二）关心老年患者

对老年患者的关心应做到精神上支持和生活上无微不至的照顾。护士要密切关注老年患者的心理变化，准确地评估他们的心理需求，在精神上排解老人的忧虑。平时多巡视病房，尤其对丧偶或无子女者，要多与他们交谈，关心其冷暖及生活上的需要，并设法帮助解决。由于老年人的生活方式刻板，看问题较固执，除治疗需要外，尽量照顾他们的饮食及生活习惯，创造安全舒适的环境，使他们尽快地适应医院生活。病区设备和布置要考虑老年患者大多行动不便，应设置一些自助设备，如病室放有轮椅、手杖，走廊和卫生间设有扶手等，保持地面干燥不滑，使他们感到方便，并获得安全感及独立感；日常用物最好放在易拿取的地方，使他们感到便利，不必经常求助于人，以减轻患者的自卑和无价值感。

（三）维持心理上的适度紧张

恐惧、焦虑等过度的心理紧张固然有害于心身健康，但老年患者的生活起居如果完全依赖他人照料，反而会使他们更加无所事事，产生多余感和末日感，不利于心身健康。所以，护士既要尊重、帮助老年患者，也要向他们宣传老年心理卫生知识，鼓励老年患者培养多种兴趣，丰富生活内容，加强与其他患友的交流。指导其在病情允许的情况下适当安排一些安全、有趣和力所能及的活动，使老年患者维持心理上的适度紧张，不使生活过于松懈。这样既可以分散其对疾病的注意力，消除孤独寂寞心理，有助于增加对生活的热爱，增强战胜疾病的信心，又可锻炼机体功能，维持神经系统的兴奋性，有利于疾病康复。

（四）帮助老年患者克服不良心理

鼓励老年患者回忆美好的往事，使老人获得心理上的愉悦感和满足感，有助于情绪稳定。对于那些情绪低落、悲观失望的老人，护士要从他们的回忆中肯定过去的成就，给予赞扬，改善其不良心境；还可以提供与疾病作顽强斗争的生动事例来启发老年患者，增强他们的心理承受能力，缓解其不良心理反应。对于猜疑心理较重的老人，多做耐心细致的说明，对所提的问题给予解释和引导，提供有关的科普医疗书籍供其阅读，使其彻底消除疑虑。

（五）增进社会支持

充分调动老年患者的各种社会关系，在精神和物质上给予更多的关怀和支持。嘱患者家人常来探视，带些老人喜欢吃的食物。鼓励患者亲友、老同事及单位组织派人看望，给予老人更多的安慰。

知识链接

“聊天护士”暖人心

据报道，上海宝山社区卫生服务中心设立了一个“聊天室”，20多位有爱心、同情心、有较强人际沟通能力的护士成为了“聊天护士”，她们在每天完成日常护理工作之余，专门陪伴有心理需求的患者聊天说话。

72岁的患者王妈妈说：“聊天护士比‘安眠药’还灵光！以前每晚要吃两颗安眠药才能睡着，现在心情开朗多了，睡觉也踏实了。”原来，王妈妈“什么都不缺，就是小辈忙，没人说话。”王妈妈最爱拉着护士回忆她年轻时的美好时光，身患重病的她虽然病情无法得到减轻，但聊天护士给了她许多温暖和慰藉。

“聊天护士”甚至还能用形体语言“聊天”。聊天护士小林说，“对于一些说不出话的老年患者来说，拍拍他的肩膀他会非常高兴；你请他吃点东西，他会用眼神表达他的感激”。

自“聊天护士”就职后，对满足老年患者心理需求、消除患者不良心理反应起到很好的效果，患者中出现抑郁症和自杀倾向的明显减少。

考点：老年患者的心理特点及心理护理

小结	儿童患者的心理特点为：分离性焦虑、恐惧、行为异常、皮肤饥饿、抑郁自卑、思念亲人；其心理护理包括：提供符合儿童患者心理特点的病房环境、解除或缓解患儿的恐惧情绪、保护患儿的自尊、重视与患儿父母的沟通、对不同年龄阶段患儿实施有针对性心理护理。 青年患者的心理特点为：震惊与否认、急躁与焦虑、寂寞与孤独、失望与悲观；其心理护理包括：实施认知调整和心理疏导、满足患者参与活动的需要、协调并促进患友间的相互了解，丰富患者的精神生活、保护患者的自尊心。 中年患者的心理特点为：焦虑急躁、悲观抑郁、敏感多疑、行为退化；其心理护理包括：尊重患者的人格，主动关心患者，缓解其不良情绪，协助患者调用社会支持系统。 老年患者的心理特点为：自尊心强、自卑和无价值感、恐惧与焦虑、敏感与多疑、固执与刻板、孤独与寂寞；其心理护理包括：尊重老年患者的人格，关心老年患者，维持心理上的适度紧张；帮助老年患者克服不良心理，增进社会支持。

（周　惠）

第十章　临床特殊患者的心理护理

学习目标	1. 熟记急危重症、恶性肿瘤、残障、传染性疾病、创伤、烧伤、慢性病、临终、疼痛、药物治疗、手术治疗、器官移植、透析治疗患者的心理特点及心理护理方法。 2. 能对上述各类患者进行恰当的心理护理。

第一节　急危重症患者的心理护理

案例

害怕的老王

患者王某，男，60 岁。两个月前感到胸骨后闷痛，有压榨感。某日夜间症状加重，有濒死感、出汗、伴牙龈痛，未用药，约 20 分钟后自行缓解。前日患者因突发胸闷、气喘、不能平卧，被诊断为“心肌梗死”收入 ICU 病房。入院后，护士小李告知患者：“若有不适或特殊需要，请告诉我们，我们会尽力帮助您的。”但患者除主诉难受外，不爱说话，表情紧张，特别注意身上的监护装置，还自言自语说：“这次我恐怕过不去了，”接着又问：“李护士，我的家人呢？”

思考：1. 请分析该患者的主要心理反应？

2. 针对该患者情况如何做好心理护理？

急危重症患者由于病情危重，随时面临生命危险，其心理活动极其复杂。因此，护士在给患者实施救治与护理时，应做好患者的心理护理，消除其焦虑、恐惧、孤独等情绪，提高救治的成功率，促进康复。

一、急危重症患者的心理特点

急危重症患者一般安置在重症监护病房救治。临床观察表明，不同病种的急危重症患者的心理特点存在一定的共性规律。

（一）焦虑、恐惧

患者进入监护病房后 1 ～ 2 天，可出现不同程度的焦虑和恐惧。焦虑和恐惧的产生与环境因素有关，如 24 小时昼夜不分的医护工作、监护设备的连续照明，身体留置的各种导管和换能装置造成的压迫感，同病房患者因抢救无效而死亡，都会引起患者的焦虑和恐惧。急性心肌梗死患者可因持续剧痛易产生濒死的极度恐惧、惊惶失措；急诊入院患者因突然离开熟悉的环境及亲人，易产生“分离性焦虑”；伤残患者因身体完整性受损，易产生“阉割性焦虑”。

（二）否认

患者进入监护病房后第 2 天可出现否认心理，第 3 ～ 4 天达高峰。调查显示约 50% 的急危重症患者可出现否认心理。患者常否认患病或认为不需入住监护病房，要求撤离监护病房或出院。短期的否认心理具有保护性作用，但长期存在否认心理则不利于适应疾病和康复。

（三）孤独、抑郁

约 30% 的患者在入住监护病房第 5 天后出现孤独、抑郁情绪。其主要原因为：患者与外界隔离，生活枯燥无聊；家属探视或陪护受限；因病重，患者间缺乏交流；被护士忽视；担心自己病重失去工作、学习、生活及经济能力。常表现为孤僻寡言、消极压抑、悲观失望、孤立无助，严重时可出现自杀倾向。

（四）愤怒

意外受伤者因委屈而愤怒；不治之症者因抱怨命运不好、倒霉而愤怒。常表现为烦躁不安、吵闹哭泣、敌意仇恨、行为失控、寝食难安，并伴有血压升高、心率加快、血糖升高等。

（五）依赖

监护病房给患者心理上带来的安全感易使患者产生依赖。有的患者在撤离监护病房时，由于缺乏足够的心理准备或已对监护病房产生心理依赖，极不愿意离开监护病房。

知识链接

七成重症监护病房患者有精神障碍

据调查：不少患者住进 ICU 后，由于无法适应陌生、密闭、与外界隔绝的环境，容易产生恐惧、焦虑甚至思维紊乱等一系列精神障碍现象。这种现象在医学界被称为“ICU 综合征”，其发生率最高可达 70%。专家指出，ICU 患者的不良情绪会对康复构成负面影响，应当引起医护人员和患者家属的高度重视。

二、急危重症患者的心理护理

（一）针对负性情绪

负性情绪可影响病情，保持患者稳定愉快的情绪是心理护理的首要工作。

1．热情接待患者，解释入住监护病房的必要性和暂时性，消除恐惧心理。

2．询问患者病情，沉着冷静、有条不紊地进行抢救。忌大呼小叫、手忙脚乱、惊慌失措。

3．勿在患者面前谈论病情，以免引起不良情绪。

4．理解患者愤怒情绪，并鼓励合理宣泄。

5．告诉家属勿在患者面前流露悲伤情绪，以免增加患者的心理负担。

（二）针对否认

对患者短期的否认，护士可不予纠正；但持续存在的否认，则应引起注意。告诉患者否认并不会使疾病消失，反而可能使病情蔓延或加重。耐心解释入住监护病房的重要性，帮助其纠正错误认知，使其积极配合救治。

（三）针对依赖

患者对监护病房的环境和护士及家人的特殊照顾往往产生心理依赖。依赖虽有助于患者的遵医行为，但过度依赖会影响患者的主观能动性和疾病的康复。因此，护士对即将撤离监护病房的患者，要耐心倾听其述说，做好解释，消除顾虑。必要时逐渐减少患者在监护病房所受的特殊照料，为撤离监护病房做好准备，使其逐步摆脱依赖。

（四）优化环境，消除顾虑

护士尽量为患者创造舒适、整洁、安静、安全的治疗环境，消除顾虑。如监护病房采用柔和的灯光；控制监护设备的噪声；放置时钟和日历，让患者有时间观念。

（五）加强护患沟通，给予心理支持

护士应灵活地运用沟通技巧，加强与患者的沟通。对语言沟通障碍者，如呼吸机治疗、气管切开的患者。要注意观察其表情、口形、手势，必要时运用交流本，以纸、笔书写进行沟通，对于病重、反复发作患者，要给予安慰、鼓励和心理支持，增强其战胜疾病的信心。

考点： 急危重症患者的心理特点及心理护理

（李艳玲）

第二节　恶性肿瘤患者的心理护理

案例

陈晓旭的如戏人生

“我就是林黛玉。”在竞争角色时，陈晓旭只选择做黛玉，不肯迁就尝试其他角色。“十几岁时，我就开始理解她、感受她，还把她的诗抄写在日记上。如果追溯到前世，也许会更奇妙，说不定我们就是一个人呢。”她在日记中写道。陈晓旭在大观园中做了三年的林妹妹，在封闭环境的训练里，在刻意接近和潜移默化中，演员陈晓旭身上的林黛玉性格被逐步强化。

2006 年，陈晓旭感到身体不适但没有在意。确诊后，虽病情严重但可以及时治疗。但在绝症面前，她毅然拒绝了手术，出家修行。2007 年 5 月 13 日，陈晓旭因乳腺癌病逝。“绛珠仙子”终归羽化西去，戏里戏外人生引世人欷歔不已。

思考：1. 试分析陈晓旭面对绝症的心理及其所作出的选择。

2. 你认为可对此类心理的患者采取什么心理护理措施？

恶性肿瘤被绝大多数人看做一种无法治愈且死亡率极高的疾病。它不仅严重威胁到个人的健康甚至生命，影响个人正常生活，也危害其家庭；不仅破坏机体的正常功能，也可能造成身体形象的改变，引起患者家庭角色的转换，加重患者的恐惧、疑虑、忧郁、绝望等情绪反应。恶性肿瘤患者发病往往有其深刻的个性因素与较长时间社会生活事件刺激的影响，因而其心理护理具有明显的阶段性和复杂性。

一、恶性肿瘤患者的心理特点

（一）恐惧

恐惧是恶性肿瘤患者普遍存在的心理反应。当癌症确诊后，患者会因接收到有关治疗和预后的负面信息而产生极度恐惧。包括对疾病未知的恐惧，对孤独的恐惧，对疼痛的恐惧，对与亲人分离的恐惧等。有些患者会感到心慌、气短、眩晕，表现出惊恐不安、悲伤痛哭、茶饭不思、甚至呈木僵状态。恐惧常唤起对过去和未来的联想、对比和回忆，因而产生消极的情绪。有研究表明：80% 的晚期癌症患者有剧痛，其焦虑与恐惧的程度与疼痛程度呈正相关。

（二）否认—怀疑

多数患者得知患癌症时会有一个震惊时期，称为“诊断休克”。处于震惊状态的患者极力否认癌症的诊断，如怀疑诊断报告有错误，不断询问证实。这是一种保护性反应，为使自己经受得住癌症的打击。当患者从剧烈的心理刺激中平静后，开始怀疑诊断的正确与否，常常怀着侥幸心理四处求医。这是借助否认机制应对痛苦与紧张的自我防卫反应，表现为心情紧张、坐卧不宁。

（三）愤怒

恶性肿瘤对患者来说是强烈的应激刺激，确诊后往往有“祸不单行”、“命运不公”的愤怒。表现为易激惹，常因小事对家人或医护人员大发脾气，甚至会出现攻击行为。

（四）沮丧

患者常感到沮丧、悲伤绝望、甚至有轻生的念头和自杀行为。这些情绪会削弱患者的信心，患者的生活习惯、饮食和睡眠规律也会受到干扰和破坏，常常夜不能眠，食难下咽。

（五）抑郁—悲伤

随着时间的推移，患者对身患癌症这一痛苦事实不得不逐渐接受和适应，情绪趋于平缓。但面对疾病的预后，亲人的痛苦与家庭经济负担等，患者常忧心忡忡，抑郁和悲伤情绪可一直持续于整个治疗过程。

（六）焦虑

恶性肿瘤患者在治疗阶段，遭受着癌症的诊断和治疗的双重精神压力。随着治疗的进展和病情的变化，患者的情绪也随之变化。治疗所带来的反应和副作用可能会对患者的形体和功能造成损害，为患者带来巨大的痛苦和严重的不良心理反应，患者常陷入“趋—避”冲突，对治疗顾虑重重；治疗的挫折也会加剧患者的情绪应激，导致焦虑；有的患者对治疗存在一种不切实际的期望，也是增加焦虑的原因之一。

（七）依赖

晚期恶性肿瘤患者表现为衰弱、疼痛、厌食等。随着机体功能逐渐衰退，患者可能放弃活动，因而形成恶性循环。晚期恶性肿瘤患者会产生一种脱离社会的孤寂感，表现为害怕被冷漠和被抛弃。终末期患者常出现倒退和依赖，像孩子一样寻求保护，依赖更多的照顾。

二、恶性肿瘤患者的心理护理

（一）引导患者正确认识疾病

护士应对患者进行恶性肿瘤科普知识的宣传，使其认识到恶性肿瘤虽是一种严重威胁人类健康的疾病，但只要尽早发现，及时治疗，积极配合，保持良好的心态，树立信心，即使不能痊愈，也可以延长生命。在进行各项治疗前，认真做好解释工作，使患者理解治疗的作用、简要步骤、可能出现的副作用和需要配合的事项，是恶性肿瘤患者心理护理不可忽视的环节。

（二）正确履行告知义务

护士应根据患者的人格特征、适应能力、病情轻重、病程及对恶性肿瘤的认识等，慎重选择是否告知患者真相以及告知的方法和时机，不可过早地勉强患者面对现实。对于失去理智的患者，要多予理解和照顾，并注意保护患者。

（三）心理支持

恶性肿瘤对患者是极大的挫折，可使患者身心均受到严重损害，甚至出现“确诊—情绪应激—免疫力下降—病情加重—情绪更加消极”的恶性循环。护士可引导患者恰当地使用心理防御机制；根据患者具体情况运用解释、疏导、安慰、鼓励、保证、倾听等手段，缓解患者的心理压力和紧张情绪。有研究显示：癌症患者获得的社会支持状况与心理健康状况有密切关系，社会支持能有效降低应激的严重程度。应调动患者的社会支持系统，使患者获得信心和希望。治疗结束后，适时鼓励患者恢复部分工作，使患者体会到自身的价值及在社会中的作用，有利于增强患者信心。

知识链接

情绪宣泄对健康的益处

Kelley 等（1997）以 72 名患有风湿性关节炎的患者为对象，研究情绪宣泄对健康的益处。一半患者进入宣泄组，连续 4 天每天 15 分钟向录音机倾诉心灵深处的感受与身边充满压力的生活事件；控制组则以同样的时间用在中性任务上，如描述彩色风景画。结果：在短期内，宣泄组患者情况更糟一点——因为其倾诉引发许多负性情绪；治疗 3 个月后，在行走和弯腰时，宣泄组比控制组生理功能更好一点。

（四）积极的心理暗示

恶性肿瘤患者常受到持续、顽固性疼痛的折磨，盼望有特效药物减轻其痛苦。护士运用语言暗示方法，如告诉患者这种药物止痛效果好，疼痛会很快减轻。既能发挥药物的心理效应，减轻患者的痛苦，还可避免药物成瘾；经常与患者交流沟通，鼓励其树立信心，运用自我暗示法，使其由消极被动治疗转变为积极主动地配合治疗。

（五）晚期患者的心理护理

尽管不使终末期患者过早知道其确切的病情发展，患者亦会感到生命快要终结。如果病情允许，应鼓励患者尽可能起床活动，不要过早地卧床不起，这样既可延缓机体功能的衰退，也可使患者从自理中增强信心；应多巡视，允许家属陪住，使患者感到慰藉，以消除患者孤独感；给予患者更多关怀，采取各种措施解除患者痛苦，缓解其对死亡的恐惧，并保持患者的尊严；重视患者的微小愿望，尽可能满足患者的生理、心理、社会需要。当病情迅速恶化及各种治疗失效时，患者会出现愤怒和绝望的情绪反应，甚至有轻生意图，应多予关心，并注意防止发生意外（详见本章第八节）。

考点： 恶性肿瘤患者的心理特点及心理护理

（田云霞）

第三节　残障患者的心理护理

案例

涅槃舞者刘岩

北京奥运会开幕式前夕，开幕式领舞之一，舞蹈家刘岩意外摔成重伤导致高位截瘫。事故发生后大概半年的时间，刘岩一直在问自己“为什么这件事会发生我身上？”。曾经在舞台上极其自信的她，摔伤后，也一度相信自己肯定有一天会站起来，她一直坚信“我的身体无所不能，所以就感觉自己的脊髓也无所不能”。刚开始的时候，刘岩每天会不停地问医生，“要是开始好的话会是什么迹象”。医生告诉她说，比如说你的腿会麻，你哪一块会痛。这时候刘岩便会忍不住地要求自己去想着，腿真的麻了，好像有一点痛了。她始终相信着自己“应该是那千分之一的或者是万分之一的概率，应该是摔了以后一万个人都恢复不了，我是那其中一个能恢复的”。但越往后，刘岩越来越发现，自己的腿根本没有任何知觉，也没有任何变化，这时她才努力告诉自己接受现实，她就是那九千九里的一个。

引自《天下女人》刘岩专访

思考：1. 试从上述案例中归纳刘岩的心理变化。

2. 如何进行心理护理？

残障是指因外伤、疾病、发育缺陷、精神因素等造成的躯体功能或心理功能缺失，以致不同程度地丧失正常生活、工作和学习的一种状态。国际通用的定义中，残障分为三个层次：①“失常”，即指身体器官失去一部分或精神不正常，造成不完整；②“失能”，强调身体与精神失去功能，是活动受到限制；③“残障”，狭义上代表障碍，造成生活活动不方便，或无法扮演称职的社会角色。广义的残障可指身体残障，也可指精神残障、社会残障和文化残障等不同意义。

残障往往有重要的心理社会因素与个性特征的根源：如家庭事件、恋爱挫折引发的自伤、他伤造成的伤残；个人情绪所引发冲动行为与意外；情绪刺激诱发各种疾病等。生理上的残障对患者而言有深远的心理学意义。任何残障都会造成个体生活、工作和学习的困难与不便，不仅影响个人的理想和前途，还会影响其家庭。同时他们还会面临他人的同情、冷漠、歧视等态度的改变，使其个人价值感失调，引发一系列心理行为问题。因此，全面、准确地评估身体残障患者的心理、社会状态，并采取有效的护理措施，帮助患者恢复良好的心理状态，促进其社会行为的重建，是护理人员的一项重要任务。

一、残障患者的心理特点

（一）否认

面对突发伤残，不少患者会出现否认，“这不可能！”，“刚才还好好的！”。否认的心理防御机制可帮助患者应对情绪危机，暂时避免精神崩溃。

（二）心理危机

意外致残往往使个体陷入严重焦虑状态，表现出一系列与应激有关的生理、心理、行为上的变化。生理上可出现冷汗、肌肉震颤、血压升高、头晕头痛、心跳加快、呼吸困难等；认知上表现为思维混乱、记忆力下降、自我评价降低；情绪上可出现恐慌、悲痛、焦虑、愤怒；行为上表现为坐立不安、不思饮食、睡眠障碍、攻击、退缩等；部分患者出现精神崩溃、自伤或自杀等。长时间的应激会使机体适应能力受到损害，加重疾病。

（三）自卑—抑郁

由于病痛折磨、畸形、毁容等因素的影响，患者易产生自卑、悲观失望情绪。有些患者会出现猜疑、易激惹等心理反应，更严重者会产生自杀企图。

（四）依赖—退化

躯体性残障可剥夺患者生活的基本技能，使其处于依赖状态。患者过多地要求周围人的关心和关注，要求别人替自己做本可胜任的事情，当需求得不到满足时，又感到孤单、自怜。

（五）认知错误

因伤残的突然发生，患者受不良刺激，往往会把伤残看成是不公正的人祸，而将愤怒情绪指向本人或他人；当伤残与社会因素有关时，还会出现反社会行为与破坏性行为；当愤怒情绪以敌意和攻击形式出现时，会给治疗和护理带来困难。患者往往会把残疾与随后与其有关的康复治疗也看成是不良刺激而不愿参与治疗，采取逃避和消极的方式，甚至由于愤怒和反抗而仓促出院。大多数患者甚至包括家属，对某些功能的丧失存在过分夸大和歪曲，将影响到对病残的适应及康复计划的执行。

（六）人格改变

个体在各种不同环境中常表现出各自不同的稳定而持久的行为模式，但这种稳定性是相对的。残障可改变患者原有的反应，可使患者的某些人格特点被强化，如本来敏感的患者变得多疑，视他人的关怀为动机不良；追求完美的患者，对手术和治疗报以不切实际的要求。

二、残障患者的心理护理

护士应通过积极的干预，调动其主观能动性，发挥机体的代偿功能，使其丧失的功能和社会适应能力获得恢复和改善。

（一）心理危机干预

护士应及时采取心理危机干预措施（详见第六章）。

（二）培养良好的自我意识

帮助患者认识自我价值，理解生命的意义，对现实采取接纳态度。提供心理社会支持，鼓励患者保持乐观、自信、顽强的心态，无畏残疾，积极投入到恢复自身功能的训练中去，鼓励患者参加力所能及的集体活动。

（三）发挥身心代偿功能，重视康复运动锻炼的心理效应

鼓励患者尽早进行功能训练，增强机体抗病能力，发挥肢体代偿功能。运动锻炼是常用的一种积极康复手段，合理利用运动锻炼程序，对残障患者有良好的身心康复作用。护士通过帮助患者参加运动锻炼，减轻其紧张焦虑，提高患者对自己身体的信心，克服久病造成的依赖性，使其产生愉快的自我体验，确立良好的期望。

（四）重建合理认知

不合理认知会进一步加重患者的负性情绪，阻碍患者康复。帮助患者重建合理认知的做法包括：帮助患者正视现实；接受目前处境；指导患者与自己的不合理信念进行辩论。

（五）实施心理疏导

残障患者最明显的心理改变是情绪障碍，护士应做好患者的心理疏导。首先，鼓励患者

说出心中的苦恼与烦闷，使其感觉被理解，改善情绪障碍；其次，向患者讲解伤残的性质和预后，及时提供其功能恢复的良性信息，以减轻其心理困惑，增强其自信心，增加配合治疗的积极性。

（六）利用社会支持

残障患者的工作、学习和生活能力均受到不同程度的影响，自尊心和自信心均有不同程度的下降，最需要社会的支持、家庭的关怀和帮助。若能充分利用社会支持保障系统，对残障患者的身心康复具有重要意义。

考点：残障患者的心理特点及心理护理

（田云霞）

第四节　传染性疾病患者的心理护理

案例

成了祸根的陈大娘

患者陈某，女，70岁。因被诊断为“乙型肝炎”，其儿女感到非常紧张，每天用消毒液把家中里里外外擦拭好几遍，凡是老人碰过的物品都要立即消毒，开门前要消毒门把手，上完厕所就更不用说，均要全部消毒一遍。顿时，老人感觉自己成了祸根，成了多余，在家里一切都不自然了，一切都变了，儿女都嫌弃自己了，活下去真没意思。

思考：1. 请分析该患者的主要心理反应？

2. 针对该患者情况如何做好心理护理？

传染性疾病患者作为一个特殊的病患群体，因病本身具有传染性，对周围人群造成威胁，需行隔离治疗。而隔离使患者的某些需要受到限制与剥夺，这势必会引起患者心理上的剧烈变化。因此，对于这个群体，心理护理有着不可忽视的作用。

一、传染性疾病患者的心理特点

（一）自卑、抑郁

传染病最大的特点是对周围人群具有传染性，要实施隔离治疗。隔离期间由于亲戚朋友有意无意疏远、正常社交与活动空间被限制和剥夺，患者深感被歧视、遗弃和讨厌，因而感到自卑。另外，传染病病程长，难根治，需长期接受治疗，患者饱受疾病折磨，经济难以承受，深感愧对家人。因而感到悲观、抑郁，常表现为郁闷、流泪、沉默寡言，神情淡漠、情绪低落、悲观失望等。

（二）恐惧

传染病患者在住院期间，既怕被其他病友交叉传染，又怕自己将病传染给家人；担心旁人瞧不起自己，害怕亲戚朋友会抛弃自己，总是谨小慎微，自尊心极强。因此，忧心忡忡，心神不安，极度恐惧。

（三）孤独寂寞

隔离治疗期间，由于对患者实施了严格管理，规定不能外出，只能在一定范围内活动；

限制了对患者的探视和陪伴；患者间交往减少；加上疾病恢复慢、住院时间长、生活单调，因而感到孤独寂寞和无聊。

（四）愤怒

患者的愤怒源于悔恨自己疏忽大意，埋怨别人传染给自己，甚至怨天尤人、愤愤不平，恨自己倒霉，有时患者还迁怒于人和事，常表现为易激惹、发脾气、固执、暴躁。

（五）敏感多疑

传染病患者由于担心病情变化、预后不佳，表现出敏感多疑，会格外关注自己身体变化，重视各项化验检查结果，收集与治疗有关的各类信息。

二、传染性疾病患者的心理护理

（一）介绍疾病知识

护士主动向患者及家属讲解传染病的发生、发展、转归、预防、治疗的相关知识，消除紧张、恐惧、悲观情绪；指导患者以科学的态度认识传染病的危害性及隔离的必要性，明确隔离的目的是为了防止交叉感染和疾病传播。使患者自觉遵守隔离制度，逐渐适应暂时被隔离的生活，坦然面对，正视疾病，消除自卑。

（二）密切护患关系

护士应主动与患者进行情感沟通，将心比心，让患者感到护士的真诚、温暖、可信、可敬，获得精神依靠；进行护理操作时，注意讲清楚目的和意义，尽量消除患者的顾虑和猜疑；护士还必须注意在患者面前不能有丝毫怕被传染的语言、表情和动作，防止加重患者的自卑心理。

（三）树立康复信心

护士应告诉患者传染病并不可怕，只要积极配合治疗，保持乐观的心态是可治愈的。对于病程长、难根治的患者，应耐心解释病程规律，鼓励其安心治疗；还可请临床上成功治愈的患者介绍经验，增强治疗信心。

（四）提供社会支持

护士应耐心做好家属的思想工作，在患者被隔离期间，要采取预防被传染的措施，但不要在情感上疏远和回避患者，应给予患者更多的关心、鼓励和支持，增强其战胜疾病的信心。

考点： 传染性疾病患者的心理特点及心理护理

（李艳玲）

第五节 创伤患者的心理护理

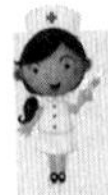

案例

创伤患者的心理变化

轮转护士小江刚刚进入ICU，面对新的工作环境她有些紧张，想抓紧时间熟悉一下环境和设备。同事们正在为一位年轻患者小心更换尿布，患者奇怪的呻吟吸引了她的注意力。这是一名行气管切开不能说话的患者，她拿出笔，弯下腰让患者试着写出他想说的话，患者歪歪斜斜地写了几个字，小江仔细一看，他写的是“让我媳妇来陪我”。小江和同事们笑了，同事解释说：“这里是重症监护病房，你妻子不能陪护，而且你现在需要接受专业的护理与照顾。”

这是小江在急诊科参与抢救过的一名严重创伤患者，小江记得当时患者的情况很危急，患者瞪大眼睛死死地盯着值班医生，仿佛想用尽全力地喊出什么，急诊科的医护人员紧张有序地进行了常规急救措施遂将其转入创伤骨科进行进一步诊治，他求救的表情令小江久久不能平静。

思考：1. 创伤患者在急诊抢救与重症监护时的心理状态有何不同？

2. 你认为对该创伤患者这两个阶段进行的心理护理要点是什么？

创伤是指人体受到外界某些物理性、化学性或生物性致伤因素作用后所引起的组织结构的破坏。常见的创伤包括：交通意外、高空坠下、枪伤、刺伤、爆炸伤及烧伤等。随着工矿事故、自然灾害和意外事件的频繁发生，创伤的发生率在逐渐上升，我国每年死于创伤的人数达十余万人，致伤数百万人。严重创伤所致死亡的第一个高峰期出现于意外发生后数秒至数分钟内，能生存者为数极少；而第二个死亡高峰期出现在意外发生后的数分钟至数小时内，这段时期被称为“黄金时段”，在这段时间内能得到及时、恰当的治疗，其死亡率会大大减低；死亡的第三个高峰期可发生于意外发生后的数日至数周内，多为创伤后并发症所致。

有研究结果显示：85.8% 的创伤骨折患者存在不同程度的心理障碍，及时有效的心理护理干预，使患者身心健康得到了尽快的恢复。心理护理的开展需视患者病情而定，对于一些经历严重创伤的患者而言，常规的心理护理收效甚微，需接受专业、系统的心理治疗。本节主要介绍病情较为稳定的一般创伤患者的心理护理。

一、创伤患者的心理特点

（一）恐惧、退化

创伤多源于突发性的意外事故。在面临生与死、伤与残的关头，在承受疼痛的同时，患者心理会产生巨大的恐惧感，表现为面色苍白、全身发抖、痛苦呻吟、不知所措的心理行为反应。伤口出血、特殊的检查手段等刺激，都使患者产生紧张、恐惧心理。此时，患者判断力和自我控制能力下降，将希望寄托在医护人员的身上，期望得到及时的抢救和治疗，常常有与年龄不符的行为表现，如哭闹喊叫、央求、寻求依赖与保护。

（二）否认

部分创伤患者伤势过重或者伤残程度超过了自己的承受能力，患者出现否认的心理防御机制。

（三）焦虑

创伤患者担心手术、治疗效果不佳或残废，日后生活不能自理，影响家人，加之周围环境变化，会产生焦虑。

（四）暴躁

因他人致伤或斗殴等原因受创伤的患者，常表现出焦虑不安、心神不宁、暴躁易怒，对肇事方、家属、医护人员发泄不满；有时毫无理智、难以自控，对治疗和护理不合作，甚至攻击自己。

（五）抑郁

患者通过一段时间的治疗，病情趋于稳定，开始意识到创伤给自己造成不可弥补的损失，如肢体残缺、容貌毁损、丧失工作能力。伤情严重或肢体伤残患者因长期卧床生活不能自理，出院后也不能恢复正常生活，觉得自己是家庭、社会的负担而产生悲观、抑郁情绪。

（六）依赖

常见于康复期患者。由于依赖性增强或自信心减弱，对自我能力表示怀疑，对承担原来角色感到恐惧不安，而“安于”患者角色或“小病大养”。如一些大手术后患者习惯于别人的照顾，不作主观努力，不能主动进行功能锻炼，使功能恢复及适应过程变长。

二、创伤患者的心理护理

（一）稳定患者情绪，增强患者安全感

对遭受创伤，意识清醒，需进行急救的患者，首要的是稳定患者情绪以取得合作，确保急救措施有效进行。要使患者建立对医护人员的信赖，获得良好的医患、护患关系，进而提高患者救治的信心；护士应有极高的责任感，细心、热情，始终保持沉着、冷静的情绪。对待患者在应激状态下出现的丧失理智的行为，应给予耐心的诱导、劝解，帮助其面对现实；以严肃认真的态度、精湛的技术、敏锐的观察力和敏捷准确的操作保证救治的顺利进行，树立护士良好形象，增强患者安全感。

（二）启迪疏导、帮助患者摆脱困扰

过度的情绪压抑会使人的思维逻辑能力受到影响，产生盲目行为。对有可能致残的患者，护理人员应帮助患者做心理疏导，宣泄内心的痛苦，缓解忧郁心理，保持积极的心理状态；提倡主动锻炼，引导其理智地面对现实和困难，逐渐恢复患者应承担的社会角色。

（三）创造良好的康复环境

保持病室清洁整齐、安静舒适，帮助患者尽快适应环境，创造有利于患者产生积极情绪的环境。

（四）陪伴、鼓励

主动与患者交流，介绍同类疾病和康复过程；鼓励亲友探视，做好家属工作，让家属参与患者的康复锻炼，以利于出院后康复锻炼的继续；组织同室病友交流，互相介绍练习感受和经验，避免和消除患者的孤独心理。

知识链接

创伤后应激障碍

创伤后应激障碍（PTSD）是指由异常的威胁性或灾难心理创伤，导致延迟出现和长期持续的精神障碍。有学者对外科住院患者 PTSD 的相关因素及护理需求做了调查分析，发现遭遇创伤事件的患者并发 PTSD 的概率较高，且护理需求高，需及时采取能满足其需求的针对性护理干预措施，以提高患者的应对能力。

考点： 创伤患者的心理特点及心理护理

（田云霞）

第六节　烧伤患者的心理护理

案例

感动湖北的毁容母亲

熊丽是一位荆州花鼓戏民间演员，2006年怀孕6个月的熊丽与丈夫演出结束乘车返家，途中客车与一辆装载烧碱的货车相撞，满车烧碱倾进客车。熊丽被严重烧伤，烧伤面积达40%。要想保住性命，必须用抗生素控制伤口感染。然而使用抗生素意味着胎儿难保。正当医生准备手术时，突然清醒过来的熊丽却强烈要求"什么药也不用，一定要保住孩子！"整整37天，熊丽自愿接受无副作用却疼痛难忍的保守治疗。就连剔除腐肉时，她都咬牙坚持拒绝使用麻醉药……次年2月，熊丽顺利产下一名2.7公斤的男婴。前期治疗已使贫困的家庭背上了近7万元的债务，因为无法继续承担治疗费用，熊丽无奈离开医院，返回家中休养。

思考：1. 试分析出院后熊丽可能出现哪些心理反应？

2. 你认为在今后的生活中，她还将面临什么心理问题？

烧伤是由热力、化学物质、电流和放射线等作用于人体所引起的皮肤或组织损害。烧伤往往源于突发事件，可致个体自我形象完整性的破坏和躯体功能残障，并遗留严重的生理性创伤，如疼痛、功能障碍、毁容、无法排汗等，具有突发性、严重性、迁延性等特点。对患者心理所造成的打击也不同于其他损害，极易出现强烈、持续的应激反应。相当一部分患者不能适应和有效应对出现明显的生理、心理障碍，从而使患者在烧伤早期、治疗和康复过程中出现情绪、行为和认知等异常反应，甚至阻碍其后续的康复进程，造成永久性身心残障，严重时可导致伤情恶化甚至死亡。有研究显示，患者伤后早期的心理症状与远期的心理疾病发生率呈显著相关。因此，对烧伤患者有针对性地进行心理护理至关重要。

一、烧伤患者的心理特点

（一）恐惧

烧伤大多数为意外致伤，患者对突发事件毫无心理准备，关于事发场面的回忆常常令患者恐惧不已；由于不了解伤情，一般患者因不知能否治愈，产生紧张和恐惧心理；一些大面积烧伤患者，在神志清楚时因自身状况如无法睁眼、呼吸困难、不能说话、身体无法移动等，感受到生命受到严重威胁而产生巨大的恐惧心理；此外，烧伤病房环境（如病房设置、温度等）和治疗设备（如翻身床）较为特殊，也常常引起患者对陌生环境和各种治疗设备的极大恐惧。

（二）惧怕疼痛

烧伤患者承受着常人无法想象的疼痛。重症患者休克期过后进入感染期，要频繁接受手术、换药与其他各种治疗，这些治疗都会使患者产生不同程度的疼痛。人体对疼痛的适应性是逐渐降低的，随着治疗时间的延长，患者承受疼痛的能力和意志力也会减弱。一些人因惧怕疼痛而食欲不振、睡眠差、烦躁、恐惧，有的甚至拒绝治疗、手术和换药。

（三）焦虑

由于烧伤患者需要进行保护性隔离，不能会见亲友，活动受限，且要忍受伤痛，对预后等存在各种担忧，轻者无法安静、心神不定；重者心情恶劣、难以入眠或夜惊。大多数患者及其家庭将承受很大的经济负担，使得部分患者在求生、治疗、康复与家庭经济负担的矛盾中焦虑不安，有些患者最终不得不因此放弃后续的整形与康复治疗。

（四）猜疑

烧伤患者住院时间较长，对周围环境异常敏感。他们关心躯体不适，希望知道治疗方法和结果。患者有时反复询问治疗措施，了解自己的信息。如解释不及时则会引起猜疑，且患者易对一些解释持怀疑态度，总认为自己伤情重，担心医生误诊；医护人员的言语稍有不慎，就会使患者左思右想；同病室的患者病情加重或死亡也会使其心理负担加重；自己稍有不适就怀疑病情加重，紧张不安，顾虑重重；对自己家人的态度也十分敏感。

（五）抑郁心境

由于疾病或治疗的原因，患者术后要采取一定的体位，被迫依赖于他人，从而产生无用感和无价值感而出现抑郁；各种积极的感官刺激减少，而医院的各种声音、颜色、气味、身体侵入性刺激过多，自我控制感的丧失，使患者感到挫折和压抑；有些患者因治疗需要常常行气管切开术，不能通过语言及时表达需要与内心感受，心理活动较难洞察和理解，久而久之易造成患者沉默、反应迟钝，而内心陷入抑郁；头面部烧伤患者更容易陷入抑郁情绪，有研究发现，头面部烧伤组患者焦虑和抑郁程度高于四肢烧伤组患者，四肢烧伤组患者高于躯干部烧伤组患者。

（六）悲观失望

患者忧虑自己病后的社会角色与地位的变化，沉浸于悲伤中不能自拔。有的拒绝治疗和护理，拒绝见人；或在治疗初期对整形等治疗报以过高期望，因治疗效果不能达到预期想象而导致更大的失望。

（七）自卑

度过危险期之后，患者进入康复期。当患者逐渐觉察到烧伤造成肢体伤残、外貌改变，甚至一些肢体功能丧失影响个人前途，今后学习、工作、生活等都会十分困难时，常常忧心忡忡，心理负担沉重。患者因为烧伤后遗留的畸形、功能障碍产生自卑，感到生活暗淡、前途无望，对生活丧失信念，对重新回归社会生活缺乏信心。

（八）性格改变

长期的疼痛、肢体功能障碍、容貌无法恢复，得不到期望中家庭和社会的重新接纳与支持，无法应对生活中的各种困难与挫折，会使得患者自卑、沉默、暴躁等行为反应逐渐固定，形成相应的习惯和个性特征，使原有的个性特征发生变化。如瘢痕不断增生挛缩致使肢体僵硬或功能障碍，造成生活不能自理的患者会表现出情绪不稳定、自制力下降、易激动、烦躁、无故发脾气、提一些无理的要求；有时为一些微不足道的小事勃然大怒，采取攻击性态度，甚至将怒气转向医护人员和亲友身上，以无端的争吵、发怒来发泄内心的痛苦。

知识链接

烧伤患者的创伤后成长

一些烧伤患者经历烧伤后，可在逆境中成长，在理解自我、与他人关系、人生哲学观等方面发生一些积极变化。国外许多实证研究已证明此观点，如 Rosenbach 等调查了 149

例烧伤患者，患者除产生不同程度的负性心理反应外，还经历了不同程度和维度的创伤后成长（Post-Traumatic Growth，PTG），如更加欣赏生活、增强的人际关系和个人成长。

创伤后成长不是指患者恢复其创伤前的身心状态，而是指对患者人生观、价值观的提升；成长不是创伤事件的直接结果，而是个体应对创伤事件过程中产生的，既是过程，又是结果，各种因素与创伤后成长相互作用、影响。有研究揭示：有效应对方式、寄予精神寄托、情感支持及自我效能感增强，在患者的创伤后成长过程中具重要作用。

（摘自：翟建霞等. 严重烧伤患者创伤后成长的质性研究. 中华护理杂志）

二、烧伤患者的心理护理

（一）关心、陪伴

对于伤情严重的患者，事发后最先接触到的往往是救护人员，他们的态度对伤者的影响非常深刻。因此，护士的态度应和蔼、亲切，应耐心细致地倾听患者对不幸遭遇的描述和躯体痛苦的表达；护理操作要动作轻柔、果断、严谨，使患者产生亲切感与信赖感；尽可能满足患者需要，消除患者的紧张、恐惧。在隔离情况下，较为固定的医护人员的陪伴，可以消除患者因保护性隔离无家人陪伴的孤寂感。

（二）帮助患者适应环境

患者入院初期，护理人员应热情接待，主动向患者及家属介绍病区环境、负责诊治的医生及护理人员的相关情况，使之消除陌生感，尽快适应医院生活。

（三）消除患者疑虑，减轻患者心理负担

向患者说明治疗与护理的目的、方法、意义，以解除患者疑虑，减轻其心理负担。如对需要固定体位者，应对保持固定体位的重要意义给予解释，便于患者配合，也有助于患者建立康复的信心。

（四）支持、鼓励

从烧伤到康复是一个漫长、痛苦的过程，尤其是严重烧伤患者，常常需要经历多次植皮手术，期间还可能面临医疗费用、瘢痕残留、肢体功能障碍等问题。患者常对康复失去信心，甚至出现自杀倾向。护理人员应有足够的耐心和敏锐的观察力，对忧郁绝望的患者，应使其受到乐观、热情、健康的生活态度的感染，以增强信心，以最佳的心理状态配合治疗。尽量及时解决患者提出的问题并满足患者的要求，给予诚挚的帮助、安慰，获得患者信赖。对严重烧伤的患者，在治疗一段时间后，要向其讲明伤情的初始情况、可能出现的伤残程度，使其在思想上有所准备，并鼓励患者克服困难，增强治疗信心。

（五）动员患者的社会支持系统

患者的亲友、配偶、子女、恋人的态度对患者的心理影响较大，因此，护理人员应充分调动患者的社会支持系统，主动做好这些人的思想工作。嘱咐他们不要在患者面前流露出悲观、失望、甚至烦躁的情绪；应给予患者细心呵护、无微不至的关爱和鼓励；积极配合医护人员对患者进行身体和心理上的治疗，促进患者早日康复。

知识链接

出院烧伤患者的压力源与生存质量调查

有研究采用压力自评量表、简明烧伤健康量表（BSHS-A）对475例即将出院的烧伤患者进行的调查结果显示：在来自患者自身的压力源中，外貌的改变居于首位；而在来自环境的压力源中，别人的偏见与歧视居于首位；对患者出院时及出院后6个月的生活质量进行调查结果发现：BSHS-A各维度除躯体功能维度，其他各维度评分均有下降，差异有统计学意义（$P < 0.05$），提示患者生存质量在出院后有进一步下降的趋势。

考点：烧伤患者的心理特点及心理护理

（田云霞）

第七节　慢性病患者的心理护理

案例

张大爷的偏方

刘大爷，72岁，患糖尿病20年，平素非常注意饮食和锻炼。近日来刘大爷特别关注张大爷，不停地跟老伴说："隔壁老张最近气色好，上周和他一起体检，各项指标结果都比我的好，大夫还夸他。我俩天天在一起锻炼，他是不是得了什么偏方，不愿意告诉我？！"

思考：1. 刘大爷为什么有这样的疑虑？

2. 你觉得应该怎样对慢性病患者进行心理护理？

慢性病一般指由生物、心理、社会多种因素综合致病，病因复杂、起病缓慢、病程较长，或由急性病转为慢性过程的疾病。慢性疾病有5个特征：①疾病无法根治且为不可逆的过程；②为长期疾病；③需长期的指导、观察或照顾；④需执行自我照顾；⑤疾病已潜在影响到个体的生理、心理、社会层面。慢性病患者长期承受疾病折磨，所以往往产生极为复杂的心理活动，表现出较多的心理问题。

一、慢性病患者的心理特点

（一）沮丧

发病初期，患者往往不切实际地认为疾病很快就能根除，四处求医，对疾病治疗急于求成。随着病程和治疗的延续，患者的期待心理受到挫折，产生沮丧感，对治疗渐渐失去信心；有些患者因反复住院，难以坚持工作，对原有的角色地位有强烈的丧失感，情绪低落、悲观失望，甚至产生悲观厌世的心理。

（二）失助

当久治不愈的患者期待康复的希望很难实现时，患者表现为无能为力，陷于悲观绝望中，其自信心和自我价值感丧失，怨天尤人或表现为情绪麻木。

（三）自卑、愧疚

慢性病患者需要接受长期治疗，增加了家庭的经济支出；同时可能因自身自理能力不足，需要亲人或照顾者投入很大精力给予照顾；或因自己家庭角色功能丧失而使得其他家庭成员承担更为繁重的责任，患者家庭、事业等方面均有一定损失，易产生自卑心理。患者多感到自己给亲人带来不幸，甚至成为家庭累赘，常有愧疚心理。

（四）孤独

慢性病患者因病远离单位、社会甚至家庭，疗养生活单调乏味，患者深感脱离社会，产生孤独和无用感。

（五）依赖

慢性病患者长期住院，习惯了医护人员的治疗、护理与他人的照顾，甚至从患者角色中“继发性获益”，逐渐形成依赖。患者的感情变得脆弱，不愿脱离患者角色，始终认为自己不能活动、不能工作，安于他人的照顾。因长期用药，慢性病患者也常常对某些药物和治疗产生依赖心理，对其他药物则可能产生抗拒。

（六）焦躁、厌倦

慢性病患者大多需要长时间、定期治疗，常因病情反复、耽误工作、经济拮据等原因产生急躁、厌倦情绪。

（七）揣测多疑

慢性病患者因疾病久治不愈或反复发作出现忧虑的情绪反应，如不能及时获取疾病的相关信息，则可能导致更多疑虑，对治疗与预后过分担忧或进行主观判断。此类患者“久病成医”，其中不少经常翻阅相关医学书刊，熟悉各种检查结果与药物疗效，对其疾病的发生、发展与预后有所了解。当病情稍有反复或有新症状出现，即猜测是否患上其他疾病，这反而不利于患者身心健康和疾病预后。

二、慢性病患者的心理护理

针对慢性病患者病程长、见效慢、易反复发作的特点，护理人员应了解患者心理状态，关注他们的心理反应和需要，将心理护理与疾病治疗有机结合，鼓励患者学会积极自我调节的方式，培养治疗过程中的耐心和信心。

（一）心理护理与生理护理相结合

慢性病患者多出现疼痛、发热、呼吸困难等症状，易引起不良情绪。护士应在妥善处理患者生理不适的同时进行亲切的安慰与支持；慢性病患者除每天口服药物外，还经常进行肌内注射或静脉输液等治疗，常常引起患者焦虑。护士娴熟的技术不但可以减轻患者的疼痛，也可减轻患者的恐惧，赢得患者的信赖，起到心理护理的作用。

（二）改善患者认知，鼓励其树立信心

对于因病情反复和病程过长失去治疗信心的患者，应多给予安慰与鼓励，耐心解释和诱导。阐明慢性病的特点，说明连续治疗的重要性，让患者明白心理上重视治疗、情绪上保持乐观对促进康复的重要意义。以此激发患者的治愈信心，努力改变其不良心境。

（三）指导患者掌握调节情绪的方法

在患者心情较稳定的时候，护理人员有意识地指导患者掌握一些情绪调节的方法，如放松训练、音乐疗法等利于平和心境的方法，在患者躯体和心理状况允许的情况下鼓励其进行练习。

（四）创造舒适的病房环境，丰富患者住院生活

根据患者不同情况，适当组织活动，丰富病房生活。使患者在长期的疾病应对过程中，感受到生活的美好，确立生命的意义，从而减轻负面情绪的干扰。

（五）鼓励患者自我护理、改善其社会功能

绝大多数慢性病患者病情稳定后都需要继续用药和康复训练。在慢性病的治疗与护理过程中，既要要求患者积极配合治疗，又要鼓励其自我护理。使患者摆脱依赖心理，克服依赖习惯，保持康复的动机。在不影响患者健康的前提下，鼓励患者承担家庭角色，适度接触社会，为日后恢复工作做好准备。

知识链接

自我护理

自我护理是美国护理学家 Dorothea E.Orem 于 1971 年提出的一种护理理论，即一种为了自己的生存、健康及舒适所进行的自我实践活动。包括在医生、护士的指导下，维持健康、自我诊断、自我用药、自我治疗、预防疾病和积极参加保健工作。

考点：慢性病患者的心理特点及心理护理

（田云霞）

第八节　临终患者的心理护理

案例

挑剔的王老伯

患者王某，男，70 岁。诊断为肝癌晚期，癌细胞已广泛转移。患者病情危重，极度痛苦，生活不能自理。患者入院了解其病情后，面对即将结束的人生，情绪异常，抱怨命运太不公平、家人不够关心，指责护士不尽力，显得格外挑剔。

思考：1. 请分析该患者的心理反应属于哪个阶段？

2. 针对该患者情况如何做好心理护理？

临终是指生命过程即将终结。临终患者面对即将结束的生命，有着特殊的心理反应。护士应了解其心理特点，采取相应的心理护理措施，提高患者尚存的生命质量，使其无痛苦、有尊严、舒适地走完人生的最后旅程。

一、临终患者的心理特点

美国著名心理学家 Kubler—Rose 将大多数临终患者心理活动变化分为否认、愤怒、妥协、抑郁、接受 5 个阶段。

（一）否认期

患者不承认自己病情恶化将面临死亡的事实，认为医生弄错了，典型的心理反应是震惊与否认。患者常常怀着侥幸的心理四处求医，重复检查，试图否认诊断。这种否认心理是一种心理防卫机制，它可减少不良信息对患者的刺激，使其有较多的时间来调整自己，面对现实。

（二）愤怒期

当噩耗被证实，患者表现出愤怒、怨恨、嫉妒，无法接受即将离去的现实。因此迁怒别人、训斥周围人员，对护士及家人百般挑剔。愤怒是患者面对残酷命运，无助自怜的表现。

（三）妥协期

患者由愤怒转为平静，不再怨天尤人，心理变得平静、友善。为了延长生命，祈求会有奇迹发生，对治疗抱有希望，积极配合治疗与护理，提出许多承诺作为交换条件。

（四）抑郁期

当患者知道自己生命垂危，治疗无望，不久将离去时，会有强烈的失落感，表现沉默、不愿多说话，悲伤、退缩、情绪低落、流泪。患者急于向亲人交代后事，留下自己的遗言，希望家人整日陪伴照顾，以度过最后的日子。

（五）接受期

这是临终患者的最后反应。患者心情平静，对离去已有心理准备，后事已安排妥当，会以平和的心态等待死亡的到来。患者既不悲伤也不害怕、坦然地接受死亡。

许多学者进一步研究发现，以上5个阶段并非每一位患者都遵循此规律发展，抑郁在每个阶段都有不同程度的表现，否认和接受心理也可反复出现。

二、临终患者的心理护理

（一）对处于否认期患者

护士要充分理解和体谅患者，不要反驳、争辩或撒谎，也不要轻易揭穿患者的防卫机制，坦诚地回答患者对病情的询问。医护人员和家属对患者病情的言语应保持一致性；经常巡视病房，陪伴患者身边，运用非语言交流技巧，让患者感受护士的关心，建立起对护士的信赖；与患者交谈中应因势利导，循循善诱，使患者逐步正视自己的病情、面对现实。

（二）对处于愤怒期患者

患者的愤怒是源于其内心的恐惧与绝望。护士应理解患者的内心痛苦，不要与其发生争执或表现出厌烦的情绪，以宽容的态度，尽可能满足患者的需要；给予患者表达愤怒的机会，以宣泄内心的不快；劝说家属，不要计较与难过，要给予患者宽容、关爱、理解与支持，帮助患者顺利渡过这一时期。

（三）对处于妥协期患者

患者能积极配合治疗并试图延长生命，此期的心理反应对患者是有利的。护士应尽量安慰患者并满足其需求，鼓励患者说出内心的感受，尊重患者的信仰，为之减轻疼痛，控制症状，促进患者身心舒适，使其更好地配合治疗。

（四）对处于抑郁期患者

护士应同情、悉心照顾、陪伴患者，允许其用哭泣等方式宣泄情感。尽量满足患者的合理需求，安排亲朋好友见面、相聚，重温昔日的亲情，让家属尽量陪伴身旁，但要嘱咐家属控制情绪，避免增加患者的悲伤。此期要注意安全，密切观察患者，预防自杀发生。

（五）对处于接受期患者

护士要尊重其选择，保持适度的陪伴和心理支持；提供安静、明亮、整洁、舒适、单独的环境，减少外界干扰；加强生活护理，让其安详、平静地离开人世。

知识链接

濒死者的心理体验

近年来，美国的一些医生调查了濒死者的心理体验，即在危重患者抢救过程中发生的一种所谓死后生活的现象，也有人把它称为“生命尽头的生活”，心理学家肯尼兹伦教授称之为“核心经验”的过程。

患者诉说他离开了自己的躯体，与已死的亲友相见；或是感到自己滑入一条黑暗的地道，前面出现一道耀眼的金光；或是走到了一个高大的门槛，徘徊不前，终于又退了回来。因为这些患者感到，他们还有某种责任未尽。这些感觉虽然变幻不一，但共同的感觉是，患者在这时都有一种巨大的“安适感”和“幸福感”，以致他们流连忘返；但与此同时，一种更积极的强烈感情，又使他们苏醒，把他们拉回人间，如此等等。然而，这些心理体验仅仅是一些现象学的描述，且与他们生前的信仰有着直接关系，故至今尚未得到科学上的论证，还有待进一步探讨。

考点：临终患者的心理特点及心理护理

（李艳玲）

第九节　疼痛患者的心理护理

案例

晚上牙痛加剧的患者

患者，男，50岁，小学文化。近日牙痛，遵医嘱规律服药后，患者诉说白天从事紧张工作牙痛会减轻，但晚上牙痛却明显加剧，难以入睡。

思考：1. 请分析该患者的牙痛现象，说明疼痛与何种因素相关？

2. 你应如何对患者进行心理护理？

疼痛是临床上常见的症状之一，也是促使患者就诊的常见的原因，而慢性疼痛又是护士要经常面对和难处理的问题之一。由于疼痛具有心理学属性，因此，护士应运用心理学技术，减轻患者疼痛。

一、疼痛患者的心理特点

疼痛是由实际的或潜在的伤害所引起的一种不愉快的感觉和情绪的体验。痛觉具有积极意义，是安全和生存的需要，可以保证机体及时避开伤害和发现病痛，具有保护性和防御性功能。但强度过大和持续时间较长的疼痛对人体是一种折磨，它可使人活动限制，食欲减退，睡眠障碍，产生恐惧、抑郁情绪，甚至自杀行为。

（一）疼痛具有个体化的主观体验

疼痛的症状和强度与心理状态有关，且与不良的情绪相伴，如抑郁情绪常会引起慢性和持续性疼痛。

（二）疼痛具有明显的个体差异

相同性质和强度的刺激作用于不同个体，所引起的心理反应具有明显的个体差异。早期经验、情境的认知评价、情绪、注意力等会对疼痛反应带来很大的影响。

1．早期经验　对疼痛的经验很大程度上来源于幼时父母和周围环境的影响。如果父母在儿童受轻伤时泰然处之，则该儿童长大后疼痛阈值提高，对疼痛的耐受性增大；反之，则对疼痛敏感，对疼痛的忍耐力降低。

2．情境的认知评价　同等程度的疼痛，个体对其情境赋予的意义认知评价不同，主观感受疼痛也不同。当一个人在无助时，疼痛会觉得难以忍受，但如果有他人给予安慰与鼓励，说明疼痛将被解除时，疼痛会很快减轻。

3．情绪　情绪能明显影响疼痛的感受。愉快、兴奋、乐观等积极情绪能减轻疼痛，而焦虑、恐惧、失望、悲伤、抑郁等消极情绪能增加疼痛。

知识链接

战伤的士兵不喊痛

在第二次世界大战期间，美国哈佛医学院的Beecher曾对在战斗中受重伤士兵进行观察。他惊奇地发现，当受伤士兵被送进野战医院时，发现只有1/3的人诉述剧痛，要求注射吗啡止痛，其他人只感到轻微疼痛而不需要任何止痛药物。Beecher指出，这些受伤士兵并非完全不能感觉疼痛，在给他们静脉穿刺不成功时，他们也跟常人一样地抱怨疼痛。以后，Beecher询问一组刚做过大手术的平民百姓，他们有类似士兵受伤的切口，结果有4/5的人感到有剧痛，要求注射吗啡止痛。因此，Beecher认为对外伤情境的认知评价对痛觉产生很大影响，受伤的士兵对损伤的反应与平民百姓对大手术的看法是不同的。对于一个受伤的士兵来说，从战场上死里逃生已经感到庆幸；而对平民百姓来说，受伤或动大手术则是一场灾难。

4．注意力　注意力能影响疼痛。当注意力集中于疼痛刺激时，疼痛会加剧，把注意力转向疼痛以外的事物，疼痛会减轻。

5．人格特征　不同人格的人，其痛阈和耐痛阈也有差异，且对疼痛的表达方式或行为反应也不同。自控力及自尊心强的人常表现较高的疼痛耐受性。一般来说，性格刚毅、勇敢者对疼痛耐受性较强，反应较平淡；而性格脆弱、敏感者对疼痛耐受性较差，反应较强烈；易受暗示的人易产生安慰剂效应。

6．年龄及性别　一般儿童和老人对疼痛感受及反应较低。女性痛阈低于男性。

（三）不同性质的疼痛刺激所伴随的心理反应也存在差异

慢性疼痛的心理反应主要表现为抑郁；急性危重患者疼痛的心理反应主要表现为紧张和恐惧。

（四）疼痛对患者的心理具有双重意义

一方面，疼痛是机体对有害刺激的一种保护性防御反应。另一方面，疼痛引起消极情绪又是不良刺激，可导致机体自主神经系统和内分泌系统功能的改变，对疾病的预后产生不良影响。

二、疼痛患者的心理护理

对于大多数疼痛患者来说，疼痛可导致患者出现焦虑、恐惧、愤怒、抑郁等心理反应。因此做好疼痛患者的心理护理至关重要。

（一）减轻患者的心理压力

护士应赢得患者的信任，使患者感到倍受护士的关爱，协助其克服疼痛；耐心倾听患者的主诉，鼓励其表达疼痛的感受；理解、同情患者疼痛时的行为反应；向患者详细解释疼痛的原因及影响因素，消除患者紧张、焦虑及恐惧的情绪。

（二）分散注意力

组织患者参加一些感兴趣的活动，如听音乐、听故事、看电视、愉快交谈等，分散患者对疼痛的注意力，可减轻其疼痛。又如有经验的护士给患者打针时，边交谈边注射或轻柔地局部按摩，可分散患者的注意力，减轻注射所致的疼痛。

（三）积极暗示

消极暗示可引发或增加疼痛，积极暗示可减轻或消除疼痛。故采用积极暗示可使患者心情放松、消除紧张，提高其痛阈值，对降低疼痛或止痛有良好效果。如良好的言语暗示、安慰剂的使用或合理利用医生的权威作用，均可减轻患者的疼痛或增强疗效。例如在镇痛剂给药前给予言语暗示，强调该“止痛方法”的镇痛时间和镇痛效果，可达到更好的止痛效果。

（四）缓解紧张情绪

护士运用热敷、按摩、改变体位、活动肢体、指导想象、有效深呼吸等方法，可使患者紧张情绪得以缓解，从而减轻疼痛。例如，让患者保持一种舒适自然的坐位或卧位，令其依照导语指引从头到脚依次放松全身肌肉，闭目凝神、驱除杂念、平静地呼吸，从而缓解紧张的情绪，减轻疼痛。

考点： 疼痛患者的心理特点及心理护理

（李艳玲）

第十节　各类治疗患者的心理护理

案例

同样药物不同效果

患者张某，男，40岁。因患失眠症多年，曾四处就医，服用过多种药物，病情仍不见好转。后来听病友介绍，某医院有一位医术高明的医生，自己的失眠症就是这位医生治好的。患者于是慕名前去求治。医生向患者详细询问病情并进行检查后，仍然给予患者原来服用过的药物。同时耐心向其讲解所患疾病的本质及药物是如何在体内发挥作用，以及药物显效需一定的过程等疾病相关知识，并对该药物的疗效给予充分肯定。患者回去遵医嘱服药一段时间后，睡眠质量得到明显改善。

思考：1. 请分析为什么同样的药物却收到不同效果？

2. 影响该患者药物心理效应的因素主要是什么？

一、药物治疗患者的心理护理

曾有人做过以下试验：将一种淀粉分别装在红、白色胶囊中，分别给两组健康人服用，并当面告诉被试者，红色胶囊装着兴奋性药物，白色胶囊装着抑制性药物。结果发现服用红色胶囊者情绪活跃、脉搏加快、血压升高、动作反应加快；而服用白色胶囊者则情绪抑郁、没精打采、脉搏减缓、血压降低、动作反应变慢。

药物治疗是住院患者最常用的治疗方法，药物治疗时患者的心理状态影响治疗效果。所以，掌握药物治疗患者的心理特点，有助于理解心理因素在药物治疗中的作用，指导临床正确、安全、有效用药。

（一）药物的心理效应

药物可通过其药理作用产生生理效应，也可通过非药理作用产生心理效应，两种效应相互作用。积极的心理效应能增强药物的生理效应，消极的心理效应则降低药物的生理效应。

知识链接

药物的心理效应

美国一位生理心理学家Wolf做过这样的实验：将吐根糖浆（催吐剂）通过胃管注入呕吐患者的胃中，并告诉患者这是止吐药物，结果在短时间内患者的恶心呕吐感消失。经过一段时间后患者又出现呕吐，再次注入吐根糖浆，恶心感很快又消失。这个实验说明药物有生理效应，且通过一定的诱导会产生心理效应。在这个实验中，心理效应（镇吐和安慰）的作用超过了药物的生理效应（催吐）。

药物的心理效应是指患者对医护人员的威信，对药物的信任感和接受药物治疗时的体验、评价，外界的暗示等心理作用而产生的综合效应，是影响药物治疗效应的重要因素。

（二）影响药物心理效应的因素

1．药物本身的特点　药物的外观、颜色、剂型、产地、价格、品牌知名度等能产生心理效应。声誉好、实力强、进口或由著名厂家生产的药物比国产或知名度低的厂家生产的药物容易被接受，并易产生心理效应。

2．用药的方法和途径　一般服药次数少、采用静脉注射途径的药物可产生较高心理效应。人们往往有一种偏见，认为肌肉注射比口服好，静脉输液又比肌注好。

3．药物种类　并非每种药物对每位患者都起心理作用，且其作用程度也不尽相同。止痛、催眠、助消化药、镇咳等以消除症状为主的药物，较易产生心理效应；而抗菌素、解毒剂等消除病因为主的药物，则以产生生理效应为主。

4．用药心理　患者都喜欢服用作用强、见效快、安全的药物。一般经济状况好、享受公费医疗的患者，喜欢选用新药、进口药、名贵药；而经济状况差的农村患者，则喜欢选用老药和价廉药。

5．人格特征　人格特征也可影响药物的心理效应。具有感情用事、情感易变，以自我为中心、易受暗示的癔症人格特征的患者；具有依赖性和缺乏自信倾向的患者，在服药时容易接受医护人员的暗示，药物的心理效应明显。急躁、耿直、好胜心强的人，药物的心理效应较小。

6．文化因素　患者的求医行为、用药的习惯、民间用药的习俗、宗教信仰、教育水平、社会地位和经济状况等都可影响药物的心理效应。例如治疗疾病，城市居民喜欢西医；而农村居民喜欢中医。

7．医护人员特点　医护人员的言谈举止、知名度、权威性等能影响药物的心理效应。良好的暗示能增强药物的作用，不良的暗示则降低药物的作用，如患者易对著名的医护人员产生信任感，从而能增强药物的心理效应。

考点：影响药物心理效应的因素

（三）药物心理依赖

药物能治疗疾病，但用药不当，则易引起患者药物心理依赖或成瘾，既危害患者身体，又给治疗带来困难。

1．药物心理依赖的临床表现　药物心理依赖的主要原因是药物滥用或误用。反复长期、剂量过大、依照患者主观愿望用药，造成患者对单一药物或给药方式的心理依赖。

患者主要表现为强烈的用药愿望，向医护人员不断诉说病情严重，全身不适，主动要求用药，甚至想办法骗取药。患者用药后自觉症状减轻或消失，如得不到药则感觉症状加重、烦躁不安、全身不适，严重者出现躯体性依赖，甚至药物成瘾。

2．产生药物心理依赖的因素

（1）药物因素：药物心理依赖的产生与药物种类有关，如吗啡、可待因、哌替啶及巴比妥类药物易产生药物心理依赖。

（2）疾病因素：疼痛、失眠患者因长期服用镇痛、催眠药；焦虑症、抑郁症患者因精神痛苦不能自拔，长期服用抗焦虑药、抗抑郁药，产生药物心理依赖。

（3）人格因素：依赖性强、敏感多疑、内心孤独、自制力差、不善交往的患者易对药物产生直接欣快感，或因药物减轻精神和躯体的痛苦而产生间接欣快感，造成药物的心理依赖。

（4）社会因素：风俗习惯、生活方式、经济状况、社会文化等也是产生心理依赖的因素。

（四）药物治疗患者的心理护理

1．一般药物治疗患者的心理护理

（1）用药前指导：为加强药物心理效应对生理效应的作用，护士应根据疾病性质、患者人格特征、年龄、文化程度和心理特点，选择正确给药时机；运用良好的言语暗示，使患者相信药物疗效。若患者出现抗药心理、怀疑或拒绝用药，应耐心解释，切勿指责、批评、恐吓患者接受用药。

（2）运用积极的暗示：用药时护士应因势利导地运用言行举止给患者积极的心理暗示，避免消极的心理暗示。调节患者的情绪，使患者充满信心，积极愉快地配合治疗，使药物作用达到最佳疗效，促进疾病的康复。

（3）建立良好的护患关系：护士对待患者要热情有礼、语言亲切、态度和蔼，密切沟通，取得患者信任，以免患者怀疑用药而出现消极的心理效应。

2．化疗患者的心理护理　化疗是目前治疗癌症的主要手段之一，对化疗药敏感者具有显著疗效，对延长生命具有积极作用。但化疗药物的毒副作用也会使患者遭受巨大的心理痛苦，引起紧张、悲观抑郁的情绪。心理护理除按癌症患者和一般药物治疗患者的护理措施外，还须注意如下方面：

（1）化疗前：护士应耐心向患者介绍化疗的必要性、化疗的方案及化疗药物的毒副作用，让患者有充分心理准备，放松心情，积极配合治疗；条件允许将同类患者安排住同一病房，增加患者间情感交流；鼓励患者做到生活自理，淡化患者角色，积极参与社会活动。

（2）化疗中：护士及时向患者讲解化疗的效果，争取其主动配合治疗，增强治疗信心。对患者在化疗期间提出的问题，应给予明确、有效、积极的回答，消除其后顾之忧。

（3）化疗后：患者对化疗后所致的恶心、呕吐、乏力、脱发等症状难以忍受，心理痛苦之极，甚至想放弃治疗。护士应主动与患者沟通，给予安慰和鼓励；生活上给予帮助与照顾，减轻患者不适；请同类患者积极现身说法，鼓励患者树立战胜疾病的信心；利用有效的社会支持，安慰、关心和照顾患者，使其感受各方面的关爱，激发生活的勇气和信心，乐观对待疾病。

二、手术治疗患者的心理护理

案例

害怕做手术的女患者

患者，女，35岁，已婚，大学本科。因阴道出血，出血量多于月经血量而前来就诊。经B超诊断为多发性子宫肌瘤入院，准备手术治疗，拟行子宫切除术。患者入院后一直沉默不语，唉声叹气，担心子宫切除后会失去女性特征，影响夫妻生活及家庭幸福。

思考：1. 请分析该患者术前的主要心理反应？

2. 如何做好该患者的心理护理？

手术是临床上治疗疾病的一种常见手段。手术对于患者是一件严重的应激事件，会引起强烈的心理应激，出现各种心理反应。当心理反应过于强烈时，会影响手术的成败和身体的康复。为了帮助患者度过手术难关，取得最佳治疗效果，护士应根据患者的心理特点，进行有效的心理护理。

（一）手术患者心理特点

1．手术前患者的心理特点　焦虑和恐惧是术前患者最常见的心理反应。多数手术患者由于对手术没有心理准备，担心手术效果、麻醉意外、害怕疼痛、担心手术和治疗增加家庭的经济负担、过去负性经验等因素，导致患者出现严重的焦虑与恐惧，甚至因此拒绝手术，或借口拖延手术。患者表现为精神紧张、顾虑重重，可出现失眠多梦、心悸、气促、胸闷、胸痛、腹痛、腹泻等自主神经功能失调的症状。

有临床研究发现，术前焦虑程度与术后效果存在着倒“U”字形的函数关系。即术前焦虑水平很高或很低者，术后的心身反应大且恢复缓慢，预后不佳；术前焦虑水平适中者，术后效果最好。

2．手术中患者的心理特点　手术中患者的心理反应主要是对手术过程的恐惧和对生命安危的担忧。由于患者对手术室内的环境和氛围极为敏感，可因医护人员的着装及环境不同，以及物品的声响和医护人员的交谈而产生紧张、恐惧等不良心理，对手术带来不利影响。

3．手术后患者的心理特点　多数患者因手术解除了病痛而心情愉快，但部分患者术后 2 ～ 5 天出现意识障碍，可表现为近事记忆障碍、应答缓慢、定向不全，严重者伴有视幻觉。有的患者因面临部分生理功能丧失、体像改变以及手术效果达不到期望、生活部分或完全不能自理时，易产生焦虑、抑郁等心理，表现为自我感觉欠佳、睡眠障碍；有的患者截肢术后，因不能行走，易产生自卑、依赖、无能的心理。

（二）手术患者心理护理

1．手术前患者的心理护理

（1）提供手术相关信息：护士应介绍医院、病房和手术室的环境及生活作息制度，消除陌生感和恐惧感；介绍医生、责任护士的业务水平和以往手术成功的经验；介绍手术的必要性及安全性、术前检查、麻醉方式、手术过程、术中配合方法及术后注意事项等，帮助患者了解和配合手术。

（2）行为控制：帮助患者学会行为控制技术，如放松练习、分散注意力、深呼吸等，以降低患者术前紧张与焦虑。

（3）给予心理支持：采用倾听、解释、保证、指导、鼓励等支持性心理治疗技术，给予患者强有力的心理支持。

（4）帮助获得有力的社会支持：护士应安排患者的家属、同事、朋友及时探视，鼓励其在物质和精神上给予患者帮助与支持。

2．手术中患者的心理护理　手术室环境应保持清洁整齐、肃静、床单无血迹，手术器械要掩蔽。手术室内不应闲谈嬉笑，也不要窃窃私语，医护之间谈话应轻柔和谐。尽量减轻手术器械的碰击声，避免给患者带来不良刺激。遇到意外情况，切忌惊惶失措，应镇静从容，并适时安慰。医护人员应全神贯注、紧密配合，动作轻稳，增强患者的安全感。对于精神紧张者指导其进行缓慢均匀呼吸、分散注意力，减轻紧张和恐惧心理。

3．手术后患者的心理护理

（1）及时反馈手术信息：在患者麻醉苏醒后，护士应告知手术顺利完成，达到预期目的，使其放心。对手术不顺利或病灶未能切除者，应注意告知的方式与时机。

（2）缓解疼痛：护士认真观察患者的心理反应，积极处理术后疼痛，缓解疼痛带来的失眠、情绪烦躁等问题。从患者的表情、姿势等非语言表达方式中评估疼痛程度；鼓励用语言表达疼痛；遵照医嘱使用止痛药物；指导患者采用听音乐、数数字、放松技术、分散注意力等非药物措施，减轻疼痛。

(3) 克服焦虑、抑郁等负性情绪：术后患者出现抑郁、焦虑等负性情绪的原因之一是患者评价疗效的方法不当。护士可告诉其正确的评价方法，即根据自身特点、手术情况及手术后检查情况进行客观评价，使其认识到自己正在康复之中。对术后身体残疾、生理功能丧失或外观缺失的患者，护士要给予更多的关心、同情、支持和鼓励，帮助他们正视和面对伤残的现实，克服消极情绪，积极对待人生。

考点： 手术前后患者的心理特点及心理护理

三、器官移植患者的心理护理

案例

心脏移植后他变了

患者，男，65岁，退休工人。因患严重的扩张型心肌病进行了心脏移植手术，手术非常成功。但大家发现，自从做了心脏移植术后他就变了：从懦弱变得好斗，从沉默变得开朗，从木讷变得浪漫，从不爱运动变得很爱运动。

思考：请分析该患者的心理反应属于哪一期？

器官移植是将健康的器官通过手术或其他方法移植到另一个体某部位的过程。器官移植是新的医疗技术。随着肾移植、肝移植、心脏移植、角膜移植、小肠移植等相继成功，在临床实践中将有更多新的器官移植出现。器官移植对受者而言，不仅是一场手术，更是一段艰难的心路历程。患者的心理反应，直接影响器官移植的成功率。

（一）器官移植患者的心理特点

器官移植术对供者与受者都属于重大的应激事件，会引起心理问题。供者关注缺失器官会降低其生命的安全性；受者可产生生理和心理排斥双重反应。器官移植患者的心理反应可分为三个阶段，即异体物质期、认同期和同化期。

1．异体物质期　多见于脏器移植术后的初期，此期的主要心理反应是抑郁。受者常产生“以损害他人健康而延续自己生命”的内心感受。即使移植器官取自已逝者，但患者认为自己将生存的机会建立在他人死亡的基础上，而陷入深深的内疚、抑郁；也有个别患者可因不得不依赖厌憎者的器官生存而导致病情恶化。

患者对移植器官在心理上产生强烈的异物感，感觉移植的器官与自身生理功能不协调，感觉新器官是异物难于被接受，有疏远感和分离感。因而为自己生命安全而担忧、恐惧不安，为自己器官的丧失而深感忧郁悲伤。

2．认同期　此期受者喜欢打听，详细了解供者的全面情况及人格特点，一旦获得详情，会极力模仿。此期患者的抑郁、恐惧情绪稍有好转，但其心理特征可受供者的影响而变化。

3．同化期　在认同的基础上，受者的人格特点可因供者的影响而发生戏剧性变化。如女性患者接受男性器官后，人格特点会变得男性化；反之，人格特点会变得女性化。

知识链接

肝移植患者术后出现异常心理的原因

肝移植患者术后出现心理变化的原因是多方面的，主要包括：①术前病人长期受慢性肝病困扰，并经过长期药物治疗，效果不明显，心理处于持续应激状态；②等待供肝过程中产生或加重焦虑情绪；③手术创伤及术后大剂量应用抗生素和免疫抑制剂；④术后长期服用免疫抑制剂；⑤对治疗费用担心；⑥预后与期望值不符；⑦术后再感染、肿瘤复发对精神产生压力；⑧社会舆论造成的心理压力；⑨躯体及功能上的变化；⑩家庭成员间的变化及亲属感情上的变化。生活节律、工作方面的变化。对接受的器官认同感及对供体的看法。

（二）器官移植患者的心理护理

1．术前心理护理　护士给予患者心理支持，向患者介绍器官移植的基本情况和实际风险。让患者及家属了解器官移植的大致内容和术后可能出现的并发症，说明器官移植是一种治疗方法，但也存在一定的风险性，成功率不会100%，而且目前医学技术尚未完全解决器官移植的排斥反应等问题，排斥反应可发生在移植后任何阶段。患者及家属要有充分的心理准备，以积极乐观的心态接受和配合手术。

2．术后心理护理　护理重点主要在异体物质期。护士要多与患者进行交流，认真观察其情绪变化，鼓励其说出最担心的问题，了解其焦虑的原因并予以耐心解释，消除其错误猜测；向患者介绍同类器官移植成功的病例，增强治疗信心；鼓励社会及家属给予患者经济和精神的支持，减轻抑郁、焦虑情绪，提高对术后治疗的依从性和生活质量。如果发现患者因为排异反应及激素应用过程中，引起性格、情绪等暂时的改变，护士必须做到心中有数，多做患者的思想工作，使其增强信心。

考点： 器官移植患者的心理特点及心理护理

四、透析治疗患者的心理护理

案例

透析治疗患者的心理反应

患者，男，45岁，已婚。有慢性肾小球肾炎病史10余年。因两周前感冒后病情加重而入院治疗。入院检查，患者面色苍白、全身水肿，血压180/110mmHg，血清肌酐746μmol/L，诊断为“慢性肾功能衰竭”。遵医嘱进行肾脏透析治疗。近日患者表现坐立不安，沉默不语，消沉、感叹自己无用。

思考：1．请分析该患者的心理反应？

2．如何做好该患者的心理护理？

透析治疗是运用多种办法将患者体内有毒的代谢产物清洗出去，使体内有毒物质减少，症状减轻或消失的一种治疗方法。透析疗法一般包括血液透析、腹膜透析、结膜透析、口服胃肠透析。透析治疗不能完全替代肾脏所有功能，患者死亡率仍较高。

透析治疗患者会引起焦虑、恐惧、抑郁等心理问题，因此，护士应有针对性地做好透析治疗患者的心理护理，使其保持治疗的最佳生理和心理状态，提高治疗效果，延长生命。

（一）透析治疗患者的心理特点

1．矛盾 透析治疗患者要面临健康与疾病，生与死的矛盾。有透析机器的支持，患者可维持生命；若不做透析，患者就意味着死亡。

2．焦虑与抑郁 是透析治疗患者最常见的心理反应。患者因对透析治疗的目的、效果、费用、安全性等问题顾虑重重，出现焦虑、抑郁等情绪，表现为睡眠障碍、自暴自弃、活动减少、悲观失望、无用感，严重者萌生自杀之念。

知识链接

透析患者最常见的心理反应——抑郁

美国对127个透析治疗中心的3478名患者的三年随访调查表明，有20人（0.63%）自杀；22人主动停止治疗而死，两者相加约1.3%，远大于正常人群中的自杀死亡率（0.01%）；还有117名病人因不遵守医嘱，未执行治疗计划而致死，加上这一项，使死亡率上升到4.6%；另外，还有17人自杀未遂，4人死于意外事故，107人曾发生过意外，但未造成严重后果。以上情况说明，透析所致抑郁的后果的严重性。Collin等也报道，透析病人的自杀率为年龄、性别相同的非透析人群的5～20倍。

3．孤独 由于透析室的特殊治疗环境，缺乏亲友陪护，社交活动受限，患者常感到孤独。

4．敌对 透析治疗时所实施各种限制，如严格限制饮水量和钠盐的摄入，会引起患者不满。有的患者对治疗方案和周围人群持怀疑态度，甚至产生敌对情绪。过度违拗可破坏治疗计划，导致严重后果。

（二）透析治疗患者的心理护理

1．透析前 护士应与患者建立良好的护患关系，耐心倾听，了解产生不良情绪的原因，做好解释安慰；认真讲解透析治疗的原理、方法、必要性及透析中可能出现的并发症，让患者有充分的心理准备。

2．透析时 护士应主动介绍有关知识，患者透析治疗中的各种注意事项，可能出现的不适及并发症，如饮食禁忌、体重的控制等。透析过程中，当患者出现呕吐、寒战等不适时，告知其反应是暂时现象，给予及时处理并解释其发生的原因，增强其对透析治疗的理性认识，消除紧张恐惧心理。

3．透析后 护士应主动告诉患者可能出现的并发症，使患者能及时应对和处理透析并发症。同时仔细观察患者的行为变化，严防自杀现象的发生。

另外，护士还要密切联系患者家属和单位，给患者强大的社会支持，鼓励积极配合治疗。许多研究证明，良好的社会支持能缓解心理压力，更好地应对和处理严重疾病及挫折导致的压力。

考点：透析治疗患者的心理特点及心理护理

（李艳玲）

小结	急危重症患者主要存在焦虑、恐惧、否认、孤独、抑郁、愤怒、依赖等心理，其心理护理措施主要有：①针对负性情绪，应保持患者稳定愉快的情绪；②针对否认，应帮助患者纠正错误认知；③针对依赖，应对即将撤离监护病房的患者，做好解释，逐步摆脱依赖；④优化环境，消除顾虑；⑤加强护患沟通，给予心理支持。 恶性肿瘤患者的心理特点包括：恐惧、否认-怀疑、愤怒、沮丧、抑郁-悲伤、焦虑、依赖，其心理护理措施主要有：①引导科学认识；②正确履行告知义务；③心理支持；④积极的心理暗示；⑤对晚期患者进行相应的心理护理。 残障患者的心理特点包括：否认、心理危机、自卑-抑郁、依赖-退化、认知错误及人格改变，其心理护理措施主要有：①进行心理危机干预；②培养良好的自我意识；③发挥身心代偿功能，重视康复运动锻炼的心理效应；④重建合理认知；⑤实施心理疏导；⑥利用社会支持。 传染性疾病患者的心理特点包括：自卑、抑郁、恐惧、孤独寂寞、愤怒、敏感多疑。其心理护理措施主要有①介绍疾病知识；②密切护患关系；③树立康复信心；④提供社会支持。 创伤患者的心理特点包括：恐惧、退化、否认、焦虑、暴躁、抑郁、依赖，其心理护理措施主要有：①稳定患者情绪，增强患者安全感；②启迪疏导、帮助患者摆脱困扰；③创造良好的康复环境；④陪伴、鼓励。 烧伤患者的心理特点包括：恐惧、惧怕疼痛、焦虑、猜疑、抑郁心境、悲观失望、自卑、性格改变，其心理护理措施主要有：①关心、陪伴；②帮助患者适应环境；③消除患者疑虑，减轻患者心理负担；④支持、鼓励；⑤动员患者社会支持系统。 慢性病患者的心理特点包括：沮丧、失助、自卑、愧疚、孤独、依赖、焦躁、厌倦、揣测多疑，其心理护理措施主要有：①心理护理与生理护理相结合；②改善患者认知，鼓励其树立信心；③指导患者掌握调节情绪的方法；④创造舒适的病房环境，丰富患者住院生活；⑤鼓励患者自我护理、改善其社会功能。 临终患者心理活动变化分为否认、愤怒、妥协、抑郁、接受5个阶段，其心理护理措施主要有：①对否认期患者，帮助其逐步正视自己的病情、面对现实；②对愤怒期患者，应宽容、关爱、理解与支持，给予其表达愤怒的机会；③对妥协期患者，安慰并满足其需求，鼓励其说出内心的感受，尊重患者的信仰，促进身心舒适；④对抑郁期患者，应注意安全，同情、照顾、陪伴患者；⑤对接受期患者，保持适度的陪伴和心理支持。 疼痛具有个体化的主观体验；疼痛具有明显的个体差异；不同性质的疼痛刺激所伴随的心理反应也存在差异；疼痛对患者的心理具有双重意

小结	义。其心理护理措施主要有：①减轻患者的心理压力；②分散注意力；③积极暗示；④缓解紧张情绪。 药物除生理效应外，还可产生心理效应。积极的心理效应能增强药物的生理效应。影响药物心理效应的因素有①药物本身的特点；②用药的方法和途径；③药物种类；④用药心理；⑤人格特征；⑥文化因素；⑦医护人员特点。一般药物治疗患者的心理护理有：①建立良好的护患关系；②做好用药前指导；③运用积极的暗示。 手术患者常见心理反应：术前为焦虑和恐惧；术中为恐惧和担忧；术后多数患者心情愉快，但部分患者出现意识障碍、睡眠障碍、焦虑、抑郁。对手术患者的心理护理主要是①术前提供信息、行为控制、心理支持、获得有力的社会支持；②术中提供良好手术环境、注意医护间谈话、分散注意力、减轻患者紧张恐惧情绪；③术后反馈手术信息；缓解疼痛；克服焦虑抑郁情绪。 器官移植患者的心理反应可分为三个阶段，即异体物质期、认同期和同化期。心理护理要点：①术前给予心理支持，向患者介绍器官移植的基本情况和实际风险；②术后护理重点主要在异体物质期。 透析治疗患者的心理特点有矛盾、焦虑与抑郁、孤独、敌对，心理护理要点：①透析前应解释安慰；②透析时主动介绍有关知识；③透析后主动告知并发症，认真观察行为变化，调用社会支持系统。

（李艳玲　田云霞）

第十一章　护士职业心理素质及培养

学习目标

1. 熟记护士角色、护士职业角色、护士职业心理素质的概念。
2. 说出护士角色适应不良的表现及影响护士职业角色化过程的因素。
3. 解释护士职业角色的适应。
4. 描述护士应具备的职业心理素质及其培养途径。
5. 阐述影响护士心理健康的因素及心理健康的维护。

第一节　护士角色

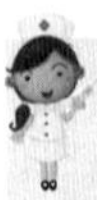

案例

护士的职业角色

某医院护士小黄，在去上班的公交车上人多拥挤，一个小伙子挤了她一下便匆忙要下车，她感觉不对发现自己的钱包不见了，随即抓住小伙子质问钱包的下落，没想到他挣脱下车跑了。

到医院后她整理了一下情绪，投入到忙碌的工作中。半夜，救护车送来一位满脸是血已处于失血性休克状态的患者，她立即与其他医护人员一起展开救治。在救治中发现该患者正是车上偷自己钱包的人！她什么也没说，继续对患者实施救治……

思考：1. 小黄为什么没下车去追小伙子？

2. 为什么“她什么也没说，继续对患者实施救治”？

3. 护士应如何适应职业角色？

一、护士职业角色的概念

（一）护士角色

角色是指社会中某一特定地位人群的行为模式。护士角色是指社会所期望的适用于护士的行为模式。其含义包括：护士角色就是护士行为；护士角色表示护士的地位和身份；护士角色意指社会对护士的期望。

（二）护士职业角色

护士职业角色是指在护理活动中，从事护理工作的个体应具有的职业的心理素质和行为模式。护士在护理实践活动和医疗执业环境中承担着多种护理职业角色，不同的角色为护理对象提供不同的服务。

护士职业角色可概括为：①护理服务提供者；②教育者；③协作者；④管理者；⑤咨询者；⑥代言者；⑦研究者。以上护士职业角色适用于任何实践场所，而且它们是相互关联的。

在实际工作中护士的多种角色常常是相互重叠、不易区分的。例如，护士在护理一位糖尿病患者时，一边为其注射胰岛素，一边讲解患者在出院后应如何为自己注射的方法，此时，护士既是护理服务的提供者又扮演着管理者、教育者的角色。

知识链接

护士角色的未来形象

21世纪，对护士职业的发展提出了更高的标准和要求：护士不仅要帮助患者恢复健康，而且要使健康人保持健康。护士角色的未来形象，将以更理想的模式展现在世人面前，这是社会的进步，历史发展的必然，也是每位护士引以为自豪的人生境界，主要有以下八个表现形式：①专家、学者型人才；②科普教育工作者；③应用型心理学家；④健康环境设计师；⑤人际关系艺术家；⑥高层次技术能手；⑦默契合作的医疗伙伴；⑧崇尚奉献的优秀人才。

考点：护士角色、护士职业角色的概念

二、护士职业角色的适应

护士职业，由于其特殊的工作使命、对象和范畴等，使她们承担着独特的社会角色，并具有独特的职业化内容、规范和行为标准。而每位护士在从事护理职业以前均有着各自不同的个性特点和人生经历，因此，个体对护士职业角色的适应性也不同。

（一）护士职业角色的适应

护士职业角色的适应是其职业特性的内在化及发展过程，为顺利适应工作与角色转变，必须理解以下有关概念：

1．角色期待　是指群体成员对自己和他人应有行为规范和行为方式的一种共识。即他人对自己提出符合自己身份的希望，本人也必须理解和接受他人对自己的期待。在职业角色适应过程中，要知道自己所应当采取的角色行为模式，并付诸实践之中，这样才能产生预期的期待效果，否则，就会产生相反的效果。

期待是实现角色的有效手段。但对于一个人来说，角色期待是他人提出的希望，只有当这个人自己领会并按照这种希望去行动时，才能产生一定的期待效果。期待意味着关心、信任，尤其是护理对象对护士的期待，对激励护理人员适应角色起着很大的作用。

角色期待的主要功用在于：使角色行使者明白其权利与义务，即角色的学习。角色的学习经常随着角色的改变而进行，因而角色的学习是无止境的。人们在不知不觉的角色学习过程中，逐渐把社会行为规范转化为个人的道德行为。

知识链接

“皮格玛利翁效应”给我们的启示

皮格玛利翁是古希腊神话中的一个雕刻师，曾用象牙精心并倾注了全部心血与感情塑造了一个少女形象，最终感动了上帝，使得雕刻的少女获得了生命，这就是“皮格玛利翁

效应”。它启示我们：赞美、信任和期待，能改变人的行为，当一个人获得另一个人的信任、赞美时，他便感觉获得了社会支持，从而增强了自我价值，变得自信、自尊，获得一种积极向上的动力，并尽力达到对方的期待，以避免对方失望，从而维持这种社会支持的连续性。

2．角色认知　也称为角色意识，是指个体对这个角色的认识、了解程度以及自我认知。人们对角色的扮演虽然受到社会期望的影响，但在很大程度上仍然依赖于他们自己对角色的认识和理解。

任何一种职业角色行为只有在角色认知十分清晰的情况下，才能使职业角色良好地适应。因此，角色认知是角色适应的先决条件，一个人能否成功地适应各种角色，取决于对角色的认知程度。角色认知包括以下两个方面：

一是角色规范的认知。角色规范指群体中每一成员都必须遵守某些行为准则而形成的角色行为模式。它是在长期社会生活中逐渐形成，并在个人的社会实践活动中表现出来。个人接受角色规范的过程，就是实现社会化的过程。虽然它的形式是内潜的，但它的作用却是外显的，是个人行为的重要调节器，也可用它来预测人的行为。

二是角色评价的认知。角色评价是人们对角色行为的评论与估价。人们对角色行为进行评价的根据是角色期望。角色评价是人们将角色期望与角色行为进行比较的结果，二者间差异越小，人们对角色行为的评价越高。

角色评价分为他人评价与自我评价。自我评价在很大程度上依赖于他人评价。这如同演戏一样，观众的喝彩声一片，演员的自我评价也高；而观众反应冷淡，演员便知自己的表演有不足之处。通过角色评价，角色扮演者获得了对角色行为的信息反馈，从而不断地调节自己的角色行为，使之与角色期待一致。

3．角色行为　是指在角色概念、角色期望基础上，实现自己所扮演的角色的行为，即角色实现。角色实现的过程，也就是主体对环境的适应过程。它具有以下三个特点：

（1）角色行为是一种特定行为：一般人皆因担任某种角色而感到满足（如医生、处长、父亲、棋手等），因而人在角色承担场所表现的言行均受到本身角色的制约和人与人之间相互关系的制约。如，一个护士面对因受疾病威胁而发怒的患者时，却将患者的发怒看作是一种健康的适应反应，不会以怒制怒；反之，当面对家人发怒时，自我约束的行为却降低。这说明，人的不同社会角色对人的行为均提出了不同的要求。按角色的社会要求而产生的行为，是一种外在目标诱发与控制的特定行为。

（2）角色行为受自我意识影响：人在社会实践的活动中，在与他人相互作用的过程中，评价他人的角色行为与个体素质；表现自己的素质与角色行为，并在这种双向分析对比的过程中产生、检查、校正自己的自我意识和角色行为。自我意识和角色行为之间的关系，是一个互为因果的心理关系。个体为什么愿意接受这个角色，表现出相应的角色行为，取决于个体自身的素质和对所承担角色的认识。

（3）角色行为具有完整性和统一性：尽管每个人都承担着多种不同的社会角色，且每种角色都有特定的角色行为要求，但因为这些行为均来自一个人，而人又具有相对稳定、综合的素质特性，所以，各种角色行为之间具有内在的联系，表现出完整性和统一性。例如，一位做事认真、严谨细致的人，无论在医院担任护士角色，还是在家庭中担任母亲角色，都会表现出这种特性。

4．角色学习　是指在特定的社会和互动中掌握角色的行为规范、权利与义务、态度与情感、知识与技能的过程，也是角色个体不断社会化的过程。它是角色扮演的基础和前提。

护士职业角色的学习则是指学习护士应具有的与职业相适应的社会行为模式，实现社会对护士职业规定的权利和义务及行为规范，护士对工作的态度、情感和应特有的位置和身份。

角色学习的内容包括两个方面：一是学习角色的义务、权利和行为规范。二是学习角色的技能、态度和情感。角色的学习必须依靠教育手段进行。

由于护士职业的特殊性，职业的角色行为和道德规范处于一个较高的境界。因此，护士职业角色的学习，具有综合性、互动性、创新性的特点。

考点：护士职业角色的适应

（二）护士职业角色适应不良的表现

护士职业角色在适应过程中，由于受到许多因素的影响，常常会出现角色适应不良的问题，其表现为：

1．角色混乱　即角色模糊、定位不准确。护理人员的角色混乱是指个体对角色期望不清楚，不知道该做什么、怎样去做，也无法预料与他人交往时应表现的行为。尤其是新护士，常常不明确自己承担的护士角色应该如何去做，找不到自己的位置，眼睛里没活，一片茫然。

2．角色冲突　是指角色承担者在众多的角色之间因各个角色在行为规范上的要求不尽相同甚至相对而产生的行为矛盾和冲突。在护理人员的现实生活和工作中，角色冲突是经常发生的。其实，每一名护士都是一个社会的个体，在承担护士角色的同时，还兼其他的社会角色，如人妻、人母等。在职业角色与社会角色发生矛盾冲突时，加上护士每天都要面对各种各样复杂的人际关系时，如果不能妥善解决，则会导致护士力不从心，不能适应角色的转变，产生角色冲突。

3．角色减退　护理人员的角色减退是指个体已经适应了护士的角色，但由于某种原因，使其角色行为出现消退的现象。在职业角色化的过程中，不是所有的护士个体都无条件、无选择地接受来自职业环境的各种影响，而是以本身已具有的主观倾向，随时随地对外界信息加以识别，再确定接受或拒绝。少数职业角色化发展不顺利或不成熟的护士个体，因受传统习俗、社会偏见及误解、护理工作本身的影响，易对护士职业的社会价值感到困惑，所以很容易因外界的消极影响而产生内心波动，进而对自己的职业角色化进程形成阻力，使其角色行为出现消退。

4．角色倦怠　即职业倦怠。护士职业倦怠是指由于护理工作应激过强或过于持久，使个体产生情感、态度和行为等方面的一系列衰竭状态。由于护理职业的特殊性，使护士每天面对的大多数是各种各样的伤痛和呻吟，加之工作繁重琐碎和频繁的轮班，这些消极负面的情景和超负荷的工作量，使护士的体力和脑力消耗过度，超过了个体所能承受的限度，导致角色转换的困难，出现角色适应不良的各种表现。

考点：护士职业角色适应不良的表现

（三）影响护士职业角色化过程的因素

护士的职业角色化，是指在护理活动中，从事护理职业的个体应具有的职业的心理素质和行为模式的过程。它是一个逐步内化的过程，是个体社会化的继续和完善。其影响因素是：

1．社会文化因素　一方面，人们因受传统习俗、社会偏见的影响，容易轻视和误解护士和护理工作。另一方面，社会对护士职业的群体期望值较高，人们常常会不自觉地把护士群体期望值与护士个体的职业角色行为加以对照。面对社会群体的高期望值和人们对护士的低评估，护士对自己角色感到无所适从，产生角色的不适应。

2．职业教育因素　职业教育是否成功，不仅看其能否培养大批从事该职业的专门人才，更要看其培养的专门人才是否有积极的职业态度或职业价值观，这才是影响护士职业角色化的核心。

3．价值观因素　护士的人生价值观是职业角色化的前提。由于择业的盲目性和对“白衣天使”的向往，对美好生活的憧憬，而对护理职业的性质及职业特殊性认识不足，使自己的理想与现实不符，无法满足对“人生价值”的追求，对职业价值观产生困惑、动摇等，使其在护士职业角色化过程中比较消极，甚至难以胜任职业角色。

4．自我调控因素　角色行为的自我调控，是建立在个体对角色行为自我认识和评价的基础上。如工作中的各种人际关系、承担的各种社会角色、工作的成效和患者的满意度等。若能产生积极的反馈效应，则职业角色化过程就会形成良性循环，反之，则会产生消极的影响。

考点：影响护士职业角色化过程的因素

第二节　护士职业心理素质及培养

案例

高尚的职业心理素质

患儿，2岁，因从床上坠地后哭闹不止而来就诊。医生诊察后，给予安神镇静药即结束。在旁的一位护士发现医生在询问病史中，其母谈及患儿呕吐过一次，查体时发现患儿左臂功能有点改变。便让其母稍坐片刻，对患儿进行密切观察。不一会患儿再次呕吐，左臂功能明显障碍，随即建议患者到脑外科检查，最终做了切除脑血肿手术，使患儿转危为安。

思考：1．以上案例体现了护士职业心理素质的哪些方面？

2．护士应具备的职业心理素质是什么？

3．在护理实践中，护士的职业心理素质是如何养成的？

护理工作是健康所系、性命相托的事业，决定了它是一个具有高强度应激的专业。这就要求护士除了具有高尚的职业道德、扎实的专业知识、精湛的护理技术外，还必须具有良好的职业心理素质，以满足护理工作的各种角色要求、应对各种复杂的护理环境、做好护理对象的身心康复护理，并维护自身的身心健康。

一、护士职业心理素质

（一）概念

护士职业心理素质是指从事护士职业的群体，共同具备并能够形成相似的角色适应性行为的心理特征总和。其中“适应性”是要求从事护士职业者必须具有其“角色适应性行为”。

角色适应性行为表现为个体在生理条件的基础上，受护士职业角色环境影响（如教育、实践和环境适应），逐渐内化成的适应护士职业的比较稳定的、衍生的、效能的综合心理特征。

（二）护士应具备的职业心理素质

1．完备的认知能力

（1）敏锐的观察力：护士通过对患者及时、仔细、准确和全面地观察，获取患者信息，以预测和发现病情的变化，掌握患者的心理状况、了解患者的需要，并采取相应的有效措施，以提高医疗护理诊断，评价治疗及护理效果。

（2）良好的注意力：因临床工作琐碎繁杂，患者的病情变化多端，所以护士应具备注意的优秀品质。首先，注意力要稳定集中，以防差错事故发生；其次，要具备注意的广度，力求做到“眼观六路，耳听八方”，对繁杂的工作内容做到心中有数；再次，要具备良好的注意分配能力，使其在有限的时间内从事多项工作时，做到准确无误，互不干扰；最后，要善于根据任务迅速转移注意力，快速地完成抢救任务。

（3）准确的记忆力：护理工作的每一项任务都有严格的时间、方法、数量和对象要求。为了做到准确安全的护理，减少和避免差错事故，护士必须具备准确的记忆力。

（4）独立的思维能力：在护理工作中，护士应充分发挥独立思维的能力，在患者病情的动态变化中发现问题，运用求异思维的方式去独立分析，然后提出自己的观点。传统的护理观念认为，护士就是执行医嘱，打针、送药，无需独立思考。一般说来医嘱是医生根据患者病情的需要，拟定的治疗护理方案，是合乎客观规律的，应当执行。但如果护士机械地执行医嘱，缺乏思维的独立性，同样会在盲目执行中出现差错和事故。

2．积极稳定的情绪　特殊的工作性质以及环境氛围易使护士产生情绪问题，但是特定的工作对象又要求护士必须保持积极稳定的情绪状态，具备良好的情绪调节和自我控制能力。做到急事不慌、纠缠不怒、悲喜有节、激情含而不露，为患者营造积极、乐观的环境氛围，唤起患者康复的信心，增加其安全感；同时维护自身的身心健康。

3．高尚的心理品格

（1）忠于职守富有责任心：由护士职业的特殊性所决定，是护士职业心理素质的核心成分，也是护士人才整体素质的首要任务。忠于职守，要求护士无论置身何时何地，都必须忠实地执行各项工作规程，自觉遵守职业法规，维护职业准则。“治病救人”的神圣职责，不允许护士对发自患者的反复、持续的“相似信号”有丝毫迟钝和疏忽。高度的责任心是确保护士能在较长时间内持续地接受某一类刺激的条件下，始终保持完备认知能力的根本保证。

（2）富有同情心和爱心：护士对患者的同情关爱能激励其战胜疾病的信心和勇气，是护士高尚的职业情操的体现。护士对患者的同情关爱不应是一种知觉的情绪反应或个人的某种狭隘情感，而应是一种合乎理智、具有深刻社会意义的情感活动。当患者痛苦呻吟时，对常人来说，初次或偶尔看到大多会充满同情和关注，但久而久之，可能因司空见惯而变得麻木不仁。但护士职业的使命，却不允许护士对患者视而不见，否则可能延误诊治、危及生命。

4．良好的人际关系与沟通能力　是护士能否胜任护士职业角色的最主要素质。良好的沟通能力是建立和谐人际关系的基础；也是保证护理评估、实施、评价、健康教育成功的重要技能；是连接各种复杂人际关系的纽带。护士只有具备了这种能力，才能做到“以不变应万变”，因势利导地把患者引入有利于其康复的良好人际氛围。

5．适宜的气质和性格类型　它是护士实施整体护理重要的心理基础。一般认为，多血质、黏液质及各种混合型，稳定外向型和稳定内向型的性格类型等，具有谨慎深思、平静节制、可信赖、活泼随和、健谈开朗、善交际、易共鸣等特征，与护士职业相吻合。

一位合格的护士，对患者要诚恳正直、热情有礼、乐于助人；对工作要满腔热情、认真负责、机智果断、沉着冷静、作风严谨、干净利落；对自己应当是，开朗而稳重、自尊而大方、自爱而自强、深思而活泼。

知识链接

对护士的角色期望

国际护士会对护士提出的角色要求是：①有端庄的仪表；②有专业责任心；③有敏锐的洞察能力；④有同情心，并能设身处地为患者着想；⑤有扎实的理论知识和技能；⑥有良好的沟通、咨询及教育能力；⑦有主动性及进取心；⑧有独立学习能力；⑨有自我反思和完善能力；⑩有科研能力。

考点：护士的职业心理素质

二、护士职业心理素质的培养

优化护士职业心理素质是做好护理工作的前提。心理素质的培养是在一定的理论指导下对个体进行心理素质训练，依照心理素质的养成原理，塑造个体经历与阅历的过程。是在学校教育、日常生活和护理工作实践中逐步实现的。

（一）重视专业思想教育

树立职业理想是对一个护士最基本的要求，是培养良好心理素质的基础。培养职业情感，促进学生情感的职业化，形成与社会、护理事业发展相适应的情感品质，使其情感与个性和谐发展。这对优化护士职业角色素质具有积极意义。

（二）优化职业态度与价值观

它是护士职业心理素质优化的核心。通过护理心理学和护理伦理学的学习，根据护理专业的特点，教育学生树立正确的职业态度与价值观，使其掌握心理学的知识、学会认知自我、调控自我的方法，培养自己良好的行为规范和职业道德，提高学生的职业心理素质。

（三）强化护士职业行为

观察学习理论认为人的许多行为是通过对榜样的学习而获得的。榜样的力量是无穷的，模仿是人的天性，而积极的职业角色行为可对护士职业心理素质的培养产生良好的反馈作用。所以，应创设良好的护理情景氛围，反复地通过模拟化角色扮演，逐步矫正学生与职业行为不相符的日常习惯，强化较适宜的职业行为。

（四）认真学习专业知识

加强自我修养、不断学习，拓宽知识面，陶冶情操，学习和掌握广泛的人文社会科学知识和扎实的专业基本理论、知识和技能，加强道德修养，培养自己良好的人际交往与沟通的能力，在临床实践中锻炼自己、完善自己，增强自信心。

考点：护士职业心理素质的培养

第三节　护士的心理保健

案例

护士——面对心身的耗竭

某医院心外科护士小刘，因科室护士较少，时常值夜班。由于很多患者刚刚换过心脏瓣膜，病情较重，所以护士值夜班时须寸步不离地守在病人床旁，不敢有丝毫松懈。长期这样紧张的工作，使小刘时常出现失眠、食欲不振、头颈部痛、记忆力下降、思维灵活性差、情绪日益暴躁、焦虑等表现。上夜班前，常常会感到莫名的紧张。

思考：1. 试分析该护士为何出现上述症状？

2. 影响护士心理健康的因素是什么？

3. 如何维护护士的心理健康？

护士是人类身心健康的维护者，在具备丰富专业知识和技能的同时，还必须具有健康的心理。而护士在临床工作中承受的心理压力已成为一种职业性的危险，它直接影响着护士的心理健康。因此，维护和调节护士的身心健康，是护理心理学理论的重要组成部分，也是护理教育者、管理者和每一位护士，乃至整个社会共同努力来解决的重要课题。它不仅关系护理专业人才的培养质量、整体护理的实施、护士自身的身心健康，而且与人类的健康事业密切相关。

一、影响护士心理健康的因素

（一）社会心理支持不足

护理人员的辛勤劳动常得不到认可、尊重与理解，得不到正确的评价，护理专业的科学性和艺术性，护士的人生价值和社会价值得不到体现，使护理人员产生职业自卑感。她们具有强烈的职业责任感，喜爱自己的工作，但在自我体验上感觉护理工作被轻视，认为自己社会地位不高，使护士不能从工作中充分体现自我价值实现的满足感，产生了一种失落感。所以，它是导致护士出现心理问题的主要原因之一。

（二）工作压力较大

工作压力是工作环境的要求与人的反应能力之间的不平衡知觉所致。高强度的工作压力会使护士产生工作疲惫感，而高度的工作疲惫感不仅会影响护士的心身健康、工作热情及工作效率，而且会影响护理质量。

1．工作负荷过重　人们对医疗卫生服务的需求日益增长，而护士数量不足。护士除了从事繁重的工作外，还要不断学习以更新知识。长期超负荷的紧张工作，使护士脑力和体力超出自身的承受能力，易导致情绪波动及不良心理状态。

2．工作性质特殊　护士在工作中经常面临各种危机、突发及多变的情况，经常处于应急状态或参与身心高度紧张的抢救工作。在患者面前护士要始终以积极情绪面对，隐藏自己负性情绪，且医疗护理工作所担风险大，超负荷工作的同时还要时刻警惕防止医疗事故和护理纠纷的发生。护理工作的平凡、琐碎、繁重带来的压力感；专业发展、知识更新、事业竞争带来的紧迫感，使对适应职业角色缺乏充分心理准备的护士感到难以适应，必然影响护士的身心健康和职业心态。长期如此，易产生身心疲劳，出现身心耗竭综合征。

3．工作环境或生活规律改变　临床护理工作经常遇到急症、抢救、生离死别以及各种疾病的威胁，患者病情变化快，护士必须及时发现，并迅速做出反应。频繁的昼夜倒班 / 三班制，扰乱了护士生物钟规律和生活规律，容易引起睡眠障碍、精神不安等症状，使护理质量下降。加之软硬件环境的改变以及对工作的满意度不高和工作成就感降低等，使护士心理压力增加。

（三）人际关系复杂

护理工作要求护士每天要面对千差万别的患者，还要与医生、医技人员、同事及上下级进行配合，与患者及家属沟通。如果护士之间、医护之间关系处理不好，就不能互相尊重和很好地合作；而护士与患者的关系如果处理不好会导致护患冲突。这些矛盾和冲突，还涉及双方的权益、法律责任，处理不当就会加深矛盾，使护士的心理受到伤害，人身安全得不到保障。这些复杂的人际关系都会给护士带来一定的心理压力。此外，人际适应不良的护士，则易陷入人际冲突的泥沼，危及人际双方的身心健康。

（四）护士自身应对能力不足

在临床护理工作中，如果护士自身不能正确认识护理工作的特殊性，奉献意识淡漠、缺少职业情操；对面临的困境和压力不能采取诸如积极寻找解决问题的办法、适当的倾诉、调用社会支持力量等积极有效的应对措施；缺少坚强的意志品格等，在应激状态下，会出现强烈的应激反应，都会影响护士的身心健康。

考点：影响护士心理健康的因素

二、护士心理健康的维护

（一）满足护士的职业心理需求

由于个体差异的存在，导致护士个体的职业心理需求千差万别，会形成多层面、多方位和多样化的局面。要认同并较好地掌握护士个体职业心理的主导需求，利用各种方式努力优化和提高，优先满足并因势利导，以利于个体保持良好的职业心态，维护其身心健康。

（二）加强护士的社会支持

社会支持不但能给应激状态下的个体提供保护，而且对维持良好的情绪体验具有重要意义。利用社会支持鼓励护士正确面对工作中的问题，以积极乐观的心态去适应职业角色。同时，应充分利用新闻媒体宣传护理工作的重要性、科学性和艺术性，以改善社会对护理工作的理解与认同，提高护士的社会地位。

（三）营造人性化的工作环境，促进护士的身心健康

护理管理者应推行以人为本的管理方法，改善工作条件；为护士创设职业化模拟训练的氛围，让个体根据自己的实际需要来增强自身的角色适应性行为；营造宽松、愉悦的工作氛

围；组建上进、团结、互助、合作的工作团队；建立维系良好人际关系的氛围，采取各种形式，使护士在轻松、愉快的气氛中彼此交流，营造和谐关系，保持良好的身心状态。

（四）提高护士的心理调适能力

为护士建立心理健康档案。以了解护士的身心健康状况，作为对护士实施心理调适的依据，也可作为使用、培养、选拔护士的基础资料；举办心理学及健康教育方面的讲座和培训。使护士重视自身的身心健康，掌握自我调节的知识和方法，增强自身抵御外界不良因素的能力，提高心理健康水平；组建心理咨询与督导组织。采取个人、小组、团体等形式，定期咨询、训练，对护士的心理健康进行维护，对突发事件等引发的心理问题进行干预，对护士在护理工作中感到有困难的个案给予督导，从而维护护士的心理健康。

知识链接

自我心理保健应对行为和策略

马赛尼研究小组通过总结大量文献得出最有效的四种应对行为和策略，即消除紧张情绪、重建对应激的认知、提高解决问题的能力和提高社会技能。

通常，我们要学习和训练自我心理保健的良好而有效的应对策略：学会管理自己的情绪；养成良好的职业习惯；有效应用情绪放松技巧；努力学习各种解决问题的新技巧；建立现实的目标和期待；积极寻求和建立社会支持；不断提升职业兴趣；主动寻求专业咨询。

考点：护士心理健康的维护

小结

护士角色是指社会所期望的适用于护士的行为模式。护士职业角色是指在护理活动中，从事护理工作的个体应具有的职业的心理素质和行为模式。对护士角色的适应首先应该理解社会对护士职业角色的期待；其次应不断树立角色意识；同时具备应有的角色行为；依靠教育手段逐渐地进行角色学习。护士角色适应不良的表现有：角色混乱、角色冲突、角色减退和角色倦怠。影响护士职业角色化过程的因素有社会文化、职业教育、价值观和自我调控四个方面。

护士职业心理素质是指从事护士职业的群体，共同具备并能够形成相似的角色适应性行为的心理特征总和。包括：完备的认知能力（敏锐的观察力、良好的注意力、准确的记忆力、独立的思维能力）；积极稳定的情绪；高尚的心理品格（忠于职守富有责任心、同情心和爱心）；良好的人际关系与沟通能力；适宜的气质和性格类型。其培养途径有：重视专业思想教育；优化职业态度与价值观；强化护士职业行为；认真学习专业知识，加强自我修养。

小结	影响护士心理健康的因素有：社会心理支持不足；工作压力较大；人际关系复杂；护士自身应对能力不足。维护护士心理健康的途径：满足护士的职业心理需求；加强社会支持；营造人性化的工作环境；提高护士的心理调适能力。

（白秀云）

《护理心理学》课程教学大纲

一、课程性质和任务

护理心理学是护理专业学生必修的一门重要的专业基础课程。是护理学与心理学相结合而形成的一门交叉学科。是研究护理对象和护理人员的心理活动规律、特点，运用心理学理论、方法和技术，解决护理实践中的心理问题从而实现最佳护理的一门学科。它既是医学心理学的一个分支，又是护理学的重要组成部分。

本课程的主要任务是使学生掌握心理学的基础知识和基本理论，能运用心理学的理论、技术和方法解决临床护理实践中的心理问题，以维护和促进患者的心身健康；同时促进学生形成良好的心理素质和健康的人格。

二、课程目标、要求

在新的医学护理模式中，心理护理已成为整体护理的重要组成部分，这就要求护理工作者应具有良好的心理护理能力。使学生通过本课程的学习达到如下目标：掌握心理学的基本知识、基本理论及心理现象发生发展的规律；熟悉心理保健的知识和措施；掌握心理社会因素对健康和疾病的作用及其规律；熟练掌握心理评估和心理干预技能；熟练掌握病人的心理特征及相应的心理护理方法；具有正确运用护理心理学相关理论和技术解决病人心理问题的能力；能正确运用心理护理方法对各类病人实施心理护理；具有良好的职业道德和职业心理素质。

三、教学内容、学时分配与具体要求

教学内容	教学要求				教学活动参考	学时分配		
	了解	熟悉	掌握	熟练掌握		理论	实践	小计
第一章　绪论					理论讲授 多媒体演示 小组讨论	1.5	0.5	2
第一节　心理学概述								
一、心理学的概念				√				
二、心理现象			√					
三、心理的实质			√					
四、心理学的研究领域	√							
第二节　心理学与医学								
一、医学心理学的概念	√							
二、医学模式			√					
三、医学心理学研究的相关领域		√						

续表

教学内容	教学要求				教学活动参考	学时分配		
	了解	熟悉	掌握	熟练掌握		理论	实践	小计
第三节　心理学与护理学								
一、护理心理学的概念			✓					
二、护理心理学的研究对象和内容		✓						
三、护理心理学研究的方法			✓					
四、护理心理学的发展	✓							
五、学习护理心理学的意义		✓						
第二章　心理学基础知识					理论讲授 多媒体演示 小组讨论 实训	7	1	8
第一节　心理过程								
一、认知过程			✓					
二、情绪与情感过程			✓					
三、意志过程			✓					
第二节　人格								
一、概述				✓				
二、人格心理特征				✓				
三、人格倾向性			✓					
四、自我意识			✓					
实训一　气质类型调查分析			✓					
第三章　心理发展与心理保健					理论讲授 多媒体演示 小组讨论	1.5	0.5	2
第一节　心理发展								
一、发展	✓							
二、心理发展		✓						
第二节　心理保健								
一、心理保健的定义		✓						
二、心理保健的意义		✓						
三、心理保健的原则			✓					
第三节　个体不同发展阶段的心理特征及保健								
一、优生与胎教		✓						
二、儿童期心理特征及心理保健		✓						
三、少年期心理特征及心理保健		✓						
四、青年期心理特征及心理保健		✓						
五、中年期心理特征及心理保健		✓						
六、老年期心理特征及心理保健		✓						
第四章　心理应激与心身健康					理论讲授 多媒体演示 小组讨论 实训	2.5	0.5	3
第一节　应激								
一、应激的概念		✓						
二、应激反应过程				✓				

续表

教学内容	教学要求				教学活动参考	学时分配		
	了解	熟悉	掌握	熟练掌握		理论	实践	小计
第二节　应对								
一、概述		✓						
二、应对方式			✓					
第三节　心理应激与健康								
一、健康与心理健康			✓					
二、心理应激与健康			✓					
第四节　心身疾病								
一、心身疾病的概念			✓					
二、心身疾病的发病机制		✓						
三、心身疾病的范围		✓						
四、心身疾病的治疗原则		✓						
五、几种常见的心身疾病			✓					
实训二　压力与应对			✓					
第五章　心理评估					理论讲授 多媒体演示 小组讨论 实训	1.5	0.5	2
第一节　概述								
一、心理评估的概念			✓					
二、心理评估的功能		✓						
三、心理评估的实施原则及注意事项		✓						
四、心理评估的方法				✓				
第二节　心理测验								
一、心理测验的概念		✓						
二、常用的心理测验的分类		✓						
三、标准化心理测验的基本条件			✓					
四、常用心理测验介绍			✓					
实训三　收集心理社会资料			✓					
实训四　scl_90 测验			✓					
第六章　心理咨询与心理治疗					理论讲授 多媒体演示 小组讨论	2.5	0.5	3
第一节　概 述								
一、心理咨询与心理治疗的概念		✓						
二、心理咨询与心理治疗的关系	✓							
三、心理咨询与心理治疗的基本过程			✓					
四、心理咨询与心理治疗的原则		✓						
第二节　心理咨询								
一、心理咨询的对象	✓							
二、心理咨询的形式		✓						
三、心理咨询的常用技巧				✓				
第三节　心理治疗								
一、支持疗法				✓				
二、精神分析疗法	✓							

续表

教学内容	教学要求				教学活动参考	学时分配		
	了解	熟悉	掌握	熟练掌握		理论	实践	小计
三、行为疗法			√					
四、以人为中心疗法		√						
五、认知疗法		√						
六、其他疗法介绍		√						
第四节　心理危机干预								
一、心理危机的概念			√					
二、心理危机的发展过程			√					
三、心理危机的干预			√					
第七章　心理护理					理论讲授 多媒体演示 小组讨论 实训	2	1	3
第一节　概述								
一、心理护理的概念			√					
二、心理护理在整体护理中的地位与作用		√						
三、心理护理的原则		√						
四、心理护理实施的形式		√						
五、心理护理注意事项		√						
第二节　心理护理程序								
一、心理护理评估			√					
二、心理护理诊断			√					
三、拟定心理护理计划			√					
四、实施心理护理计划			√					
五、心理护理评价			√					
第三节　临床心理护理方法								
一、一般心理护理方法				√				
二、专业的心理护理干预			√					
实训五　放松训练			√					
第八章　患者常见心理问题及心理护理					理论讲授 多媒体演示 小组讨论 实训	2.5	1.5	4
第一节　患者角色及心理需要								
一、患者角色概述		√						
二、患者的心理需要			√					
第二节　患者常见心理问题及心理护理								
一、患者的一般心理变化			√					
二、患者常见的心理问题及心理护理				√				
实训六　焦虑情绪的调节				√				
实训七　恐惧情绪的调节				√				
实训八　抑郁情绪的调节				√				
实训九　愤怒情绪的调节				√				

续表

教学内容	教学要求				教学活动参考	学时分配		
	了解	熟悉	掌握	熟练掌握		理论	实践	小计
第九章　不同年龄阶段患者的心理护理					理论讲授 多媒体演示 小组讨论 角色扮演	1.5	0.5	2
第一节　儿童患者的心理护理								
一、儿童患者的心理特点			✓					
二、儿童患者的心理护理			✓					
第二节　青年患者的心理护理								
一、青年患者的心理特点			✓					
二、青年患者的心理护理			✓					
第三节　中年患者的心理护理								
一、中年患者的心理特点			✓					
二、中年患者的心理护理			✓					
第四节　老年患者的心理护理								
一、老年患者的心理特点			✓					
二、老年患者的心理护理			✓					
第十章　临床特殊患者的心理护理					理论讲授 多媒体演示 小组讨论 实训	4	1	5
第一节　急危重症患者的心理护理								
一、急危重症患者的心理特点			✓					
二、急危重症患者的心理护理			✓					
第二节　恶性肿瘤患者的心理护理								
一、恶性肿瘤患者的心理特点				✓				
二、恶性肿瘤患者的心理护理				✓				
第三节　残障患者的心理护理								
一、残障患者的心理特点				✓				
二、残障患者的心理护理				✓				
第四节　传染性疾病患者的心理护理								
一、传染性疾病患者的心理特点			✓					
二、传染性疾病患者的心理护理			✓					
第五节　创伤患者的心理护理								
一、创伤患者的心理特点			✓					
二、创伤患者的心理护理			✓					
第六节　烧伤患者的心理护理								
一、烧伤患者的心理特点				✓				
二、烧伤患者的心理护理				✓				
第七节　慢性病患者的心理护理								
一、慢性病患者的心理特点				✓				
二、慢性病患者的心理护理				✓				
第八节　临终患者的心理护理								
一、临终患者的心理特点				✓				
二、临终患者的心理护理				✓				

续表

教学内容	教学要求				教学活动参考	学时分配		
	了解	熟悉	掌握	熟练掌握		理论	实践	小计
第九节　疼痛患者的心理护理								
一、疼痛患者的心理特点				√				
二、疼痛患者的心理护理				√				
第十节　各类治疗患者的心理护理								
一、药物治疗患者的心理护理				√				
二、手术治疗患者的心理护理				√				
三、器官移植患者的心理护理			√					
四、透析治疗患者的心理护理			√					
实训十　疼痛评估与控制				√				
实训十一　临终关怀				√				
第十一章　护士职业心理素质及培养					理论讲授 多媒体演示 小组讨论	1.5	0.5	2
第一节　护士角色								
一、护士职业角色的概念	√							
二、护士职业角色的适应			√					
第二节　护士职业心理素质及培养								
一、护士职业心理素质			√					
二、护士职业心理素质的培养				√				
第三节　护士的心理保健								
一、影响护士心理健康的因素		√						
二、护士心理健康的维护			√					
合计						28	8	36

四、大纲说明

（一）适用对象及参考学时

本教学大纲供高职高专三年制护理专业、助产专业使用。总学时为 36 学时，其中理论教学 28 学时，实践教学 8 学时。

（二）教学要求

本课程对教学内容的掌握程度要求有“了解”、“熟悉”、“掌握”、“熟练掌握”四个层次。“熟练掌握”是指学生能对所学知识有很深刻的认识并熟练灵活应用，而且能独立、娴熟、灵活地进行实践技能操作；“掌握”是指学生对所学知识有深刻认识并能熟练应用，能综合分析和解决临床护理工作中的实际问题；“熟悉”是指学生对所学知识能够理解并能应用所学技能；“了解”是学生对所学知识能够简单理解和记忆。

（三）教学建议

1．充分了解学情　了解学生的知识结构、学习兴趣、学习态度、学习习惯及愿望需求等内容，做到有的放矢、因材施教。

2．恰当选用教学方法　积极采用现代化的教学手段，理论联系实际。教学中采用案例教学法、任务驱动教学法等方法；通过学生小组合作学习、角色扮演、案例讨论等方式，充分调动学生学习的积极性，体现以学生为主体的、以能力为本位的教学理念。

3．综合进行教学评价　教学评价应通过课堂提问、讨论、角色扮演、实践考核、布置作业、单元目标测试、期末考试等多样化的考核方式，对学生的学习态度、学习能力、知识掌握、技能操作及应用知识综合分析解决实际问题的能力进行综合考核。

参考文献

[1] 朱红．实用心理护理技术．太原：山西科学技术出版社，2006．
[2] 郭争鸣，梁琼芳．医护心理学．北京：北京大学医学出版社，2005．
[3] 戴晓阳．护理心理学．北京：人民卫生出版社，2006．
[4] 娄凤兰，曹枫林，张澜．护理心理学．北京：北京大学医学出版社，2006．
[5] 曹枫林，厉萍．护理心理学．北京：人民卫生出版社，2009．
[6] 曹枫林．护理心理学．2 版．北京：人民卫生出版社，2011．
[7] 邓红．护理心理学．西安：第四军医大学出版社，2011．
[8] 胡佩诚．医护心理学．2 版．北京：北京大学医学出版社，2008．
[9] 胡佩诚．心理治疗．北京：中国医药科技出版社，2006．
[10] 王维利．护理学导论．北京：人民卫生出版社，2010．
[11] 陈军，徐传庚．心理学基础．西安：第四军医大学出版社，2007．
[12] 刘新民．变态心理学．北京：人民卫生出版社，2007．
[13] 姜乾金．医学心理学．4 版．北京：人民卫生出版社，2004．
[14] 姜乾金．护理心理学．杭州：浙江大学出版社，2006．
[15] 周郁秋．护理心理学．2 版．北京：人民卫生出版社，2006．
[16] 周郁秋．心理学基础．北京：高等教育出版社，2009．
[17] 周郁秋．康复心理学．北京：人民卫生出版社，2010．
[18] 郭念锋．心理咨询师（基础知识）．北京：民族出版社，2005．
[19] 彭聃龄．普通心理学．2 版．北京：北京师范大学出版社，2001．
[20] 沈德立．基础心理学．上海：华东师范大学出版社，2003．
[21] 姚树桥，孙学礼．医学心理学．5 版．北京：人民卫生出版社，2008．
[22] 付晓影．护理心理学．北京：科学出版社，2006．
[23] 张树森．护理心理学．北京：人民卫生出版社，2000．
[24] 周英，姬栋岩．护理心理学．武汉：华中科技大学出版社，2010．
[25] 李轶．心理学基础．北京：科学出版社，2011．
[26] 张贵平．护理心理学（案例版）．北京：科学出版社，2010．
[27] 蒋继国．护理心理学．北京：人民卫生出版社，2006．
[28] 李映兰．护理心理学．北京：人民卫生出版社，2004．
[29] 钱明，周英．护理心理学．北京：人民军医出版社，2011．
[30] 李晓雯，袁欣，张瑾．临床常见心理问题及心理护理．北京：人民军医出版社，2007．
[31] 杜绍云．心理学基础．北京：人民卫生出版社，2005．
[32] 张小燕，田连珍．心理与精神护理．北京：科学出版社，2011．
[33] 雷秀雅．心理咨询与治疗．北京：清华大学出版社，2010．

[34] 蒋小剑．护理心理学．长沙：中南大学出版社，2011．
[35] 孙宏伟，杨晓丽．医学心理学．2 版．北京：科学出版社，2010．
[36] 张银玲．护理心理学．北京：人民卫生出版社，2009．
[37] 张亚林．行为疗法．贵阳：贵州教育出版社，1999．
[38] 陈素坤，周英．临床护理心理学教程．北京：人民军医出版社，2007．
[39] 邱萌．护理心理学．上海：第二军医大学，2011．
[40] 翟建霞，蒋红，吴菁等．严重烧伤患者创伤后成长的质性研究．中华护理杂志，2011，7（46）：694-696．
[41] 高月香．不同部位烧伤患者的心理状况调查．解放军护理杂志，2011，18（8A）：27-28．
[42] 何小莺．烧伤患者出院前心理压力源、应对方式及生活质量调查．中国现代医生 2012，3（8）：25-27．
[43] 石荣光，李冬梅，王琳等．创伤骨折住院患者心理健康状态调查与心理干预．护士进修杂志，2006，1（21）：21-23．
[44] 赵丽等．护士职业角色化与护理管理．南方护理学报：2002；9（1）：69．
[45] 赵云．浅谈影响护士心理健康的因素及对策．海军总医院学报：2007；20（4）：250-251．
[46] 刘会英，朱晓梅等．护士心理素质与护士职业．心理卫生与心理学研究：2012；15（1）：138-139．
[47] 朱新兰．影响护士心理健康的因素及对策．现代护理：2007；42（3）：76．
[48] 刘苏君．护士与生命．中华护理杂志．2006，41（6）：493．
[49] 伍世珍，于丽娜，桂莉．我国创伤护理的研究现状与进展．解放军护理杂志，2010，7（27）：1000-1001．